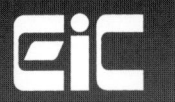

電子情報通信レクチャーシリーズ **D-24**

脳　工　学

電子情報通信学会●編

武田常広　著

コロナ社

▶電子情報通信学会 教科書委員会 企画委員会◀

- ●委員長　　　　　　　　原島　　博（東京大学教授）
- ●幹事　　　　　　　　　石塚　　満（東京大学教授）
  （五十音順）
　　　　　　　　　　　　大石　進一（早稲田大学教授）
　　　　　　　　　　　　中川　正雄（慶應義塾大学教授）
　　　　　　　　　　　　古屋　一仁（東京工業大学教授）

▶電子情報通信学会 教科書委員会◀

- ●委員長　　　　　　　　辻井　重男（中央大学教授／東京工業大学名誉教授）
- ●副委員長　　　　　　　長尾　　真（京都大学総長）
　　　　　　　　　　　　神谷　武志（大学評価・学位授与機構／東京大学名誉教授）
- ●幹事長兼企画委員長　　原島　　博（東京大学教授）
- ●幹事　　　　　　　　　石塚　　満（東京大学教授）
  （五十音順）
　　　　　　　　　　　　大石　進一（早稲田大学教授）
　　　　　　　　　　　　中川　正雄（慶應義塾大学教授）
　　　　　　　　　　　　古屋　一仁（東京工業大学教授）
- ●委員　　　　　　　　　122名

(2002年3月現在)

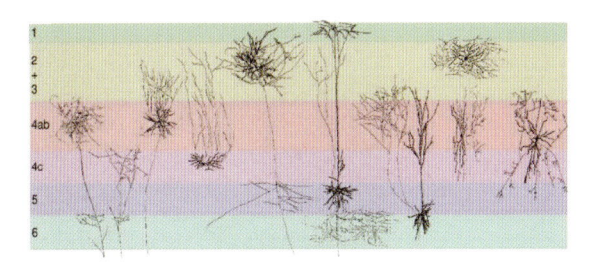

口絵1 脳皮質の構造と脳細胞（p.16，図2.1）

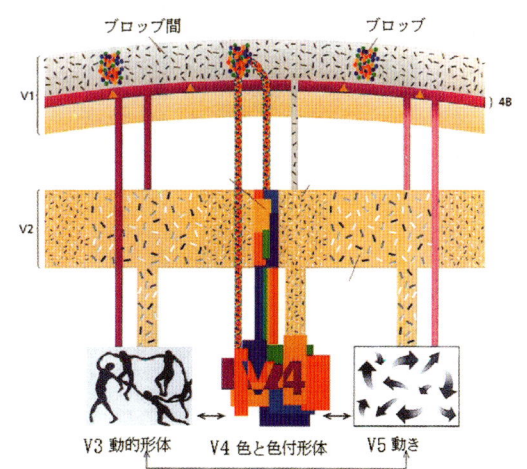

口絵2 視覚野での信号処理（p.29，図2.16）
〔Scientific American, 1992〕

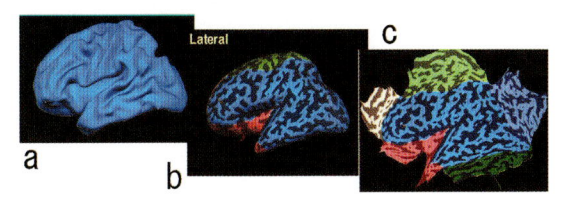

口絵3 脳皮質の展開（p.61，図4.20）
〔Tootell, R.B.H. et al., 1998〕

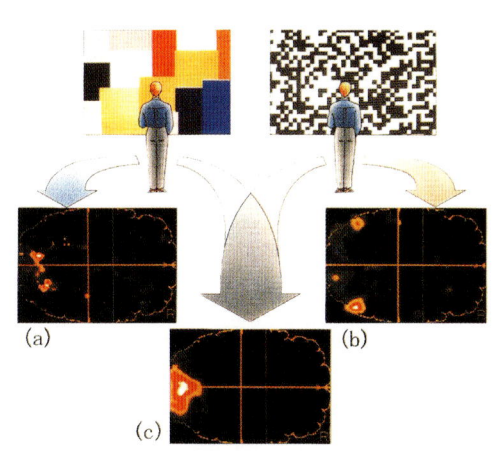

口絵4 モンドリアン図形を用いた色覚中枢同定実験（p.69，図5.9）〔Zeki, S., 1993〕

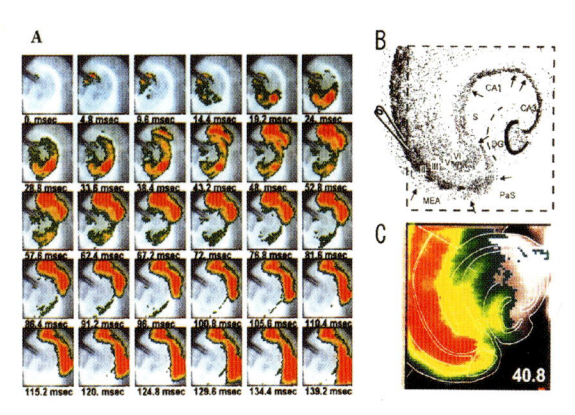

口絵5 嗅内野-海馬スライスにおける神経興奮伝搬イメージング（p.73，図5.13）〔脳の科学，1998〕

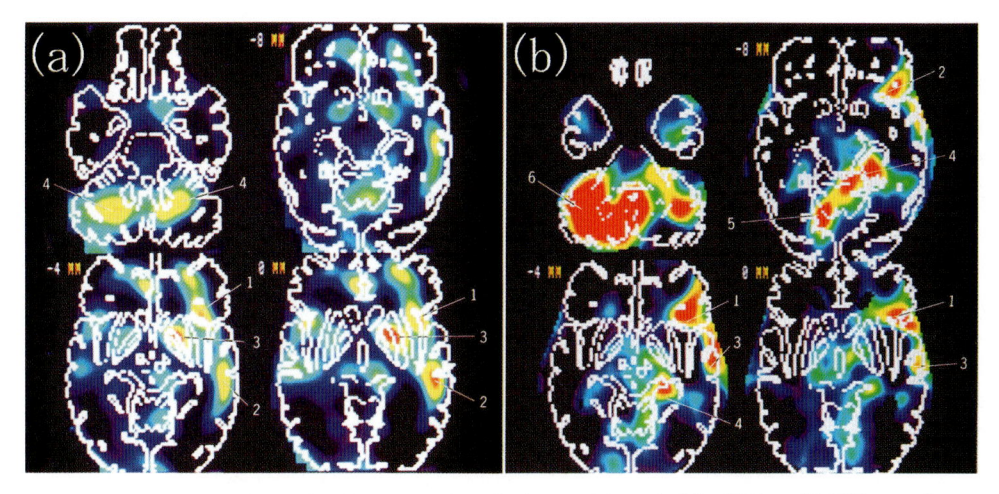

口絵6 単純自動発語と想起発語での局所脳活動（p.70，図5.10）〔宮下保司，下條信輔，1995〕

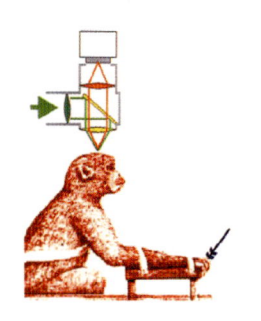

口絵7 サル大脳皮質の
in vivo 計測
(p.74，図5.14)

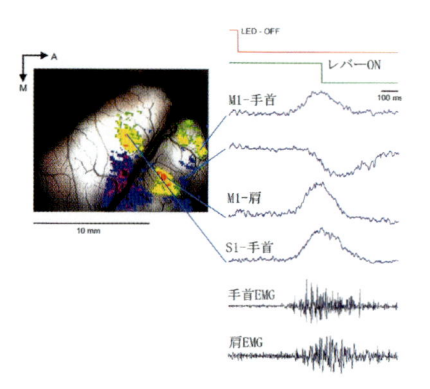

口絵8 1次運動，体性感覚野の応答例
(p.74，図5.15)〔脳の科学，1998〕

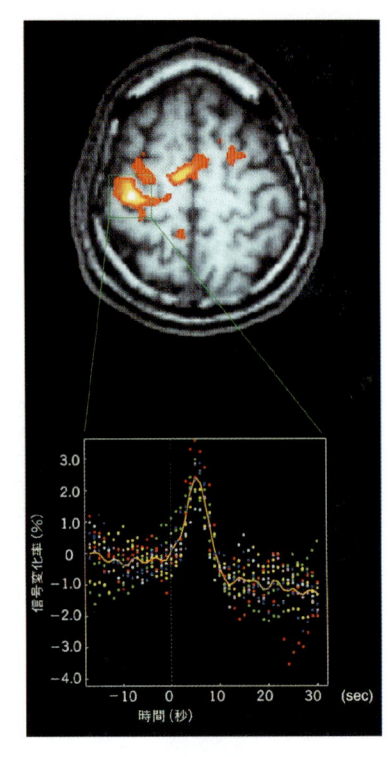

口絵9 筋弛緩時の事象関連fMRI
(p.84，図6.10)〔Toma, K. *et al.*,
1999〕

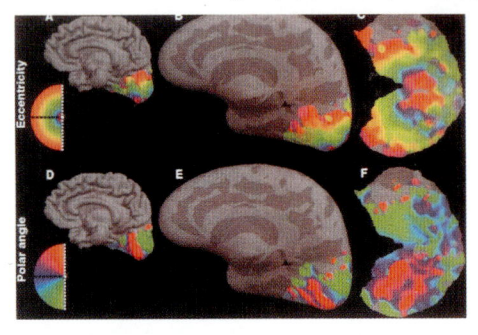

口絵10 1次視覚野のレチノトピーの同定と展開
(p.87，図6.13)〔脳の科学，1998〕

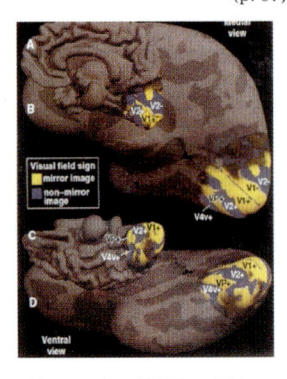

口絵11 高次視覚野の同定
(p.87，図6.14)〔脳の科学，
1998〕

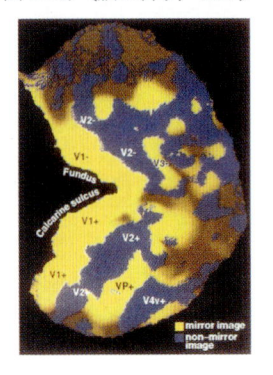

口絵12 高次視覚野の展開
(p.87，図6.15)〔脳の科学，
1998〕

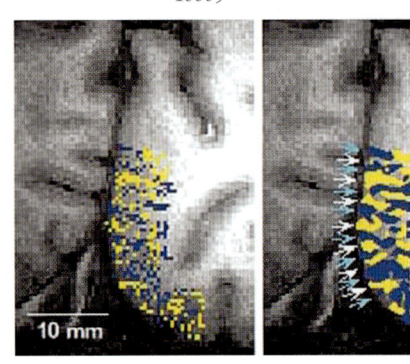

口絵13 眼優位コラム (p.88，図6.16)〔田中啓治〕

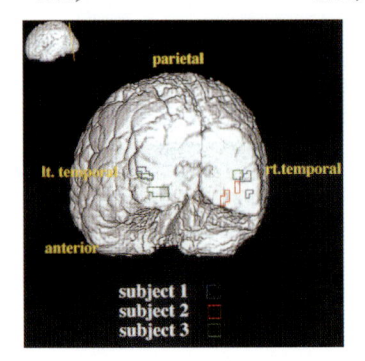

口絵14 文字認識に関連する領野
(p.91，図6.18)〔脳の科学，1998〕

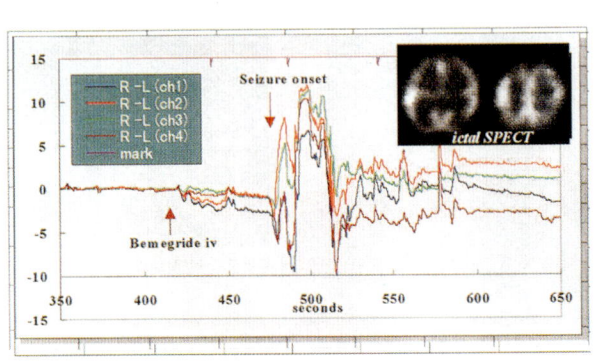

口絵15 てんかん発作時のOT測定例 (p.97，図7.5)〔脳の
科学，1998〕

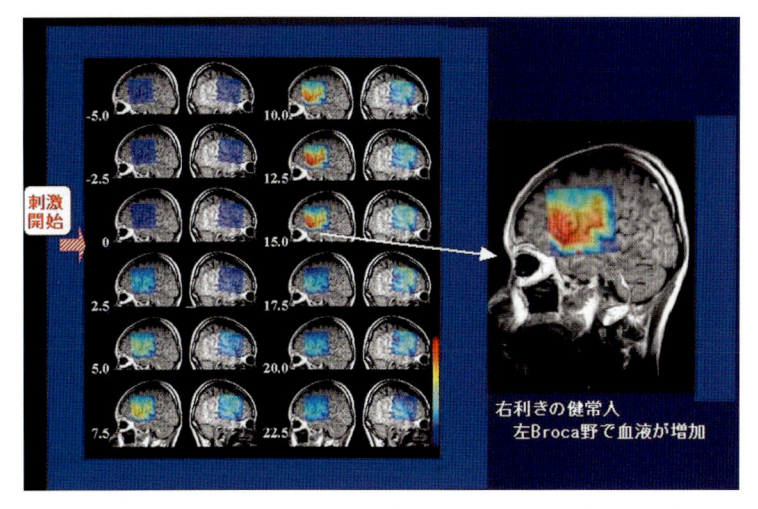

口絵 16　言語課題に対する OT 測定例（p. 99，図 7.7）〔渡辺英寿〕

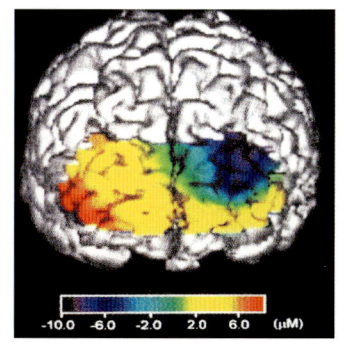

口絵 17　暗算時の時間分解形 OT 測定例（p. 100，図 7.8）〔田村　守，2001〕

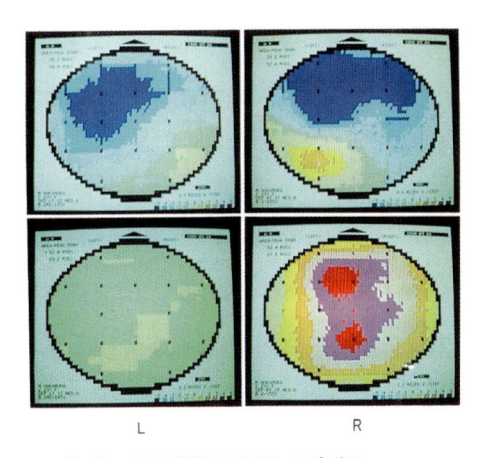

口絵 18　体性感覚の EEG トポグラフィー（p. 107，図 7.17）〔寺尾　章，中西孝雄，吉江信夫，1989〕

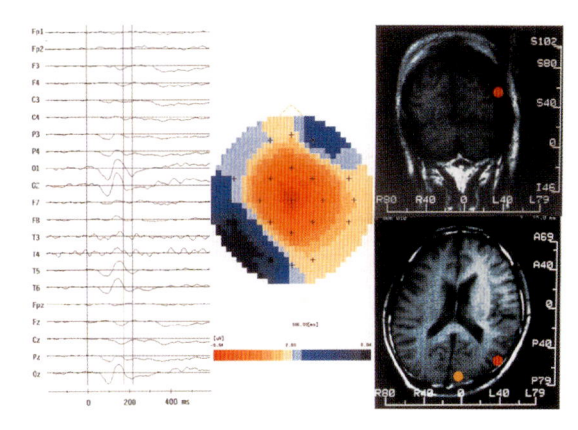

口絵 19　文字認識時の EEG と活動源（p. 107，図 7.18）〔本間三郎，1997〕

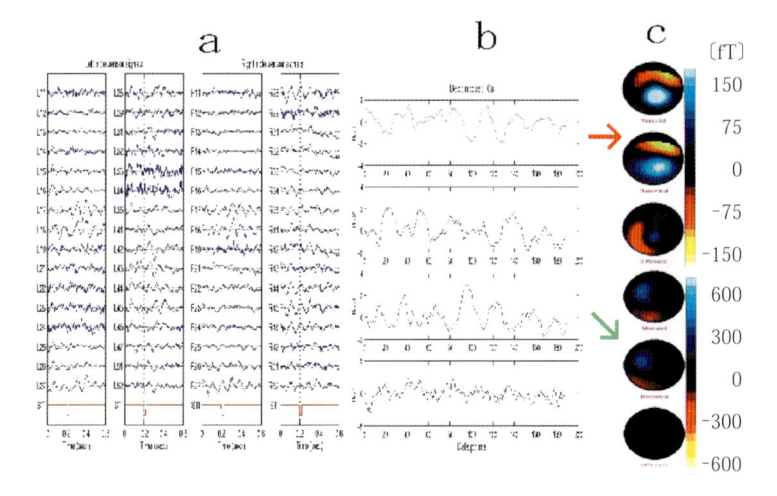

口絵 20　ICA による磁場源推定（p. 143，図 9.8）

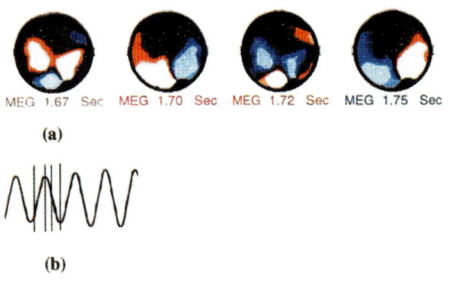

口絵 21　α 波の計測と磁場源（p.147，図 10.1）

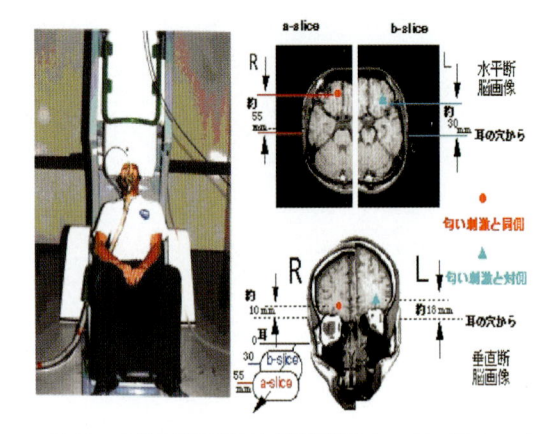

口絵 22　嗅覚の計測装置と計測結果（p.159，図 10.11）
〔外池光雄〕

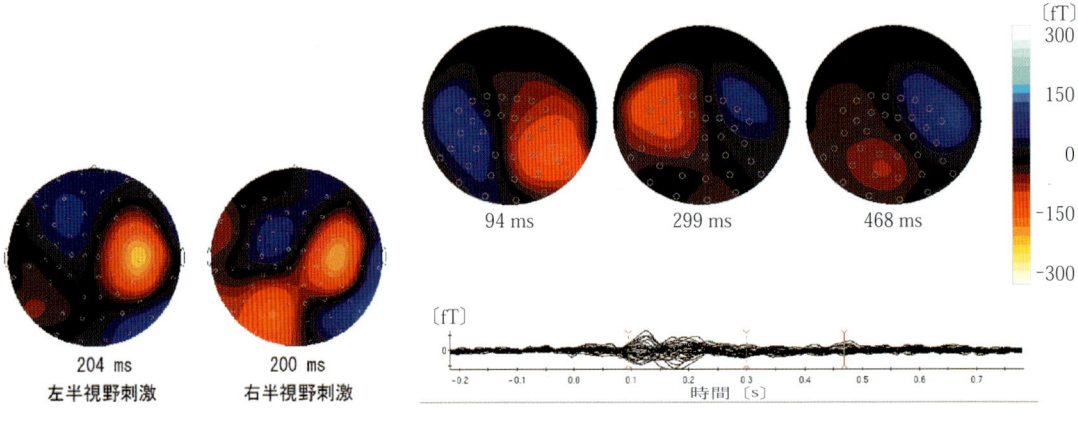

口絵 23　運動錯視に対する MEG 等磁場線図（p.167，図 11.7）

口絵 24　RDS 刺激に対する MEG 応答（p.168，図 11.8）

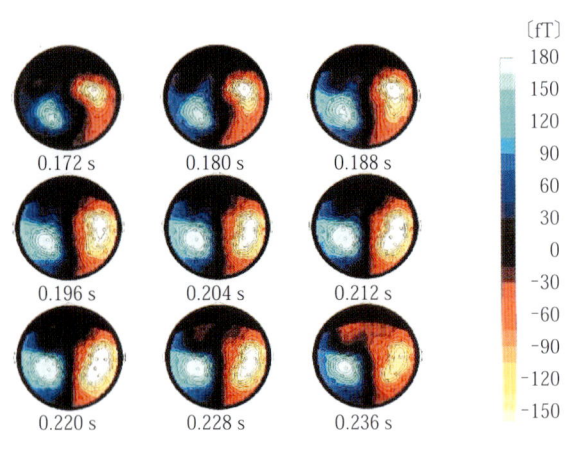

口絵 25　M 2 近傍の MEG パターン（p.170，図 11.12）

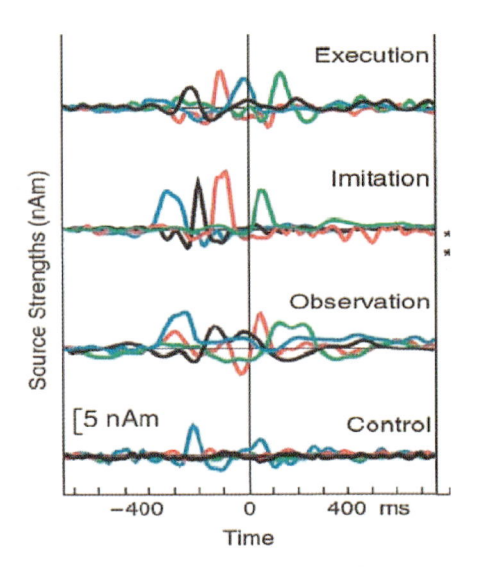

口絵 26　ダイポールの強度変化（p.174，図 11.16）
〔Nishitani, N., Hari, R., 2000〕

刊行のことば

　新世紀の開幕を控えた1990年代，本学会が対象とする学問と技術の広がりと奥行きは飛躍的に拡大し，電子情報通信技術とほぼ同義語としての"IT"が連日，新聞紙面を賑わすようになった．

　いわゆるIT革命に対する感度は人により様々であるとしても，ITが経済，行政，教育，文化，医療，福祉，環境など社会全般のインフラストラクチャとなり，グローバルなスケールで文明の構造と人々の心のありさまを変えつつあることは間違いない．

　また，政府がITと並ぶ科学技術政策の重点として掲げるナノテクノロジーやバイオテクノロジーも本学会が直接，あるいは間接に対象とするフロンティアである．例えば工学にとって，これまで教養的色彩の強かった量子力学は，今やナノテクノロジーや量子コンピュータの研究開発に不可欠な実学的手法となった．

　こうした技術と人間・社会とのかかわりの深まりや学術の広がりを踏まえて，本学会は1999年，教科書委員会を発足させ，約2年間をかけて新しい教科書シリーズの構想を練り，高専，大学学部学生，及び大学院学生を主な対象として，共通，基礎，基盤，展開の諸段階からなる60余冊の教科書を刊行することとした．

　分野の広がりに加えて，ビジュアルな説明に重点をおいて理解を深めるよう配慮したのも本シリーズの特長である．しかし，受身的な読み方だけでは，書かれた内容を活用することはできない．"分かる"とは，自分なりの論理で対象を再構築することである．研究開発の将来を担う学生諸君には是非そのような積極的な読み方をしていただきたい．

　さて，IT社会が目指す人類の普遍的価値は何かと改めて問われれば，それは，安定性とのバランスが保たれる中での自由の拡大ではないだろうか．

　哲学者ヘーゲルは，"世界史とは，人間の自由の意識の進歩のことであり，…その進歩の必然性を我々は認識しなければならない"と歴史哲学講義で述べている．"自由"には利便性の向上や自己決定・選択幅の拡大など多様な意味が込められよう．電子情報通信技術による自由の拡大は，様々な矛盾や相克あるいは摩擦を引き起こすことも事実であるが，それらのマイナス面を最小化しつつ，我々はヘーゲルの時代的，地域的制約を超えて，人々の幸福感を高めるような自由の拡大を目指したいものである．

　学生諸君が，そのような夢と気概をもって勉学し，将来，各自の才能を十分に発揮して活躍していただくための知的資産として本教科書シリーズが役立つことを執筆者らと共に願っ

ている．

　なお，昭和55年以来発刊してきた電子情報通信学会大学シリーズも，現代的価値を持ち続けているので，本シリーズとあわせ，利用していただければ幸いである．

　終わりに本シリーズの発刊にご協力いただいた多くの方々に深い感謝の意を表しておきたい．

　2002年3月　　　　　　　　　　　　　　　　　電子情報通信学会　教科書委員会

　　　　　　　　　　　　　　　　　　　　　　　　　　委員長　辻　井　重　男

まえがき

　人間のような理解力と優しさを持ったロボットを開発したい．そのようなロボットに人間の介護を任せたい．人間のように自分の身の周りの環境を理解して，自立的に動き回れるロボットを造りたい．1字入力を間違っただけで全く応答してもらえない計算機でなく，あいまいな指示をしても人間の意図を推定して応答してくれるような計算機を開発したい．このような希望を持つ学生が再び増えてきている．

　1960年代に大形計算機が普及し始めたころや，1980年代にAIブームが沸き起こった時代には，上述のような目標が近い将来に実現できるであろうと，多くのコンピュータ技術者が予想し，その夢の実現のために努力した．しかしながら，計算機に視覚情報や聴覚情報の認識を人間のように巧みに行わせるのは，極めて難しいことが分かってきた．三角錐，立方体，球などの単純な物体が置かれただけの空間でも，それらが不規則に重なりあっただけで，その空間を計算機に適切に認識させるのは難しい．簡単な言葉であっても，不特定多数の人間の言葉を認識させることもまた難しい．

　最近，人間のように2足歩行を巧みにするロボットや，まるで感情を持つかのような愛らしい行動をするペットロボットが多く現れた．しかしながら，それらのロボットを，自立して能動的に動けるようにすることはまだまだ難しい．前者のロボットは事細かに行動を記述して指示しなければならない．また後者は，極めて限定された定型的な反応を，ランダム性をもちながら行っているにすぎない．

　このようなことから，最初に述べた多くの工学者の夢を実現するためには，基本に立ち戻り，人間の脳の働きの原理を正確に理解しなければならないことがいわれ始めている．回り道でもそのような地道な研究なしでは，その夢の実現はおぼつかないと考えられる．また，人間の脳機能の解明は，人類共通の有史以来の最大の研究課題に答えることでもある．その意味でも，この研究の意義は極めて重い．

　人間の脳の働きを正確に理解するためには，人間の脳をあるがままの状態で正確に計測できなくてはならない．従来，人間の脳を調べるためには，脳を切り開いてその構造を調べ，電気刺激して反応を調べ，また電極を埋め込んで脳細胞の活動電位を調べるしか方法がなかった．また，ロボトミーといって，てんかん患者の脳の一部を切除して，切除後の変化を観察して，切除部の機能を推定していた．もはやそのような無茶な計測を人間に対して多くすることはできないため，ラット，ネコ，サルなどの動物を用いた，脳の破壊実験，慢性埋め

込み電極による計測が代わりに行われてきた．

　ところが近年，人間の脳を傷つけることなく人間の脳内部の構造を立体的に調べることや，さまざまな刺激に対する普通の人間の応答を，種々の手段によって計測することが可能になってきた．それらを，脳の非侵襲計測法という．本書は，最初に掲げた工学者の長年の夢を実現するための工学，人類究極の疑問にこたえる手段を与える可能性を秘めた脳工学を，脳の非侵襲計測という側面から学習することを目的としたものである．

　脳工学という，まだ確立されておらず，21世紀に花開くことが期待される学問に対し，浅学の筆者が教科書を著すということはおこがましい，このような夢あふれる未来の学問を説き起こすには全く力不足である，と痛感しながら本書を書き上げた．人間のようなロボットを直ちに造りたいと切実に希望している読者にとっては，本書の内容は物足りないかもしれないが，すべての物事は基礎固めが重要である，との観点から本書は書かれている．脳機能研究の手法を知っておくこと，脳機能研究の成果の現状を理解しておくことは，そのような人達にも決して無駄ではないと思われる．特に，本書により脳工学の現状と展望が少しでも読者に伝わり，本書を契機として，脳工学を夢見る学生・研究者が1人でも多く現れることを期待したい．

　本書を完成するために多くの人々にお世話になった．特に，資料整理，図面の製作などの大変な仕事を快く引き受けてくれた秘書の 井上美佐子さん に深くお礼を述べたい．本書の準備のため，研究室の仕事を通常以上に多くしてもらった教務職員の 大脇崇史君 にも深く感謝する．また，本書の制作のために家をかえりみず没頭したために，多くの迷惑をかけた妻 晴美 にも感謝したい．彼女の支えなしには本書は完成しなかった．更に，常に新しいことに挑戦し，努力することの重要性を背中で教えてくれた92歳になる年老いた母 静枝 にも心から感謝したい．最後に，学会員でもない筆者にこのようなすばらしい題名の教科書を書くことを薦めてくださった，電子情報通信学会教科書委員会幹事の 石塚　満 東京大学教授に，深甚なるお礼を述べたい．

　2003年2月

武　田　常　広

目 次

1. 脳工学とは

- 1.1 脳研究の潮流 ……………………………………………… 2
- 1.2 脳研究の歴史 ……………………………………………… 4
- 1.3 脳研究の現状 ……………………………………………… 6
  - 1.3.1 ミクロ・物質的研究 …………………………………… 7
  - 1.3.2 マクロ・システム的研究 ……………………………… 8
  - 1.3.3 システム制御論的見方 ………………………………… 10
- 談話室　脳はどこまで遺伝によって決まるか ……………… 11
- 1.4 脳科学と脳工学 …………………………………………… 12
- 本章のまとめ ………………………………………………… 14

2. 脳の構造と電気生理

- 2.1 脳の構造 …………………………………………………… 16
  - 2.1.1 脳皮質の構造 …………………………………………… 16
  - 2.1.2 ブロードマンの脳地図 ………………………………… 17
  - 2.1.3 電気刺激による機能の同定 …………………………… 18
  - 2.1.4 脳の機能地図 …………………………………………… 19
- 2.2 神経電流の計測とモデル ………………………………… 21
  - 2.2.1 細胞膜と膜電位 ………………………………………… 21
  - 2.2.2 膜電位固定法とパッチクランプ法 …………………… 22
  - 2.2.3 シナプスでの情報伝達 ………………………………… 23
  - 2.2.4 イオン電流モデル ……………………………………… 25
- 2.3 MEM（微小電極計測） …………………………………… 27
- 本章のまとめ ………………………………………………… 30

3. CT（コンピュータ断層画像）

- 3.1 X 線 CT ································ 32
  - 3.1.1 測定原理 ···························· 32
  - 3.1.2 逆問題 ······························ 33
  - 3.1.3 装置 ································ 37
  - 3.1.4 応用 ································ 42
- 3.2 その他のCT ····························· 43
  - 3.2.1 超音波CT ···························· 43
  - 3.2.2 光 CT ······························· 45
- 本章のまとめ ································ 46

4. MRI（核磁気共鳴画像）

- 4.1 測定原理 ································ 48
  - 4.1.1 ラーモア角周波数 ···················· 48
  - 4.1.2 選択的励起 ·························· 50
  - 4.1.3 周波数エンコード ···················· 51
  - 4.1.4 位相エンコード ······················ 52
  - 4.1.5 緩和時間と高速撮像法 ················ 53
- 4.2 装置 ···································· 56
  - 4.2.1 常磁性MRIと超伝導MRI ················ 56
  - 4.2.2 計測コイル ·························· 58
- 4.3 応用 ···································· 59
  - 4.3.1 脳構造の計測 ························ 59
  - 4.3.2 脳皮質の展開 ························ 61
- 本章のまとめ ································ 62

5. PET（陽電子崩壊断層画像）とOR（光計測）

- 5.1　PET ……………………………………………………… 64
  - 5.1.1　核医学画像診断装置 ……………………………… 64
  - 5.1.2　PETの測定原理 …………………………………… 65
  - 5.1.3　装　　　置 ………………………………………… 67
  - 5.1.4　特　　　徴 ………………………………………… 68
  - 5.1.5　応　　　用 ………………………………………… 69
- 5.2　OR ………………………………………………………… 72
  - 5.2.1　測定原理 ……………………………………………… 72
  - 5.2.2　応　　　用 ………………………………………… 73
- 談話室　TMSによるうつ病治療 ………………………………… 75
- 本章のまとめ ……………………………………………………… 76

6. fMRI（機能的MRI）

- 6.1　測　定　原　理 …………………………………………… 78
  - 6.1.1　BOLD効果 …………………………………………… 78
  - 6.1.2　in-flow効果 ………………………………………… 79
  - 6.1.3　fMRIの計測法 ……………………………………… 80
  - 6.1.4　活性化領域の抽出法 ………………………………… 82
- 6.2　事象関連fMRI …………………………………………… 82
- 談話室　生体計測とノーベル賞 ………………………………… 84
- 6.3　応　　　用 ………………………………………………… 85
  - 6.3.1　感覚反応への応用 …………………………………… 85
  - 6.3.2　視覚野の同定 ………………………………………… 86
  - 6.3.3　眼優位コラムの同定 ………………………………… 88
  - 6.3.4　認知科学への応用 …………………………………… 89
- 6.4　fMRIの課題と将来 ……………………………………… 91
- 本章のまとめ ……………………………………………………… 92

7. OT（光トポグラフィー）とEEG（脳波計）

- 7.1 OT 94
  - 7.1.1 測定原理 94
  - 7.1.2 応用 97
- 7.2 EEG 100
  - 7.2.1 測定原理 100
  - 7.2.2 応用 105
- 本章のまとめ 108

8. MEG（脳磁計）

- 8.1 脳磁気の特性と計測の歴史 110
  - 8.1.1 脳磁気の発生メカニズムと強度 110
  - 8.1.2 MEG計測の歴史 111
- 8.2 MEGの測定原理 113
  - 8.2.1 超伝導とジョセフソン接合 113
  - 8.2.2 検出コイル 116
  - 8.2.3 計測回路 118
  - 8.2.4 MEGシステム 120
- 8.3 環境ノイズ除去法 120
  - 8.3.1 シールドファクタ 121
  - 8.3.2 アクティブシールド 122
  - 8.3.3 アクティブノイズキャンセレーション ... 122
  - 8.3.4 SSP 123
  - 8.3.5 高温超伝導シールド 124
- 8.4 ヘリウム循環装置 124
- 本章のまとめ 126

9. MEGにおける逆問題

9.1 逆問題の特徴と課題 …………………………………… *128*
9.2 ダイポールによる磁場 …………………………………… *129*
9.3 探索形推定法 …………………………………………… *131*
    9.3.1 等磁場線図法 …………………………………… *131*
    9.3.2 最急降下法 ……………………………………… *132*
    9.3.3 シンプレックス法 ……………………………… *132*
    9.3.4 MUSIC法 ……………………………………… *135*
9.4 最適化推定法 …………………………………………… *136*
    9.4.1 ミニマムノルム法 ……………………………… *136*
    9.4.2 L_2ノルム最小化法 …………………………… *137*
    9.4.3 L_1ノルム最小化法 …………………………… *139*
    9.4.4 合併法 …………………………………………… *139*
談話室 ラグランジュ法による最適推定 ………………… *140*
9.5 WaveletとICA ………………………………………… *141*
    9.5.1 Waveletの利用 ………………………………… *141*
    9.5.2 ICAの利用 ……………………………………… *142*
本章のまとめ ………………………………………………… *144*

10. MEG計測の応用 I

10.1 自発脳磁場計測 ………………………………………… *146*
    10.1.1 自発脳磁場の周波数成分 …………………… *146*
    10.1.2 てんかん計測と臨床応用 …………………… *149*
10.2 誘発脳磁場計測 ………………………………………… *150*
    10.2.1 体性感覚と痛覚 ……………………………… *151*
    10.2.2 運動と体性感覚 ……………………………… *154*
    10.2.3 聴　覚 ………………………………………… *156*
    10.2.4 味嗅覚 ………………………………………… *159*

11. MEG計測の応用 II

    11.1 視覚反応 ……………………………………………… *162*
        11.1.1 レチノトピー …………………………………… *162*
        11.1.2 色覚反応 ………………………………………… *163*
        11.1.3 仮現運動 ………………………………………… *164*
        11.1.4 運動残効 ………………………………………… *165*
        11.1.5 立体視 …………………………………………… *167*
        11.1.6 焦点調節制御 …………………………………… *169*
    11.2 高次脳機能 ……………………………………………… *172*
        11.2.1 ワーキングメモリ ……………………………… *172*
        11.2.2 運動計画 ………………………………………… *173*
        11.2.3 言語 ……………………………………………… *175*
    談話室　筋磁図計測 ………………………………………… *177*

12. 脳計測手法の比較

    12.1 脳計測法の分類 ………………………………………… *180*
        12.1.1 侵襲計測と非侵襲計測 ………………………… *180*
        12.1.2 能動計測と受動計測 …………………………… *180*
        12.1.3 形態計測と機能計測 …………………………… *181*
        12.1.4 血流計測と電磁気計測 ………………………… *181*
    12.2 時空間分解能 …………………………………………… *182*
    12.3 EEG と MEG …………………………………………… *184*
    12.4 脳機能計測法の総合評価 ……………………………… *185*
    12.5 MEGの課題 ……………………………………………… *186*
        12.5.1 装置の高度化 …………………………………… *187*
        12.5.2 MEG計測本態の解明 …………………………… *188*
        12.5.3 ソフトウェアの高機能化 ……………………… *188*
        12.5.4 医療応用 ………………………………………… *189*
    12.6 脳計測法の課題と将来 ………………………………… *189*
    談話室　視覚計測と脳 ……………………………………… *191*
    本章のまとめ ………………………………………………… *194*

13. 脳機能のモデル化と脳工学の将来

　　13.1　ニューラルネットワーク ……………………………………… *196*
　　13.2　脳機能モデル …………………………………………………… *199*
　　　　13.2.1　小脳の学習モデル ………………………………………… *199*
　　　　13.2.2　視知覚の記憶モデル ……………………………………… *203*
　　　　13.2.3　自我のコラムモデル ……………………………………… *206*
　　　　13.2.4　情動のモデル ……………………………………………… *207*
　　　　13.2.5　脳内物質に基づくモデル ………………………………… *209*
　　13.3　脳工学の課題と展望 …………………………………………… *211*
　　本章のまとめ ………………………………………………………… *215*

引用・参考文献 ……………………………………………………………… *216*
索　　　引 …………………………………………………………………… *217*

1 脳工学とは

　人間がものを考え，感情を持ち，心を持つのはどうしてであろうか．このような人間存在の根源的な疑問に対し，有史以来，さまざまな考え方が提唱されてきた．近代のさまざまな科学的な研究によって，ようやく，人間の思考・行動はすべて脳によって制御されていることが，疑いのないものになってきた．

　本章では，歴史的に脳はどのようなものと考えられてきたか，どのような研究がなされてきたか，そして，現在はどのような研究が行われているかを概観する．その歴史的認識から，脳工学はどのようなものにならなければならないかを考える．

1.1 脳研究の潮流

　生命，宇宙，環境など，さまざまな重要な研究課題が数多く存在する中で，「自分自身を知る」という意味で，脳機能の解明は人類究極の研究課題である．脳の世紀といわれる21世紀を迎え，現在，さまざまなアプローチから人間の脳の研究が幅広く展開されている．すなわち，遺伝子，**ゲノム**†から生命を時間の流れの中で発生論的にみようとする研究の流れ，分子生物学的見地からドーパミンや，セロトニンなどの脳内神経伝達物質によって，生物の行動が直接的かつ大局的に規定されているとする分子生物学の研究の流れに加え，情報論・計算論的に人間の脳機能を解明しようとする研究潮流などが合流して，新たな人間の脳機能研究の手法を形成しはじめている．

　特に，情報論的脳機能解明の基盤をなす脳内情報処理過程の研究において，従来から，脳波による脳機能に関する知見の蓄積や，多点表面電極による活動源の推定法の開発，そして，ネコ，サルなどを用いた埋込微小電極法による電気生理学的研究による知見も着実に蓄積してきた．他方，近年，**X線CT** (X ray computed tomography)，**MRI** (magnetic resonance imaging)，**fMRI** (functional MRI)，**PET** (positron emission tomography)，**MEG** (magnetoencephalography) など，多様な脳の計測手段が目覚ましく発達してきた．それらの計測法の発達のおかげで，生きたままの人間の脳の内部形態を調べたり，その機能を計測することが可能になった．人間の脳の感覚機能の非侵襲的な計測が幅広く行われことによって，大脳半球の左右差，男女の脳の違いなど，具体的なデータに基づき脳機能の理解を深めてきた．

　このように，有史以来の関心事であった脳に関し，人類は生体を傷つけることなく，あるがままの脳の形態および機能を知る多様な手段を手に入れつつある．そのような手段を用いて，脳を知り，その知識に基づいて，既存の計算機と比べて圧倒的に優れた，驚くべき働きをしている人間の脳の機能を明らかにし，その根本的な動作原理を解き明かせる可能性がしだいに高まっている．そのような，脳の根本的な原理を明らかにできれば，それを利用した工学的な利用は，無限の可能性を秘めている．

　最近，人間のように2足で動き回るロボットや，一見感情を持つかのように振る舞うペッ

---

† **ゲノム** (genome)：ある生物種が成立するのに必要最小限の遺伝子を含む染色体のひとそろいのこと．

トロボットなどが数多く出現してきた．しかしながら，われわれ工学者の夢である，人間のように自分の周りの環境を理解し，人間の話すあいまいな言葉の真の意味を理解し，自立的に行動して人間の役に立つ，アトムのようなロボットを造りあげる見通しは全く立っていない．いったいアトムのようなロボットを造るにはどうしたらよいかと，多くの先進的なロボット工学者は真剣に悩んでいる（**図1.1**）．

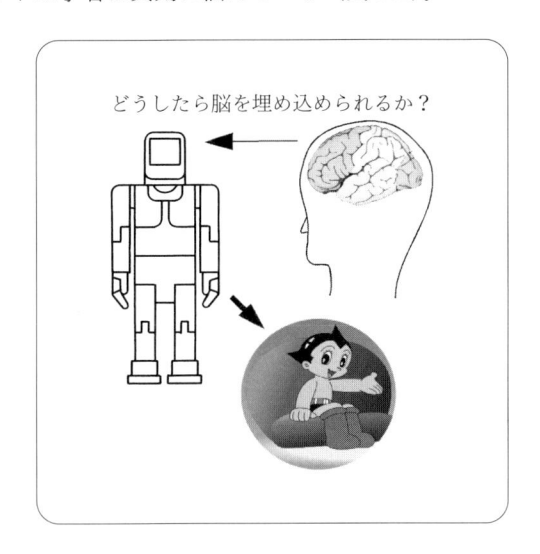

図1.1 アトム形ロボットを造るには?
〔アトム：©手塚治虫プロダクション〕

　動きを実現するメカニクス自体は，現在の研究の流れを推し進めていけば，かなりの程度実現すると考えられる．しかしながら，ロボットを制御するのは，ロボットの脳であるコンピュータである．コンピュータによって，いかに人間のような認知機能や，人間のような柔軟な学習機能を実現するかが，本質的な課題となっている．

　アトムのようなロボットを造るには，人間の脳の根源的な動作原理を理解することによって，はじめて可能になる．一見回りくどいと思われるかもしれないが，そのような研究が進展し，人間の脳の根本的な動作原理が理解されてはじめて，自分の身の周りを理解できるロボット，人間のように視覚，聴覚情報を柔軟に理解できる計算機，人間のあいまいな表現からその意志を理解できる計算機，などを開発できるようになると考えられる．脳工学は，人間の脳を知り，その知識を利用して，人間のような学習機械を造り，それを利用して人間に役立つさまざまなものを造ることを目的とする学問である．本書は，上記のような立場に立ち，人間の脳の機能を解析するために不可欠な，現在最も重要である，非侵襲脳計測法の原理・現状を解説することによって，いま生まれつつある脳工学の一端を紹介し，脳工学研究のあるべき方向について論じた．

1.2 脳研究の歴史

表1.1に古代から現代に至る脳研究を極めて概略的に整理して示した．表にそって，脳研究の流れを簡単に説明し，脳工学のあるべき方向を検討する．

表1.1　脳研究の歴史

脳研究前史	エジプト王朝時代（BC 6000）	心の座は心臓にある
	バビロニア（BC 4000）	心の座は肝臓にある
	ギリシャ時代（BC 200）	ヒポクラテス　心の座は脳にある
		プラトン　心は脳と脊髄にある
		アリストテレス　心は心臓にある
近代の脳研究	デカルト（17世紀）	心身二元論　魂が松果体に命令
	ラーメトリ（18世紀）	心身一元論　人間機械論
	ガルバニ（18世紀後半）	カエルの神経が電気によって制御されていることを実証
	ブロードマン（1868-1918）	機能局在，細胞構築法で脳地図を作る
	カハール（1852-1934）	脳の至るところに神経回路網が張り巡らされている様子を計測，シナプス説提唱
	ラシュレイ（1890-1952）ら	反機能局在論（1920-50）
	ペンフィールド（1891-1976）	脳機能局在論，しかし晩年，心身二元論に陥る
現代の脳研究	マッカロウ，ピッツ（1943）	神経回路網理論を提唱．神経回路網を論理演算の回路に擬した
	ヘップ（1950）	神経細胞のシナプスの学習について予言．ニューロン集合の理論
	ウィナー（1961）	生物行動の解析に情報論と制御理論を導入
	ローゼンブラット（1960）	記憶学習能力を持つ脳の神経回路網モデルである単純パーセプトロンを提唱
	マー，アルブスら（1970年代）	種々の反射や運動機能における小脳の役割のモデルを提唱
	ヒューベル，ヴィーゼル（1960，70年代）	微小電極法で視覚のコラム構造を発見
	1970〜1980年代：	眼球運動やまばたき反射，歩行，腕の運動に関する動物実験が確立した
	ゼキ（1983〜）	微小電極法で色覚中枢を同定
	伊藤正男（1984〜）	小脳が学習機能を持つ運動制御器であると位置づけた
	1990年代	遺伝子を含む複雑な反応の細部が分かりはじめる．非侵襲的な脳活動の測定法が適用されはじめる
	2000年代	本格的な脳研究，脳工学がはじまる

人間が心を持つということが，古代人にも非常に不思議なこととらえられ，歴史上さまざまな解釈がなされてきた．エジプトや中国では，心は心臓にあると考えられた．まさに，漢字の意味するところである．人間は死んでしまうと，心臓が止まり動かなくなり，残されたものがどのように働きかけても応答しなくなる．多くの古代文明が，心は心臓に宿ると思ったのもうなずける．

1.2 脳研究の歴史

他方，バビロニアでは，心は肝臓にあると考えられた．ギリシャ時代になって初めて，ヒポクラテスは，心は脳によってつくられると主張したが，アリストテレスは，やはり心は心臓にあるという説を主張した．いずれの説でも，科学的な証明があったわけでなく，哲学的な思弁によって，そのような説が主張された．

そのような考え方は，中世にも色濃く継承され，近代哲学の巨匠であるデカルトは，肉体と魂の二元論を唱え，魂というものが人間の松果体を通じて人間の心を生じさせるとした．18世紀になり，ラーメトリが初めて，当時の産業革命の影響から人間機械論を唱え，肉体だけが心の基盤であるとする**心身一元論**を主張した．

実証的な研究は，18世紀後半からようやくなされるようになり，ガルバニはカエルの神経に電気を流すことにより，カエルの手足が動くことを示した．以後，神経，脳細胞の電気現象が，さまざまな場面で実証されてきた．

一方，ブロードマンは，脳細胞をさまざまな染色体で染めることにより，脳が50個程度の部位に区別可能であることを示した．彼は，現在でもよく使われているブロードマンの**脳地図**を作り，**脳の機能局在性**，すなわち脳の各部分は，それぞれ特殊な機能を持っていることを主張した．カハールは，両手法を駆使して，脳における神経細胞の構造，基本的な働きについて研究し，実証的脳研究の基礎を築いた．

しかしながら，脳研究の進歩は直線的なものではなく，20世期前半には，アメリカのラシュレイ学派が，脳の機能局在論に対し厳しい反論を行い，**反機能局在論**が一時優勢な考え方になった．彼らは，ラットの学習研究において，どの部分を破壊しても学習劣化に差が見られないことなどに立脚して，論を展開したのである．そのようなことから，20世紀の中ごろ脳研究の進歩はかなり停滞した．

患者の脳を開けたままで脳細胞を電気刺激することによって，手足の制御中枢が中心溝の前壁にあり，いわゆる**ソマトトピー**†を形成していることを見事に示したペンフィールドでさえも，時代の空気に影響され，晩年には魂から視床を経由して心が形成されるという**心身二元論**に陥ってしまった．

しかしながら，現代の脳研究は，第2次世界大戦を挟んで目覚しく進歩している．1940年代にマッカロウとピッツは，神経細胞の数理モデルを提唱し，ヘッブは**シナプス**の抵抗値が学習によって変化しうるという，**ヘッブ則**を仮説的に提唱した．二つの考え方を継承して，ローゼンブラットは脳神経系の基本的なモデルとなっている**パーセプトロン**を発表し，以後，脳の基本的な働きを模式的に表すモデルとして盛んに研究されている．

ウィナーは，生物および工学の幅広い知識を統合して**サイバネティクス**を提唱し，生体の

---

† 体の物理的位置関係が保存されて脳の体性感覚野が形成されていること．2章参照．

動きを制御論的観点から解析可能であることを示した．この流れは，マーらの視覚認知の計算論的解析，伊藤らの小脳のプルキンエ細胞の学習による変化の実証に基づいた，運動制御モデルの提唱に引き継がれた．川人らは，そのモデルを更に精緻化して小脳の逆モデル学習理論に発展させている．

1990年代には，分子生物学，遺伝子工学が急速に発展し，神経細胞の発生，シナプスにおける信号伝達の仕組み，脳神経系のミクロな化学的反応がしだいに明らかになってきた．また，脳が**コラム**という厚さ1〜2 mm，直径1 mm程度の皮質単位で独立したマイクロコンピュータのような働きをすること，そのコラムが脳全体では，数百万から数千万個も存在すること，多数のコラムが協調した働きをして，脳の驚くべき機能が実現されているということ，などの共通理解がしだいに形成されてきている．そのような研究が，**神経科学**の名のもとに，大々的に展開されている．他方，さまざまな脳の非侵襲計測技術が発展し，脳のコラム仮説をシステム的に検証することが具体的に可能になりつつあり，脳の研究が21世紀に花開くことが期待されている．

このような潮流を受けて，国際的にはHFSP (human frontier science program) という脳研究を支援する研究グラントが，日本を中心にして1987年に発足している．そして，欧米各国では，脳研究を志す若者が急増し，我が国においても，1997年の科学技術会議において，脳研究の重要性が認められ，脳研究を国家的な戦略研究とすることが決定され，21世紀を「脳の世紀」としようとする機運が高まっている．すなわち，脳の研究のために，20年間で総額2兆円の研究費を注ぎ込もうという国の大形研究プロジェクトが1997年度（平成9年度）にスタートした．キーワードを「脳を知る」「脳を守る」「脳を創る」の三つとし，知能や感情・意識など，脳のもつ高度な機能を解明するとともに，痴呆症や神経疾患の発症の仕組みを明らかにし，更には，現在のコンピュータでは実現不可能な作業をこなす脳形コンピュータを創ろうという試みがなされている．

1.3 脳研究の現状

20世紀後半から行われている脳研究の概要を**図1.2**に示した．本節では，図に従って，脳研究の現状について学ぶ．

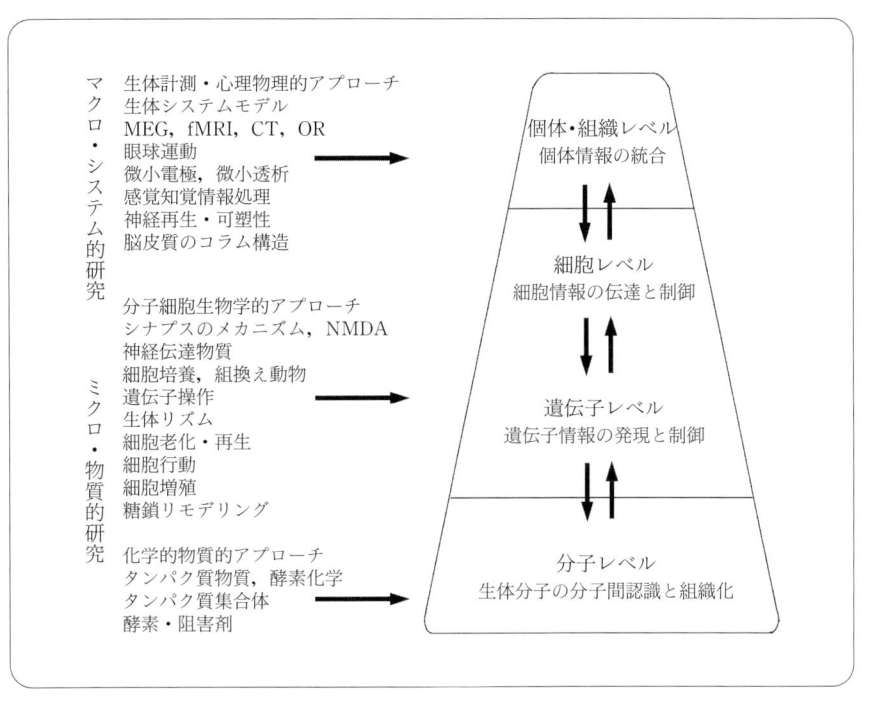

図1.2　脳研究の概要

1.3.1　ミクロ・物質的研究

　図 1.2 の下部には，分子生物学的手法を用いた，タンパク質，酵素，生体分子の研究が示されている．**分子生物学**（molecular biology）的手法とは，生体の分子的な構造や機能に基づき生体現象の基盤を解明しようとする生物学の新しい研究分野である．特にタンパク質，**核酸**（DNA と RNA），酵素など，生命現象に不可欠な分子の構造と，これらの分子が細胞や器官の中で果たす機能的な役割との関連を研究する．

　上記の研究に裏付けられて，中間部分の遺伝子，細胞レベルの研究が行われている．ことに，遺伝子の研究では，**ヒトゲノム**の解読が完了し，次にはゲノムに書かれた遺伝情報の解読が課題になっている．また，ヒトばかりでなく，植物，細菌，下等動物，ヒト以外の高等動物などさまざまな生物のゲノム解読が進められ，相互の比較がなされようとしている．

　遺伝子に書かれた情報からタンパク質が合成され，細胞，器官，そして脳が作られる．すなわち，4 種類のアミノ酸で構成される核酸（DNA）に記録された遺伝子によって，アミノ酸が複雑多様に組み合わされて，数十万種ものタンパク質が合成される．そのタンパク質が集合して人間のさまざまな器官を形作るが，その 1 種である神経線維には，**イオンチャネル**というものがつくられ，細胞間に電気的シグナルが伝達できるようになる．細胞膜で囲ま

れた**神経細胞**は，神経線維を通る電気的信号と，シナプスにおける神経伝達物質を介した情報のやり取りをして**神経回路網**をつくり，脳という極めて複雑で魅力的な組織をつくり，人間の思考・行動をすべて制御する．

　これらの学問によって，生体は，脳ばかりでなく細胞においても極めて高度で複雑な情報処理と制御が行われていることが解明されつつある．一方，**クローン**[†]羊，牛などが造られ，更にはクローン人間といった，倫理に関連する問題も生じてきている．生命体の仕組みの本質が徐々に明らかにされ，近年**バイオテクノロジー**（**生命工学**）として，応用の学問も花開きつつある．本書では，下2層の研究をまとめて，ミクロ・物質的研究と分類する．

1.3.2　マクロ・システム的研究

　1990年代には，分子生物学，遺伝子工学が急速に発展し，神経細胞の発生，シナプスにおける信号伝達の仕組み，脳神経系のミクロな化学的反応がしだいに明らかになってきた．そのような，ミクロで要素還元的な手法で生体を分解していくことによって，果たして「心の物質」，「心の細胞」が見つかるであろうか．

　最近では，**ドーパミン**とか**セロトニン**という脳内神経物質の量によって人間の精神状態が大きく変わること，それらに構造が似ているさまざまな麻薬物質によっても精神状態が変わり，時として幻覚などが生じることも分かってきた．しかしながら，現在多くの脳研究者は，そのような脳細胞のミクロな化学反応の知識だけでは，複雑な脳の働き，特に人類の関心を引きつけ続けてきた「心の解明」には到達できないと考えている．脳の動作の基本原理を理解し，心というものを理解するためには，脳をよりマクロなシステムとして捕らえ「システムの働きとして心が形成される」と解釈すべきであるという考えが広まりつつある．すると，脳があるままの状態で正確に計測でき，詳細に解明できる技術が必須になってくる．本書で述べる脳工学は，脳の計測技術に立脚し，脳を客観的なデータから正確に理解し，その理解に基づき人間に役立つさまざまな応用を目指す学問である．

　生体，特に動物の研究は，それぞれの個体の内部がどのようにシステム的に統合され，いかに制御されて生存が維持されているかを解明する研究が必要になる．この研究は，前記のミクロ的・物質的な研究とはかなり様相を異にしており，マクロ的・情報システム論的アプローチをとっている．そして，この研究を支える第1のものは，生体システムの計測手段である．生体システムの計測手段はさまざまなものが開発されてきたが，我々の最大の関心事である脳の研究においては，何よりも脳に危害を与えないで脳のあるがままの姿を計測する

---

† **クローン**（clone）：ある生物個体から無性的な増殖によって生じた生物あるいは生物集団のこと．

という意味で，**非侵襲計測**（noninvasive measurement）が重要になる．

　脳の非侵襲計測技術は，20世紀の終盤において急速に進歩を遂げた．**図1.3**に示したように，コンピュータ技術，超伝導工学，システム工学，光電子工学などさまざまな学問の成果を基にして，X-CT（X線を用いた断層像画像），MRI（核磁気共鳴を用いたイメージング），PET（陽電子崩壊を用いた断層画像），fMRI（磁気共鳴を用いた血流計測），OT（近赤外線反射による代謝計測），OR（電圧感受性染料による計測），MEG（磁場を用いた脳活動計測）などの，いわゆる**脳画像技術**（brain imaging technology）が花開いた．

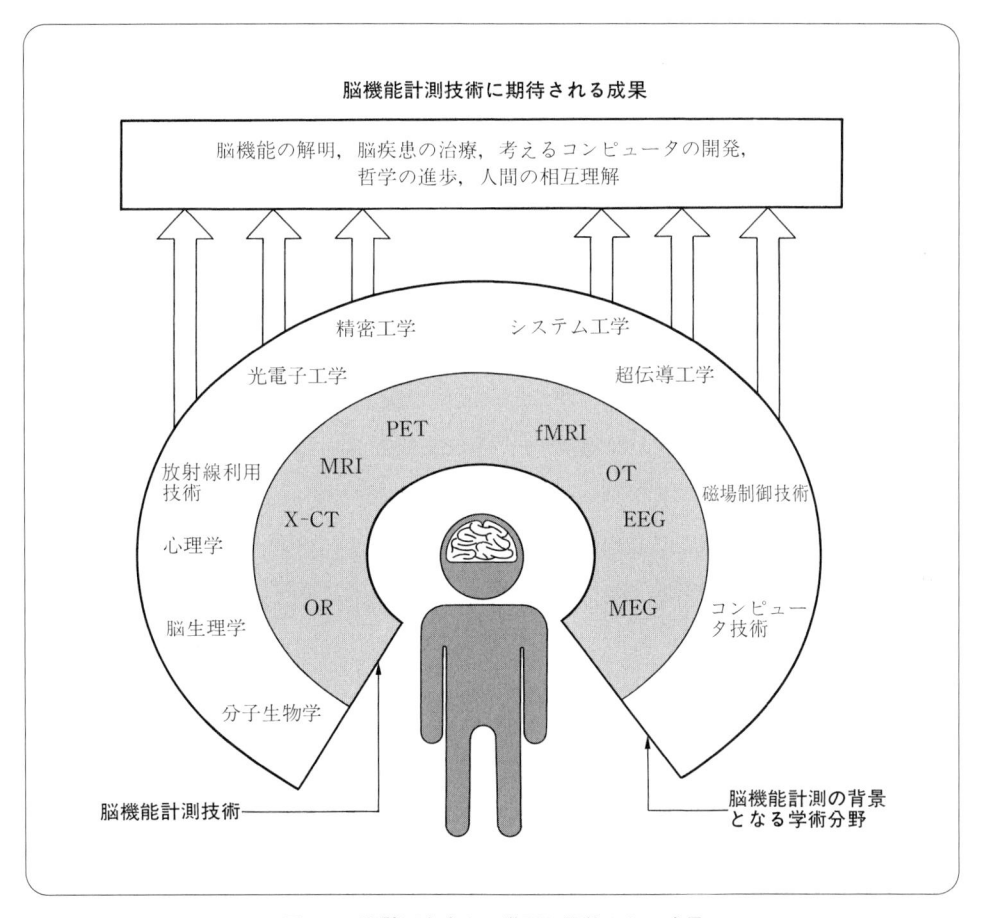

図1.3　脳計測を支える学問と期待される成果

　これらの技術によって，我々は脳を傷つけることなく，脳を開かないで脳内部の構造を色々な角度から見ることが可能になった．また，さまざまな刺激に対する脳の反応を，脳の外部から観察することも同様に可能になった．特にここで強調しておきたいことは，日常人間が遭遇する刺激を受けた場合の人間の脳の反応を，非侵襲的に計測可能になったことである．脳をシステムとして働くものとみなし，その振舞いを非侵襲計測技術を駆使して計測

10　　1. 脳 工 学 と は

し，働きを解明しようとする，システム論的なアプローチが脳工学の根幹を成す．

1.3.3　システム制御論的見方

　体の内部の様子を計測することは難しい．我々は内視鏡，X-CT，MRI で体の内部を観察したりするが，なかなか十分には分からない．体の構造を調べるだけでも難しいが，人間の脳機能を調べることはさらに難しい．

　人間に外界から入力される光，音，振動，嗅，味などの情報は，人間の**中枢神経系**である脳によって知覚・認知され，人間は，色々な状況を考え合わせて，外界に働きかける行動を起こす．視線を動かしたり，耳をそばだてたり，なでまわしたり，鼻をうごめかし，舌づつみ打ったりし，時には危険を察知して逃げ出したりする．人間は自分の脳の中に自己のイメージ，世界観をつくりあげ，さまざまな思弁を行い，世界に働きかける．

　視覚，聴覚，体性感覚，嗅覚，味覚などいわゆる五感は，それぞれに制御ループを形成しており，最適な外界情報を得るように設計されている．人間の脳には，そのような外界からの入力だけでなく，人間自身の体の中の色々な情報が常に伝えられている．内臓の反応は自律神経により制御され，外部への働きかけは，すべて脳の直接的な支配を受けている．体の状態が悪ければ，同じ外界からの刺激は全く異なって知覚・判断され，行動も異なる．逆に，カラフルな山海の珍味にすばらしい音楽や踊りが添えられ，色々な感覚が調和を取って同時に刺激されると，えもいわれぬ快感を得る．すなわち，人間システムは，脳を中心とした非常に複雑な**並列多重制御系**である，とみることができる（**図1.4**）．

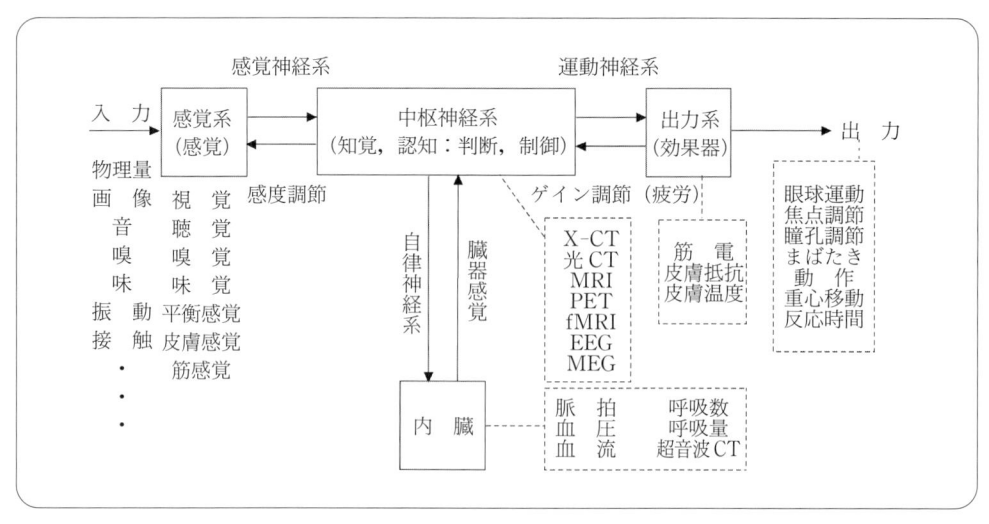

図1.4　人間の制御情報システムとその計測

よって，このような多重ループを持った超複雑な人間制御系は，脳の働きを，それが働いている状態で計測できる手段が十分に整わなければ解明しようがないことは自明である．従来，そのような計測手段は十分ではなかったため，超複雑な人間制御系の解明は，とても工学的な研究対象になりえなかった．しかしながら，前述の多様な非侵襲脳機能計測装置の出現により，この超複雑な人間制御系のシステム同定[†]を行うことが可能になってきた．そして，そのデータをシステムとして表現することにより脳機能を解明することが可能になる．システム工学では，それを「**構成による解析**」（次節参照）と呼んでいる．

☕ 談 話 室 ☕

脳はどこまで遺伝によって決まるか　20世紀の最後に，**ヒトゲノム**の解読が一応完了した．従来，人の遺伝子は10万個程度あると考えられていたのに対し，予想よりも大幅に少なく，3万5千個ほどであることが分かった．

癌（がん）の危険因子の遺伝など，多くの形質が遺伝によって世代間を伝わることが立証されている．脳の構造に関しても，サルに比べれば圧倒的に大脳新皮質が大きいこと，前頭葉が大きいこと，人種の差なく，視覚・聴覚・体性感覚などの機能部位が判然と分かれていることなどから，多くは遺伝によって決定することは明白である．

しからば頭の良さ，性格などが遺伝によってすべて決まるのであろうか．古くから，1卵性双生児を異なる環境で育てる研究がなされ，同じ遺伝子を持ちながら異なる環境で育てられた双生児は，能力，気質ともに大きく異なることが明らかにされてきた．

また，視覚や言語の発達に関し，いわゆる**臨界期**（critical period）が存在し，3〜4歳の臨界期までに適切な視覚環境に置かれなければ健全な視覚が得られないことが分かっている．5〜6歳の言語臨界期までに適切な言語環境にいなければ，正常な言語を獲得することができない．成人して他国の言葉を学習しても，ネイティブのような言語能力を得ること極めては難しいこともよく知られている．

よって，遺伝による能力の規定は否定しようもないが，後天的な環境，学習などの影響が大きいことも否定できない．**脳細胞**の学習によるミクロな変化については，化学的なプロセスがかなりはっきりしてきている．しかし，後天的に形成されるシステム的な影響については，とても定量的な結果は出せない状況である．ある学者によると，遺伝の影響は60％であるそうである．その数字に大した根拠があるとは思えないが，40％程度ある後天的な学習，努力の重要性は大きいといえそうだ．

[†] システムを適切な数式で表現できるようにすること．

1.4 脳科学と脳工学

　古代から人類は脳に重大な関心を抱き続けてきた．そして，現代になりようやく科学的手法で具体的に脳を調べることが可能になってきた．神経細胞の概略が調べられ，分子生物学により，その動作原理が調べられた．脳の研究は，一方では**神経科学**（neuroscience）としてミクロ・化学的に動作原理が調べられ，マクロ・システム的な機能が脳科学の一部として研究されてきた．1.2節の最後に述べたように，**脳科学**（brain science）を推進しようという世界的な潮流が形成されている．

　では，**脳工学**（brain engineering）は脳科学とどのような違いがあるのであろうか．物理学と物理工学，化学と化学工学，生物学と生物工学のように，純粋科学とそれに対応する工学は多い．研究対象とするところは同じであるが，科学は応用を考えずに純粋にその対象を明らかにしようとするのに対し，工学は対象の研究から得られた知識の応用を強く意識した学問といえるであろう．脳科学と脳工学の関係もそのようなものであると考えてよいであろう．脳工学は，人間の脳の動作原理・特徴・特性を十分に解明し，そのことに立脚して人間に役立つものをつくり上げることを強く志向する学問である．脳工学の枠組みを**図1.5**に示した．

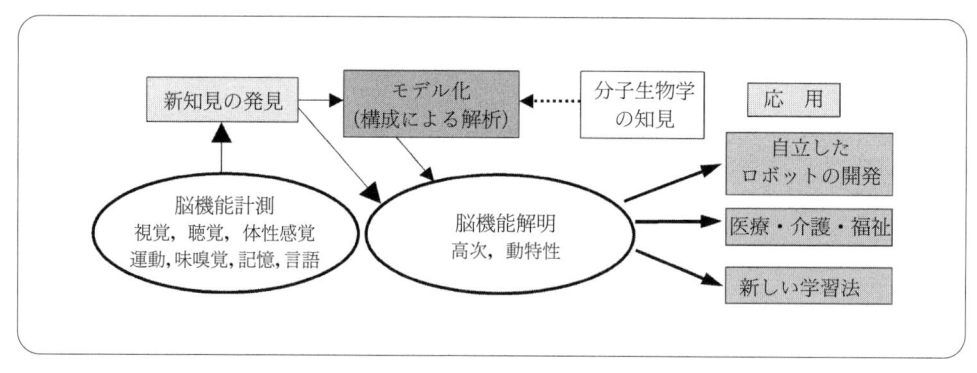

図1.5　脳工学の枠組み

　なんども強調したように，近年，多様な脳の計測手段が急速に発達し，整備されてきた．こうして，人類数千年の最大の関心事であった脳を科学的に解明し，人間を理解できるようになった．脳の機能を解明するためには，第一に非侵襲計測技術を駆使して，人間の基本的

特性である五感の特性を徹底的に理解しなくてはならない．次に，人間らしい特性の基盤となる，認知，記憶，言語，学習などの高次機能を，動特性を含めて理解する必要がある．

　脳の高次機能の研究では，単に非侵襲的に脳機能を計測するだけでは不十分である．どのように多くのデータを集めても，脳の機能を解明したことにはならない．計測したデータに基づき，脳機能のモデルを構築しなければならない．脳の機能を表す適切なモデルを構築することによって，脳の本質的な理解が可能になり，実際の人間では設定できない状況における脳の反応が予測できることになる．そのような研究を「**構成による解析**（analysis by synthsis）」というが，図中では「モデル化」と表現した．この「構成による解析研究」は，脳工学において一つの大きな柱になると考えられる．

　脳工学は，人間の脳を計測する技術を出発点として，人間の脳をシステム・制御論的に理解するモデルを構築し，その理解に基づいて，ニューロコンピュータ，人間形計算機を開発し，それらを組み込んだ人間形ロボットの開発を第一の目標にする工学である．アトムのようなロボットができれば，人間が入り込むことが危険な原子炉内，深海，宇宙などでの危険な作業を代行してもらえる．高齢化社会の進展に伴い，高齢者の介護が大きな社会問題になりつつあるが，アトム形ロボットに，高齢者の身体的特質，心情などを理解した優しい介護をしてもらえる（図1.5右）．しかも，24時間の介護が可能になる．

　また，人間の脳に関する理解が進むことによって，老人の行動特性が予測可能になり，そのことによって，人間に優しい社会施設の設計が可能になる．同時に，高齢者の立場に立った，高齢者に優しい医療や福祉を施すことが可能になる．老人における最大の問題である痴呆の早期発見・予防・治療などが可能になる．脳卒中や事故などからのリハビリテーションにおいても，**脳の可塑性**を十分に生かした訓練法が開発される可能性があり，また訓練場面では介護ロボットの果たす役割への期待は大きい．

　聴覚，視覚などの障害，加齢による機能劣化に対し，本来の感覚機能に遜色ない人工感覚器が開発できるかもしれない．かえって，本来の感覚器よりもすばらしい性能を持った感覚代行器が出現するかもしれない．いわゆる，サイボーグの目や耳が期待される．更に，大きな応用としては，人間の脳の記憶・学習の本質が分かることにより，教育・学習において今では想像もできない効率の良い方法が開発されるかもしれない．

　以上のように，脳工学による脳研究の応用分野は莫大なものがある．残念ながら，脳研究はまだ始まったばかりであり，そのような応用はまだ夢物語でしかない．しかし，その夢を着実に実現するための脳工学は確かにいま産声を上げている．脳工学が発展するためには，現状の脳の非侵襲計測法を十分に発展させ，それらを生かして脳の本質を解明できるデータを蓄積し，それに基づき，脳のモデルをつくりあげることが大切である．

　本書は，脳の非侵襲脳計測手法の原理と現状を解説し，脳機能解明研究の一端を紹介し，

将来の脳工学の発展の展望を述べた．人間の高次脳機能を解明するうえで，その時間・空間分解能の優位性，非侵襲・非接触という取り扱い上の優位性から，**SQUID**（superconducting quantum interference device）を用いた脳磁気計測装置の有用性が注目されている．少し前までは，一度に脳の一部の活動しか計測できないため，応用が限定されてきたが，近年，全頭形測定装置が実用化され，急速な研究展開の機運が盛り上がっている．本書は，現存の非侵襲計測法の原理と現状を解説し，非侵襲計測法相互の比較を行い，MEG の特性を明らかにする．現状において，脳機能解明のうえで最も重要な手段の一つである MEG 計測を深く調べることにより，脳工学における非侵襲計測の課題を明らかにし，脳工学研究のあるべき方向を示す．

本章のまとめ

❶ **機能局在論**（functional specialization） 脳の各部はそれぞれ特別な機能を持っているとする考え方．現在，視覚，聴覚，体性感覚，運動，言語などをつかさどる領野が知られている．

❷ **反機能局在論** 脳には特別な分化はなく，一体として機能を発揮しているとの考え方．20 世紀中ごろ，多数の神経生理学者が信じていた．

❸ **ミクロ的アプローチ** 遺伝子，タンパク質，分子，細胞の構造・機能を精密に調べあげることによって人間の脳を解明しようとするやり方．

❹ **マクロ的アプローチ** 脳細胞は，大規模な集団なしてシステムをつくることによって，新たな機能が形成されると考え，それを解明しようとするやり方．

❺ **心身二元論** 人間の心は脳だけでは説明できず，脳を超越した何者かが心を生じさせるとする考え方．

❻ **心身一元論** 人間の精神・心は，脳のみから生まれるとする考え方．

❼ **非侵襲計測** 人間の体を開いたり，計測のために何らかの異物を体内に入れたりすることなく測定する方法．

❽ **分子生物学**（molecular biology） 生体の分子的な構造や機能に基づく生物現象の基盤を解明しようとする生物学の新しい研究分野．

❾ **神経科学**（neuroscience） 脳を構成する細胞であるニューロンの仕組みと構造をベースとして，神経系の構造と働きを広範かつ総合的に扱う学問．

❿ **脳科学**（brain science） 知能，感情，意識など脳の持つ高度な機能を解明するとともに，痴呆症や神経疾患の発症の仕組みを明らかにしようとする学問．

⓫ **脳工学**（brain engineering） 人間の高度な脳機能を明らかにして，人間に役立つ応用を目指す学問．

2 脳の構造と電気生理

　脳の研究は，19世紀末，脳細胞の構造が染色によって見分けられることを実証したゴルジや，シナプスを予見したカハールの研究から発達した．そして，細胞・髄鞘構築法を用いて脳の領域が見分けられ，脳細胞のさまざまな生理学的知見が獲得されてきた．他方，細胞の電気的活動がイタリア人ガルバニによってカエルの筋肉の制御において発見されたことを契機にして発達し，第2次世界大戦後に精密な電気計測が可能になったことから，電気生理学が急速な進展をみせた．

　本章では，近年の非侵襲計測法を用いた脳研究の基礎を与えた神経生理学と，それによって明らかになった脳地図を学び，あわせて，現在も精密な脳機能計測には欠かせない電気生理学を学ぶ．

16　　2. 脳の構造と電気生理

2.1 脳の構造

本節では，ゴルジによって始められた細胞構築学と，カハールによって明らかにされたニューロン，それらを基礎にして展開された脳の機能地図に関して学ぶ．

2.1.1 脳皮質の構造

イタリア人ゴルジ (Golgi) は，19世紀後半，銀を用いて**ニューロン** (neuron または cell：神経細胞) を染めると，その構造が明瞭に観察されることを見い出した．以来，多くの染色法が考案されて細胞の構造が明らかにされてきた．その研究を**細胞構築学** (cytoarchtecture) という．

人間の**大脳皮質** (cortex) は，図 2.1 のようにすべて 6 層になっており，第 1 層が外側 (図では上側) になっている．脳細胞には色々な形があるが，三角錐のような形状をした**錐体細胞** (pyramidal cell) と，**星状細胞** (star-shaped cell) が主たるものである．そのほかに，脳細胞に栄養を与えると考えられている**顆粒細胞** (granule cell) が多くある．錐体細胞は，図 2.1 の右側二つを除いた細胞で，多くの入力と一つの長い出力枝を持つ．星状細胞は図の右側二つで，周囲全体から入力を受け，出力は明確には見えない．

ニューロンをさらに細かく見ると，図 2.2 のように，**樹状突起** (dendrite) と呼ばれる突

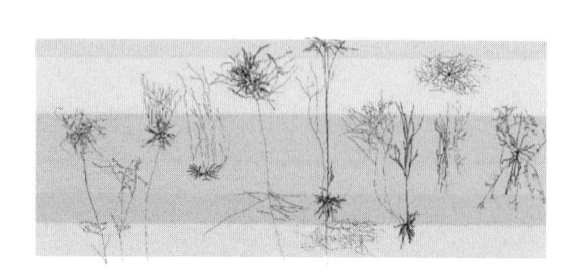

図 2.1　脳皮質の構造と脳細胞（口絵 1 参照）
〔Principles of Neural Science, 2000〕

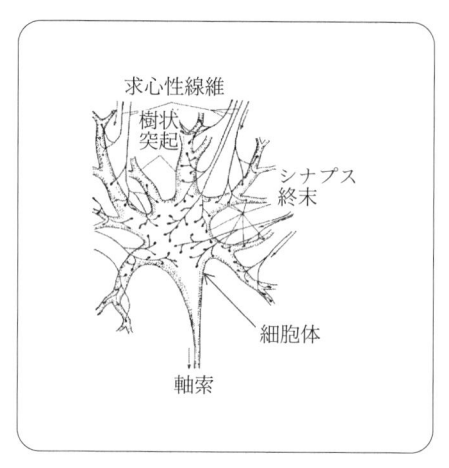

図 2.2　ニューロンの構造

起と，**軸索**（axon）と呼ばれる突起と，核の存在する**細胞体**（soma）より成る．軸索はその先端が細く分岐し，次のニューロンの樹状突起や細胞体に付着し，**シナプス**（synapse）という構造をつくる．シナプス部を電子顕微鏡でみると，シナプス間隙と呼ばれる隙間が存在し，ニューロンとニューロンはこの間隙により分離されている．

現代神経科学の始祖であるスペイン人**カハール**（Cajal）は，脳は多数のニューロンより成るが，直接ニューロン間の連続性はない，樹状突起や細胞体は，他のニューロンから信号を受ける部位であるという今日のニューロンの機能に関する基本的な概念である**ニューロン説**を提唱した．ニューロン説は，ニューロンの連続性を主張したゴルジらの**網状説**との間で激しい論争が戦わされたが，電子顕微鏡によるシナプス間隙の発見により証明された．

ニューロンには，シナプスを介して他のニューロンより伝えられてきた信号をシナプス電位に変換しこれと統合する機能と，**活動電位**を発生して情報を電気パルスの形で次のニューロンへ伝える機能とがある．前者は情報の処理の機能で，後者は情報の伝送の機能である．ニューロンが組み合わさって神経回路網が形成され，その複合体として脳が形成される．

2.1.2　ブロードマンの脳地図

人間の脳は，重さ約 1 300 g で大脳皮質には約 160 億個の脳細胞がある．小脳には更に多くの細胞があり，脳細胞の総数は，1 000 億個程度と見積もられている．大脳皮質は厚さ 1～2 mm で，新聞紙を広げた程度の面積を持っている．その皮質が複雑に折り曲げられ，頭骨の中に納まっている．

いろいろな動物の体重と脳の重さの関係を両対数グラフで**図 2.3** に示した．図には霊長類のデータに関する回帰直線と，霊長類以外のデータに関する回帰直線が示されている．両直線はほぼ平行であるので，霊長類も一般の哺乳類も体重増加に対する脳の重さの増加傾向は同じであるといえる．しかし，霊長類の脳の重さは同じ体重の他の哺乳類と比べて約 2.3 倍になっていることが分かる．また，人間の脳は，霊長類の脳に比べても飛びぬけて重く，ほぼ同じ体重であるチンパンジーの脳の約 3 倍になっている．象やクジラの脳の重さは 10 kg 程度あるので，人間の脳の重さが一番重いわけではないが，人間だけは脳の重さが体重に対して異常に大きくなっている．

ドイツ人**ブロードマン**（Brodmann）は，前節に説明した細胞染色法を駆使して，人間の脳細胞が領域によって染まり方が異なることを詳しく調べ，それに基づいて**図 2.4** に示すように，脳を約 50 個の部位に分類した．番号は，彼が調べた順番に従ってつけられている．ただし図では，脳の内側は割愛されている．

マカクザル（ニホンザルやアカゲザルの総称）の脳は重さ 300 g 程度しかなく，人間の脳

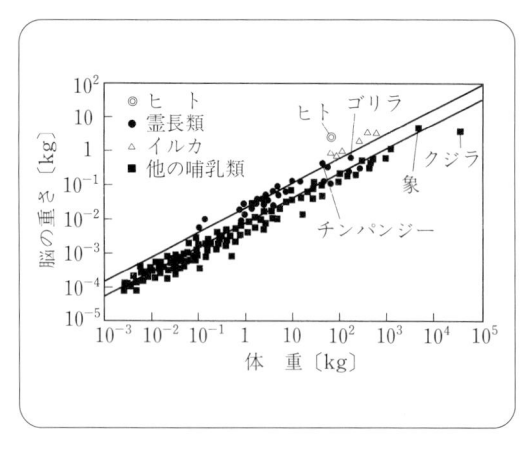

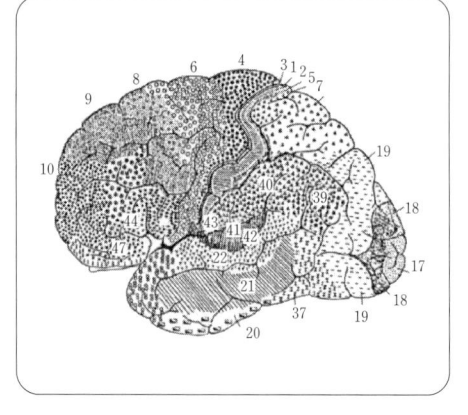

図 2.3　動物の体重と脳の重さの関係

図 2.4　ブロードマンの脳地図

に比べて圧倒的に小さいが，現在では約 70 の部位に分類されている．人間の脳も，ブロードマン以後も多くの学者が独自の脳地図を発表し，より細かに分類されているが，ブロードマンの脳地図が現在でも標準的なものとして広く受け入れられている．

2.1.3　電気刺激による機能の同定

大脳皮質には痛覚がない．そこで，1930 年代，カナダの医師**ペンフィールド**（Penfield）は，患者の頭骨を切り開いたのち，覚醒した患者の皮質を電気刺激をして，患者の反応及び内観を詳しく記録した．その結果，ブロードマンの脳地図で区分けした領域によって，患者の反応及び内観が大きく異なることが分かった．さまざまな結果のうち最も有名な結果は以下のようなものであった．

頭の前後の中心近くに左右に広がる深い溝があり中心溝と名付けられている．その溝の後壁ブロードマンの 3 野（BA 3）に相当する部位を，ペンフィールドは系統的に電気刺激した．頭を左右に分ける深い溝，大縦列の下側から順に上方に刺激部位を移すと，患者は，**図 2.5** 右側に示すように，性器，足先，足，踝，下肢と体の下部からしだいに体の上部の方に刺激が加えられていると答えた．すなわち，体の部位の相対位置関係が保存されて大脳で感じる部位が存在した．このような体の部位と脳の感覚部位が同じ位相関係を持つことを，**体部位相同性**（somatotopy）という．また，図のようにあたかも人間の体が脳の中に写されているように見えることから，これを**ホモンクルスの小人**と称している．ここで，注目すべきは，脳の部位は体の部位の大きさには比例しておらず，微妙な感覚が必要とされている指先や唇などの感覚部位が，脳では極めて大きくなっていることである．

体を動かすための部位である中心溝前壁ブロードマン 4 野（BA 4）にも，ほとんど同じ

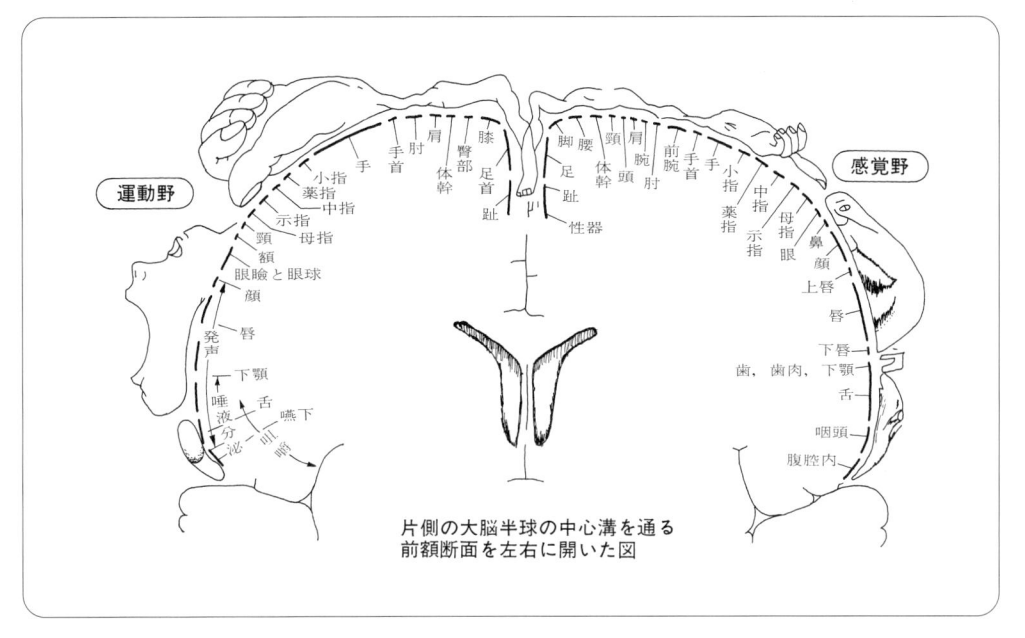

図 2.5 ホモンクルスの小人

ように図右側に示されたような対応関係が存在することも同時に示された．

このように，脳の感覚・運動の部位は，体の物理的な位置・部位とが同じような相対位置関係をできるだけ持つようになっている．視覚においては，上下左右が反転されてはいるが，網膜の相対的な位置関係が保存され一次視覚野で情報処理されている．これを**レチノトピー**（retinotopy）という．また，聴覚では処理する周波数が規則正しく配列されていることが知られており，それを**トノトピー**（tonotopy）と称している．

一次感覚野については，**機能局在**（functional specialization）が明確であり，処理は規則正しい場所で，基本的な処理がなされている．他方，連合野においては，それらの情報が統合されて高度な処理がなされているものと考えられるが，その詳細はまだ不明である．

2.1.4 脳の機能地図

図 2.6 に示すように，大脳皮質は，**後頭葉**（occipital lobe），**側頭葉**（lateral lobe），**頭頂葉**（parietal lobe），**前頭葉**（frontal lobe）の四つの大きな部位に分けられる．前頭葉と頭頂葉の間には大きく深い**中心溝**（central sulcus）†がある．前頭葉と側頭葉の間には，**側頭溝**（lateral sulcus）がある．後頭葉と頭頂葉及び側頭葉の間には，前二者ほど大きくは

---

† 脳に多くあるシワを**脳溝**，英語では sulcus（サルカス）という．また溝の間の頭骨に接する部分を**脳回**，gyrus（ジャイラス）という．または最近はしばしば sulcus を fissure ともいう．

20   2. 脳の構造と電気生理

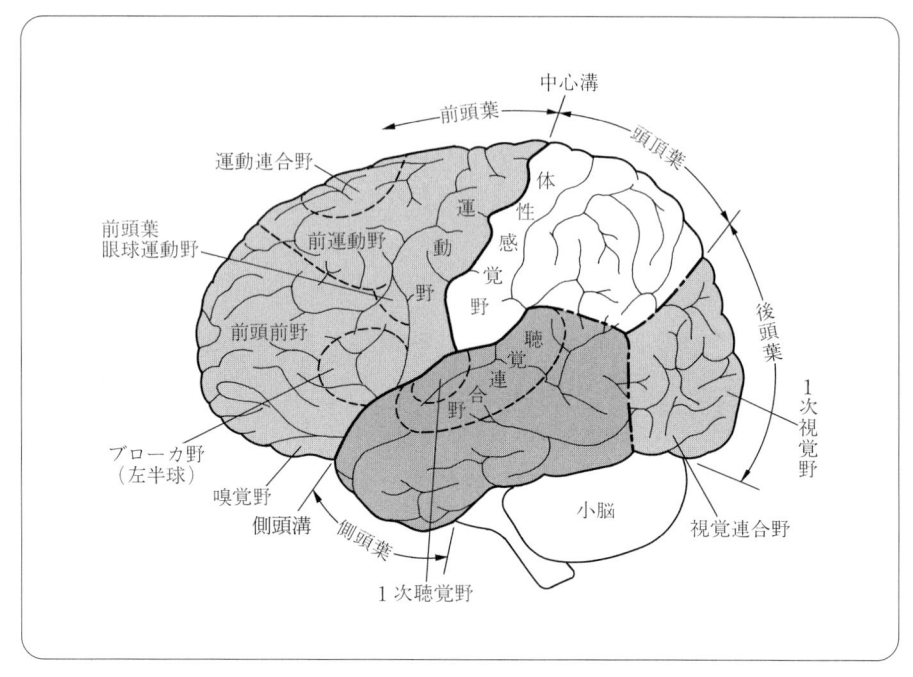

図2.6 脳の機能地図

っきりはしない溝である**頭頂後頭溝**及び**側頭後頭溝**がある．

　機能については，前節のような実験や，さまざまな脳損傷患者などの観察などから，以下のような大まかな機能局在が認められている．

　後頭葉は視覚を処理しており，一次視覚野がブロードマン17野（BA 17）に相当し，高次**視覚野**がBA 18, 19野になる．BA 17野には染色によりハッキリとした縞模様が見えることから**有線野**（striate area）ともいわれ，BA 18, 19野は**外有線野**（extstriate area）ともいわれる．頭頂葉には**体性感覚野**がありBA 3に相当する．前頭葉の中心溝前壁BA 4に運動野がある．側頭葉上縁には**聴覚野**がありBA 41に相当する．上記の視，聴，体性感覚及び**運動野**などの間の領野は，**連合野**（associate area）と呼ばれる．連合野の機能については，言語野以外はよく分かっておらず，今後の研究の対象である．また，人間には非常に大きな**前頭連合野**があり，ここで人間らしい高度な思考をしているものと推察される．

　19世紀中ごろ，ドイツの医者ウエルニケは，話すことはできるのに，他人の言うことが理解できない特異な患者を発見し，死後解剖して脳を調べたところ，聴覚野の後ろに大きな損傷を見つけた．この部位は，言語の認識に関連する部位として**ウエルニケ野**と呼ばれている．また，19世紀後半フランスの医者ブローカは，他人の言うことは理解できるのに，話すことがほとんどできない患者を発見し，死後調べたところ，前頭葉下部BA 43, 44に損傷を認めた．言語の発話に関連するこの部位を，**ブローカ野**と呼んでいる．

この二つの言語野は，ほとんどの人で左脳優位であることが知られているが，正確にどの程度の割合であるかのしっかりしたデータはまだない．左半球が言語に対して優位なことはさまざまな計測から間違いがないと思われるが，その他の機能ではどちらかの脳の半球が優位であるとする**半球優位説**は，まだ議論が残っている状態である．体力において性差があることは疑いがないと同様に，大脳機能においても性差があるのは疑いがない．しかしながら具体的にどのような機能の差が両性において存在するかは，脳研究・脳機能計測からはまだ明確なデータは出されていない．

2.2 神経電流の計測とモデル

本節では，**神経細胞**の電気現象を正確に計測する方法を学んだのち，**シナプス**における信号の伝達の様子を学び，最後に神経線維を伝達する信号のモデルを学ぶ．

2.2.1 細胞膜と膜電位

細胞膜は細胞を取り囲み，細胞内の環境を外界と異なる環境に保っている．細胞膜は厚さ5 nm 程度の脂質 2 重膜になっており，多種の**イオンチャネル**が埋め込まれている（図2.7）．イオンチャネルはさまざまな刺激に応答し，イオンの透過を制御している．

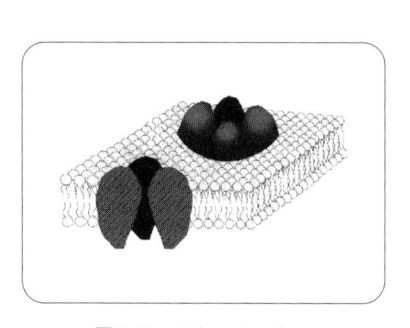

図 2.7 イオンチャネル

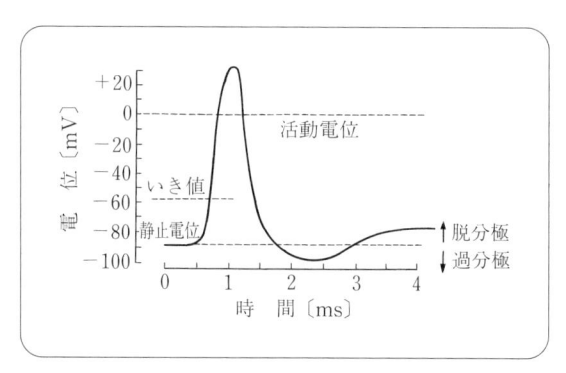

図 2.8 膜電位の変化

細胞膜の内外では，Na，K，Ca，Cl などのイオン濃度が異なっているため膜電位を生じている．この膜電位を，外部からの作用によって正方向に変化させて −50 mV 程度にすると，イオンチャネルの動作に変化が生じて，膜のイオン透過性が変化する．その結果，膜電

位が正にまで達して，再び元の電位に戻るという現象が生じる（図2.8）．膜電位がこのような変化を起こしたとき，細胞は興奮した，または発火したという．また，正になったときの膜電位を**活動電位**（action potential）と呼ぶ．膜の電位の変化は，初め膜の局所的な部分において生じるが，やがて膜の興奮部位（膜電位が正になっている部分）は軸索にそって伝搬していく．これは神経の**インパルス**（impulse）または**スパイク**（spike）といわれる．膜の各部分が興奮している時間は1 ms程度である．

2.2.2 膜電位固定法とパッチクランプ法

上記の電気現象は，細胞内に微小電極を刺し込んで計測できる．しかし，**微小電極**では，どのようなイオンがどの方向に細胞膜を流れるかは知りえない．このため，イオン流を測定するためにColeらによって**膜電位固定法**（voltage clamp）が考案された．図2.9のように，2本の電極を細胞に刺し，実際の膜電位と外から加えた電位（コマンド電位）との差を検出し，これを増幅して他方の電極を通して細胞内にフィードバックする方法である．

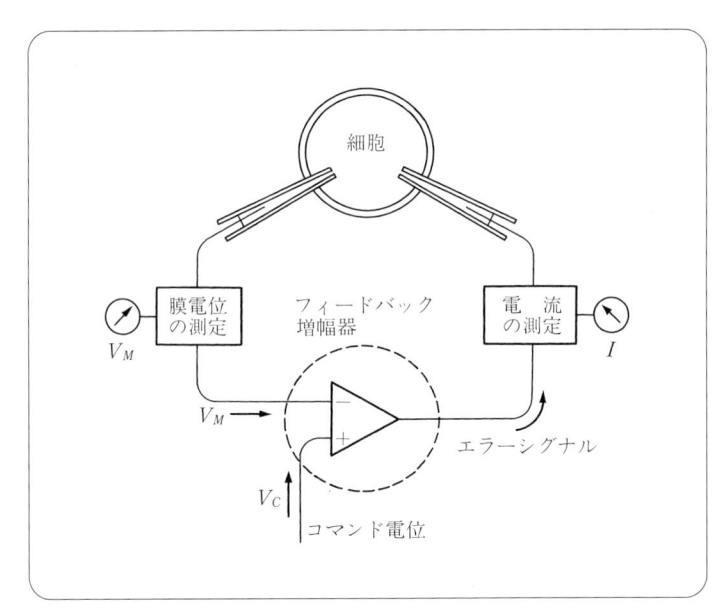

図2.9 膜電位固定法

膜電位を一定状態に保つときのフィードバック電流は，膜を介して流れ込む電流と逆向きで等しい大きさになるので，イオン電流の大きさを方向も含めて計測できる．このように，ある平衡状態を維持しながら計測する方法を**零位法**（zero method）という．

細胞には多くの種類のイオンチャネルがあり，一つの刺激に対し複数のチャネルが反応することが普通なので，細胞の反応を普通に計測するだけでは，それぞれのチャネルの特性を

正確に知ることが難しかった．そこで，20世紀の画期的な発明の一つとされる**パッチクランプ**（patch clamp）**法**が考案された．これには，図2.10に示すように，細かくいうと四つの方法があるが，基本的なcell-attached法だけを簡単に説明する．

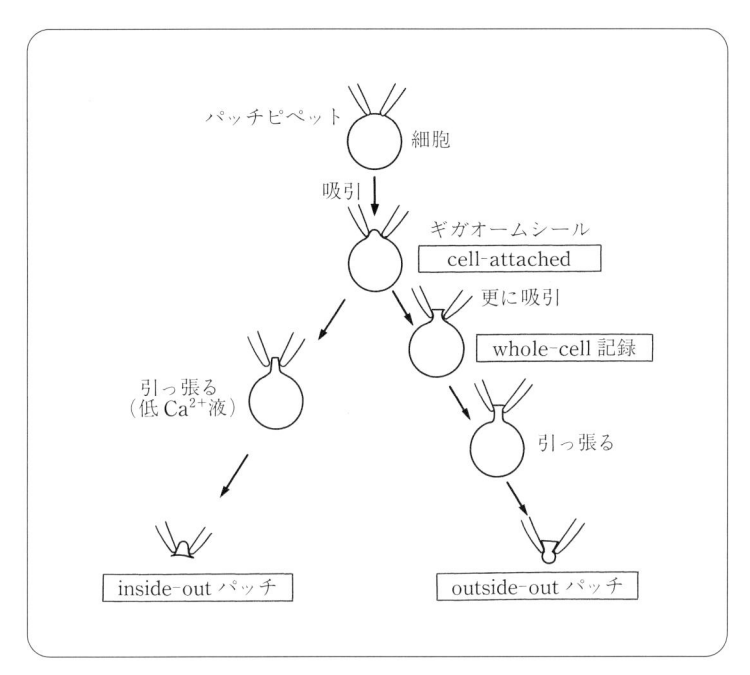

図2.10　パッチクランプ法

　パッチ電極を細胞膜に押し付け，吸引によって陰圧をかけると，電極の端と細胞膜との間の抵抗であるシール抵抗が上昇し，10ギガオーム（10^{10}オーム）のレベルになり，ピペット内に取り込まれた膜部分（パッチ）にあるチャネルの電流が他の部分の膜から分離されて計測できる．この部分の単一チャネル電流を計測したり，膜電位依存性の変化をよく観察できる．また，この方法は，薬物投与やシナプス活動によって起きるパッチ膜外の受容体の活性化によって，細胞内情報伝達機構を介して生じるイオン電流の測定に最適な方法となる．

2.2.3　シナプスでの情報伝達

　遺伝子工学で特異的なチャネルを持つ細胞膜を作り，それを更にパッチクランプ法で詳細に調べる方法などで，脳神経系での情報伝達のキーとなっているシナプスでの情報伝達の機序がかなりの程度解明されてきている．図2.11は，シナプスでの情報伝達の模式図である．シナプスは，情報伝達の方向に沿って，**前シナプス**と**後シナプス**に分けられる．二つのシナプスの距離は**シナプス間隙**と呼ばれ，約20 nm程度の極めて狭い間隙である．

24　　2. 脳の構造と電気生理

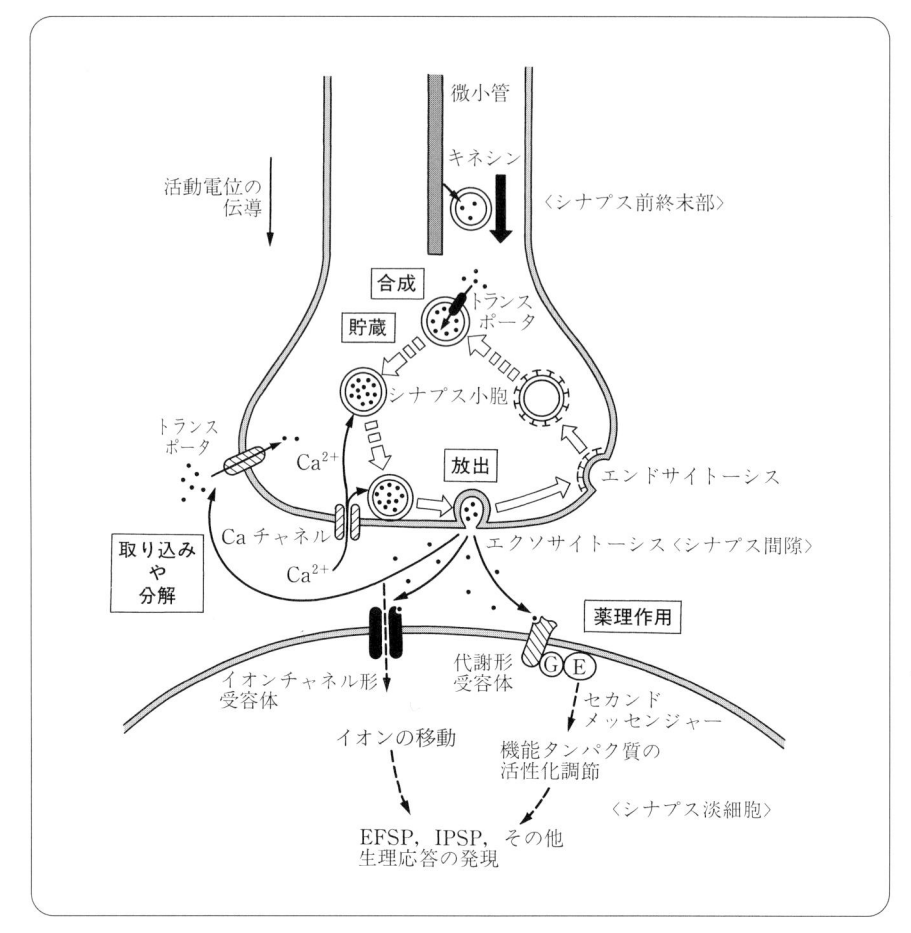

図 2.11　シナプスでの情報伝達の模式図

　前シナプスは神経細胞の軸索の末端にあり，後シナプスは細胞から伸びた樹状突起や細胞体上にある．電気信号を化学的に伝達する神経伝達物質は，前駆体から合成され前シナプスのシナプス小胞に蓄えられる．前シナプスの**脱分極**とともに，カルシウム（Ca）チャネルを通して細胞内にカルシウムが流入し，神経伝達物質の放出をもたらす．

　放出された神経伝達物質は，後シナプスにある受容体に作用して情報を伝える．**受容体**の一部は前シナプスにもあり，神経伝達物質自体の放出や合成を調整している（自己受容体）．最終的に，神経伝達物質は分解されるか，前シナプスに再び取り込まれて不活性化する．

　近年，神経系では非常に多くの**神経伝達物質**が見つかっているが，その主なものは，**アセチルコリン**，**GABA**（γ-アミノ酸），**NMDA**（N-メチル-D-アスパラギン酸），**グリシン**，**ノルアドレナリン**，**セロトニン**，**ドーパミン**などである．シナプス間隙が短いので，シナプスでの信号の授受は比較的速く，**シナプス遅延**は数 ms 程度である．シナプスにおける**学習**が 1940 年代後半カナダ人**ヘッブ**（Hebb）に予測されてから，精力的に調べられてきた．シ

ナプスにおいて，**長期増強**（LTP：long term potentiation）や**長期抑圧**（LTD：long term depression）が起きることは，現在ほぼ認められているが，なお**シナプス学習**の細部の機序については研究が活発に行われている．

2.2.4　イオン電流モデル

細胞膜を通じて流れるイオン電流の挙動に関し，イギリス人**ホジキン**と**ハックスレイ**（Hodgkin-Huxley）は，膜電位固定法を駆使して細胞膜に流れるイオン電流を調べ，1952年に式(2.1)〜(2.4)の4本の非線形方程式（**HH方程式**）でモデル化した．

$$I = C \cdot \frac{dV}{dt} + G_{Na} \cdot m^3 \cdot h \cdot (V - E_{Na}) + G_K \cdot n^4 (V - E_K) + G_L (V - E_L) \quad (2.1)$$

$$\frac{dm}{dt} = \alpha_m \cdot (1 - m) - \beta_m \cdot m \quad (2.2)$$

ただし　$\alpha_m = \dfrac{0.1 \cdot (25 - V)}{\exp\left(\dfrac{25 - V}{10}\right) - 1}$,　　$\beta_m = 4 \cdot \exp\left(-\dfrac{V}{18}\right)$

$$\frac{dh}{dt} = \alpha_h \cdot (1 - h) - \beta_h \cdot h \quad (2.3)$$

ただし　$\alpha_h = 0.07 \cdot \exp\left(-\dfrac{V}{20}\right)$,　　$\beta_h = \dfrac{1}{\exp\left(\dfrac{30 - V}{10}\right) + 1}$

$$\frac{dn}{dt} = \alpha_n \cdot (1 - n) - \beta_n \cdot n \quad (2.4)$$

ただし　$\alpha_n = \dfrac{0.01 \cdot (10 - V)}{\exp\left(\dfrac{10 - V}{10}\right) - 1}$,　　$\beta_n = 0.125 \cdot \exp\left(-\dfrac{V}{80}\right)$

また，上式のパラメータは以下のように定めた．

　　　$E_{Na} = 115\,\text{mV}$,　　　　$E_K = -12\,\text{mV}$,　　$E_L = 10.6\,\text{mV}$
　　　$G_{Na} = 120\,\text{ms/cm}^2$,　$G_K = 36\,\text{ms/cm}^2$,　$G_L = 0.3\,\text{ms/cm}^2$
　　　$C = 1\,\mu\text{F/cm}^2$,　　　　$V(0) = 0\,\text{mV}$
　　　$m(0) = 0.053$,　　　　$h(0) = 0.60$,　　　　$n(0) = 0.32$

ただし，このモデルでは，通常約$-70\,\text{mV}$である**静止膜電位**を$0\,\text{mV}$になるようにシフ

トしてある．

HH方程式の等価回路は**図2.12**に示すようなものである．すなわち，神経線維の細胞膜は，細胞外から流れ込むナトリウム（Na）と細胞内から流れ出すカリウム（K）の二つのイオンチャネルの活性化と不活性化という，二つの独立したプロセスの積として表現されている．単位当りのチャネル数が，測定データからNaチャネルは活性化（m）3単位，不活性化（h）1単位とされ，Kチャネルは活性化（n）4単位で不活性化は影響なしと表現された．また，第4項はイオンのリークを表す．変数m, h, nは，式(2.1)〜(2.4)で表される同じ形式の1次微分方程式で記述され，それはチャネルコンダクタンスの時間変化を表す．係数は実験的に決められた．**図2.13**は**膜電位固定法**で測った膜電流の変化を示している．

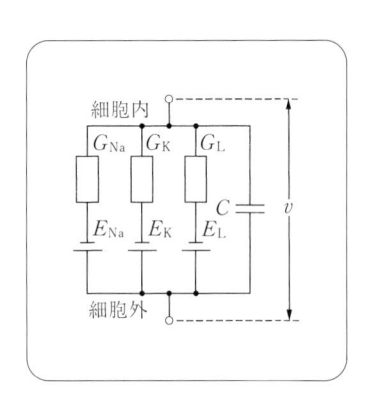

図2.12　HH方程式の等価回路

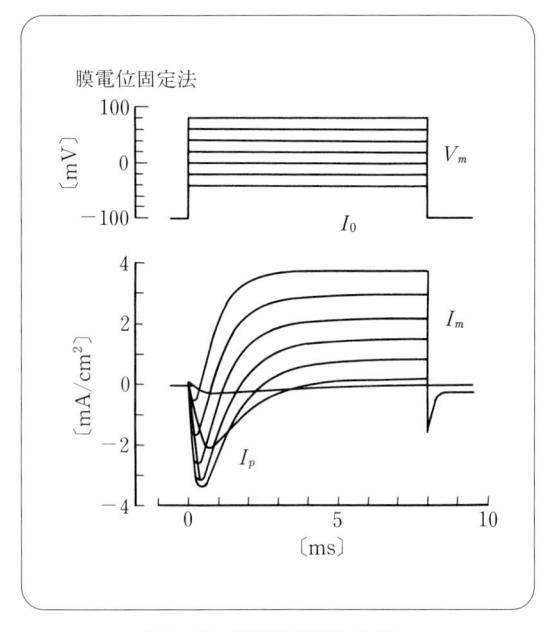

図2.13　膜電流の変化の様子

HH方程式よって，上図のような関係や，細胞膜のパルス発生，**いき値**（threshold value）の存在，**不応期**の存在，反復興奮などの神経線維の伝達の様子を見事に説明できたことから，ホジキンとハックスレイは1963年にノーベル賞を受賞した．HH方程式は，4元連立非線形微分方程式という複雑な方程式であるので解析的には解けず，さまざまなシミュレーションによって細胞膜内外のイオン流の解析が行われてきており，いまもなお多くの研究者がHH方程式の研究を行っている．例えば，HH方程式を細胞相互のイオン電流のやり取りにまで拡張し，2次元的に結合した網膜視細胞の光応答の動的解析にHH方程式を応用する研究などが行われている．

2.3 MEM（微小電極計測）

　膜電位固定法・パッチクランプ法により，細胞膜での電気現象の詳細と，シナプスでの化学的な物質の流れと電気信号のやり取りがしだいに明らかになってきている．そのような微視的な細胞膜での情報処理を念頭に置きながら，細胞間の信号処理に焦点をあて，細胞の発火現象を**微小電極**（micro electrode）によって計測する研究が広く使われている．その学問分野を**電気生理学**（electrophysiology）ともいうが，本書では計測法に着目して**MEM**（micro-electrode measurement）と呼ぶ．

　MEMの計測対象は，ラット，ネコ，サルなどが主として使われている．イギリス人**ヒューベル**（Hubel）と**ヴィーゼル**（Weisel）は，ネコの視覚野を微小電極で詳細に計測し，次に述べるような**ハイパーコラム構造**が存在することを初めて見い出した．

　大脳では，網膜に投影された視覚情報から図形のさまざまな特徴が抽出される．その部位はサルでもヒトでも後頭部にあり，視覚野と呼ばれている．両眼からの信号の束は合流して，視野の左半分が大脳右半球の視覚野に，右半分が左半球の視覚野に投射される．その際，網膜上の受容野と呼ばれる部位がハイパーコラムと呼ばれる単位に投射される．

　図2.14で影をつけた1単位がハイパーコラムである．R，Lと示したのがそれぞれ右眼，

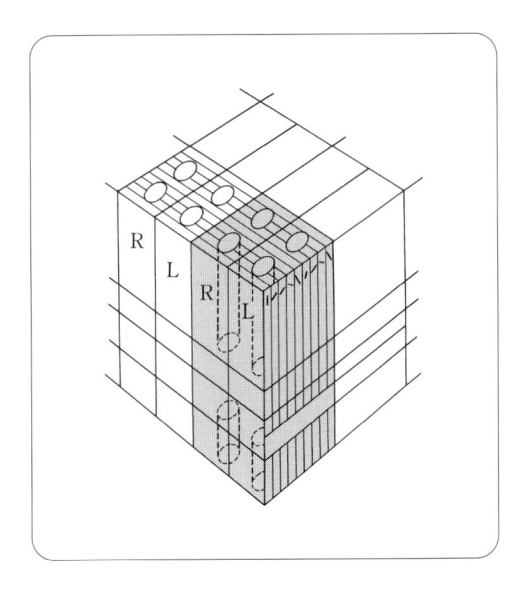

図2.14　視覚野のハイパーコラム

左眼からの情報を優先的に処理するコラム（**眼優位性コラム**という）である．それに直交して，小さな棒で示したような特別な傾きをもつ線分を検出するコラム（**方位コラム**）がある．視覚野はこれら2種のコラムが織り合わされた構造をしている．それをハイパーコラムというが，その幅は約1 mm，厚さは約2 mmである．例えば，ある傾きの線が右視野にあるとき，網膜の像の1点に対応するハイパーコラム内ではRのコラムのその傾きに反応する**小区画**（**スラブ**）だけが活動する．なお，図でコラムの中の円柱は色の情報処理を行う細胞群で**ブロッブ**（しみ）と呼ばれている．

一方，イギリス人**ゼキ**らは主としてサルを用いて視覚野の研究を行っている．サルとヒトの脳は多くの共通点を持つことから，サルでの測定結果がほぼそのままヒトにも適用可能であることに着目して行われている．彼らは，ヒューベル，ヴィーゼルの結果をサルにおいても再確認するとともに，高次視覚野の検討を行っている．

図2.15は，サルの**2次視覚野**V2から**5次視覚野**V5がどのように区分けされるかを示している．彼らは，特にV4が色覚に深く関連することを示した．サルのV4は，ヒトでは大脳底部の**舌状回**[†]近傍にあることを電気生理計測で明らかにするとともに，5章で説明するPETを用いてその部位を確認している．

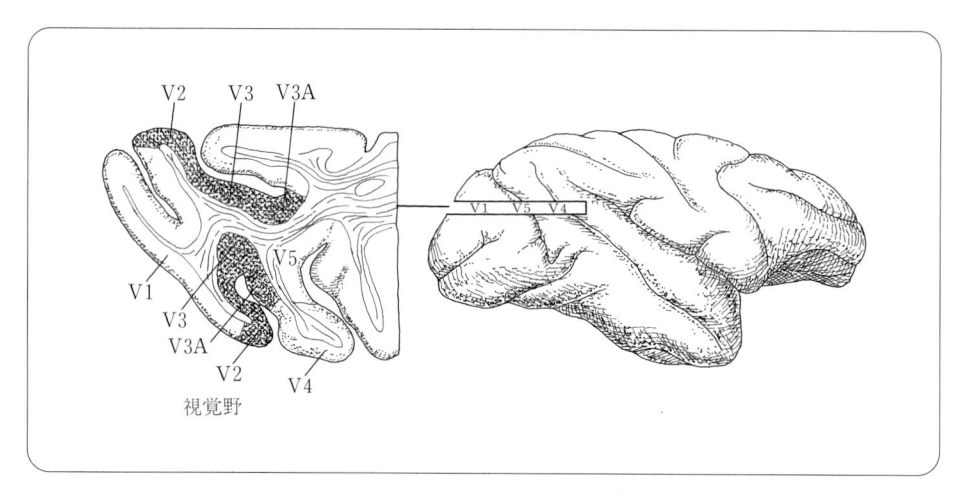

図2.15　サルの視覚野〔Scientific American, September, p. 70, 1992〕

網膜には，L，M，Sというそれぞれ長，中，短波長に感度が高い特性を持つ**錐体細胞**がある．それらの出力は網膜レベルで修飾されたあと，最後には**ディフューズ**（defuse）及び**ミジェット**（midget）と名前の付けられた神経節細胞を経て，間脳の視床の中にある外側膝状体に伝達される．**外側膝状体**には，**大細胞**（magnocellular）と**小細胞**（parvocel-

---

[†] 脳の部位は解剖で見られる形に起源したさまざまな変わった名前が登場する．この部分は舌のような形をしているという意味．また，側頭葉の下にあり，記憶に関連が深いとされる**海馬**（hippocampus）も，解剖学者がそのような動物を連想したことから名がつけられたと思われる．

lular）という細胞があり，それぞれの信号を受け取り，大細胞は大脳1次視覚野（V1）の4Bに投射し，小細胞は2，3層に投射している．ゼキらは，V1より先述の大脳における**色知覚**に関して精力的に調べて，**図2.16**のように整理した．

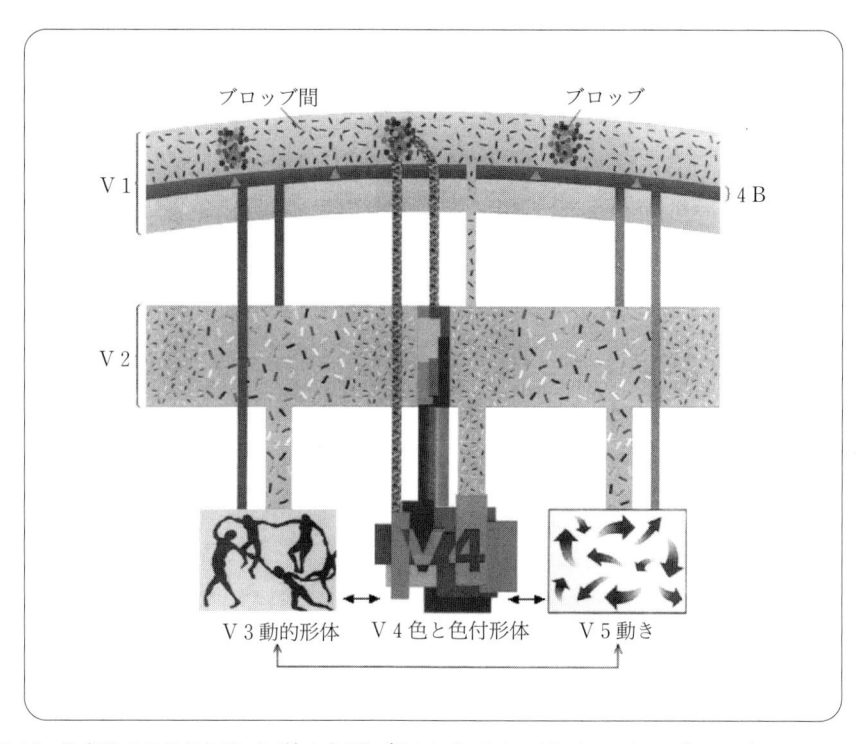

図2.16 視覚野での信号処理（口絵2参照）〔Zeki, S., Scientific American, September, p.72, 1992〕

大細胞の信号の一つは，直接またはV2を経てV5に投射され動きを知覚している（図右）．大細胞の信号のもう一つは，直接またはV2を経てV3に投射され動きを知覚している（図左）．小細胞の信号もまた同様に直接またはV2を経てV4に投射して，色知覚及び色が持つ形体の知覚を担っている（図中）．いずれもV2を経た経路が確認されているが，V2でどのように具体的な信号処理がなされているかは，現在のところ不明である．

物体の色は，さまざまな照明光によって照明されると，物理的には反射光のスペクトルが変わる．しかしながら，人間は，絵に書いてある色が，自然光に照らされた元々の色に知覚する．これを**色恒常性**といい，なぜそのように知覚されるかが大きななぞであった．ゼキらは，この現象を**心理物理学**的手法と微小電極法による計測データから説明することに成功した．すなわち，脳の色知覚は物理的なスペクトルに対する単純な反応ではなく，相対的なスペクトルに対して色情報を出していることから，物理的にスペクトルが変わっても本来の色を知覚できるということを明らかにした．

このようなさまざまな研究で，人間の視覚がしだいに明らかにされている．人間で確認さ

れた視覚領野は10程度であるのに対し，サルの視覚では30以上の領野が関連するといわれている．動物愛護団体からは厳しい眼を向けられているが，生きた脳の活動を計測し，脳機能を詳しく調べる手段として，微小電極法は現在広く用いられている貴重な計測法である．

単一電極による計測では，細胞どうしの情報のやりとりが分からないために，いろいろな多点電極法が開発されているが，意図したところに多点電極を正確に設定することが難しいので，広く使われるに至っていない．複数の単一電極を埋め込んで同時に計測することも可能であるが，課題遂行中にいずれかの電極がわずかにずれてしまうなどという問題があり，ほとんど実用にはなっていない．しかしながら，本書で主として扱う非侵襲脳計測法による計測の妥当性を最終的に保証するには，この微小電極法による計測結果は不可欠である．

本章のまとめ

❶ **細胞構築学**（cytoarchtecture）　多くの染色法を用いて細胞の構造を明らかする学問．

❷ **脳皮質の構造**　すべて6層になっており第1層が外側になっている．

❸ **神経細胞**（neuron または cell）　樹状突起と軸索と，核の存在する細胞体より成り，情報の伝達と処理を行う．

❹ **ブロードマンの脳地図**（brain map）　ブロードマンがさまざまな染色法を駆使して，脳の領域によって染まり方が異なることに着目して，約50個の部位に分類した地図．

❺ **膜電位固定法**（voltage clamp）　2本の電極を細胞に刺し，実際の膜電位と外から加えた電位との差を平衡させて計測する方法．

❻ **パッチクランプ法**（patch clamp）　陰圧によりピペット内に取り込まれた膜部分（パッチ）にあるチャネル電流を他の部分の膜から分離して計測する方法．

❼ **シナプス**（synapse）　神経線維と神経細胞との信号を化学的にやり取りする20 nm程度のギャップ．この部分に神経可塑性の機構があると信じられている．

❽ **ホジキンとハックスレイのイオン電流モデル**　細胞膜に流れるイオン電流を記述する4元連立非線形微分方程式モデル．

❾ **電気生理**（electrophysiology）　微小電極計測（microelectrode measurement）を使用して，神経細胞の活動を記録して解析する学問．

❿ **コラム構造**（column structure）　線分の方向や，色情報を特異的に検出する，幅約1 mm，厚さ約2 mmの皮質の構造．脳の基本単位である可能性がある．

3 CT（コンピュータ断層画像）

　CT（computed tomography）は，オーストラリアの数学者ラドン（J. Radon）の「2次元あるいは3次元の物体は，その投影データの無限集合から一意的に再生できる」という定理に立脚して作られている．すなわち，測定対象に対してあらゆる方向から見たデータが入手できれば，そのデータから測定対象の内部構造を復元できる点に着目し，計算機を用いて多数の2次元画像から3次元画像を再構成しているのである．

　上述の原理に基づいて，X線CTが1973年英国EMI社によって初めて商品化された．X線CTは，生体外部からの計測により生体内部の構造の観察を可能にした画期的な装置であり，1979年には原型機を開発したイギリスのハウスフィールド（G. Housfield）とコーマック（A. Cormack）がノーベル賞を受賞した．

　本章では，X線CTの原理と応用，そして超音波および光を用いたCTについても学ぶ．

3.1 X線CT

本節では，X線CTの原理，装置，いくつかの応用について学ぶ．

3.1.1 測定原理

図3.1のように，均質な物体に強度I_0のX線ビームを入射させ，X線検出器で透過X線の強度を計測すると

$$I = I_0 e^{-ft} \tag{3.1}$$

となる．ここで，fは物体の**線吸収係数**，tは物体の厚みである．すると

$$p = -\log_e\left(\frac{I}{I_0}\right) = ft \tag{3.2}$$

であるから，投影pより線吸収係数fと厚みtの積が求められる．

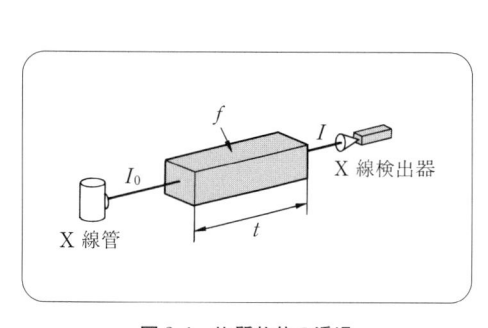

図3.1 均質物体の透過

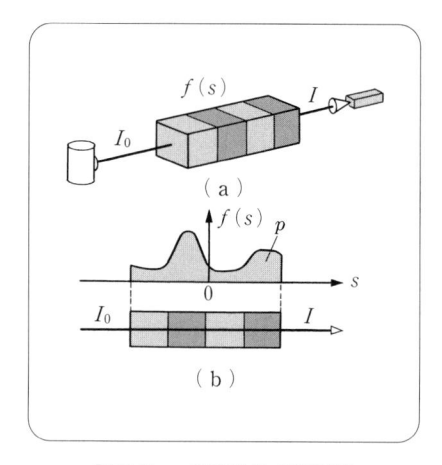

図3.2 一般的物体の透過量

図3.2(a)のように均質でない一般の物体については，図(b)のように連続な線吸収係数を$f(s)$と表せば，投影pは

$$p = -\log_e\left(\frac{I}{I_0}\right) = \int_{-\infty}^{\infty} f(s)ds \tag{3.3}$$

となる．被検体に色々な方向からX線をあて，透過X線を計測することにより$f(s)$を求めることができる．そのようにして，2次元の吸収係数を画像化したのがX線CTである．

すなわち，図 3.3 のような 2 次元物体の断面とその中に座標系 (x, y)，及び θ だけ回転した座標系 (r, s) を考える．いま，r 軸に垂直な方向から X 線ビームをあて，s 軸方向に透過する X 線の数量を各 r について計測する．断面内の点 (x, y) での X 線吸収係数を $f(x, y)$，s 軸に平行な入射線量を I_0，透過線量を I とし，両辺の対数をとって負の符号をつけたものを $p(r, \theta)$ とおくと，式(3.3) と同じように

$$p(r, \theta) = -\log_e\left(\frac{I}{I_0}\right) = \int_{-\infty}^{\infty} f(x, y) ds \tag{3.4}$$

と表される．つまり，投影 $p(r, \theta)$ は，座標系 (r, s) が座標系 (x, y) と角度 θ をなしているとき，点 r の s 軸方向における吸収係数の総和である．X 線 CT は，θ を 0 から π まで変えて得られる投影データ $p(r, \theta)$ の組から，物体内部の各点での吸収係数 $f(x, y)$ を求め，2 次元画像として表示する技術である．更に，断面を次々と変えることにより，3 次元の吸収係数を画像化することができる．

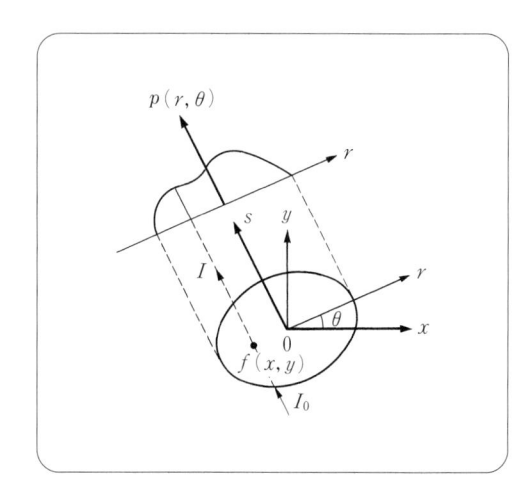

図 3.3 2 次元物体の射影

式(3.4) の表現では，(x, y) 座標系から (r, s) 座標系に変換されている．以下の議論でも，次式で表される座標変換の関係がしばしば使われている．

$$\left. \begin{array}{l} x = r\cos\theta - s\sin\theta \\ y = r\sin\theta + s\cos\theta \end{array} \right\} \tag{3.5}$$

3.1.2 逆問題

投影 p から吸収係数 f を再構成する方法は色々あるが，代表的なものに，**畳み込み積分逆投影法**（**CBP**：convolution back projection）とフーリエ変換を用いた**フィルタ補正逆**

投影法 (filtered back projection) がある．前者は時間領域，後者は周波数領域での変換である．前者は直感的な理解が容易で，計算量が少なく，多く実用されているが，後者の方が理論的な見通しが良い．本節では，二つの方法を簡略化して説明する．

〔1〕 CBP 法　　非常に単純化して，x-y 平面の原点だけに**デルタ関数**[†]状の吸収係数 $\delta_2(0,0)$ を持った物質があるとする．この場合，投影 p は，投影する方向 θ によらず

$$p(r, \theta) = \delta_1(r) \tag{3.6}$$

となる．ただし，r は原点からの距離である．

ここで，**コンボリューション**（重み付け積分）を行うための関数 $h(t)$ を

$$h(t) = \begin{cases} \dfrac{2}{\pi\varepsilon} & |t| \leqq \varepsilon \\ \dfrac{-1}{\pi t^2} & |t| > \varepsilon \end{cases} \quad \varepsilon \ll 1 \tag{3.7}$$

とすると（図 3.4），デルタ関数 $\delta_1(t)$ は $t = 0$ でのみ値を持つので，両式のコンボリューション $q(r, \theta)$ は，式(3.8)のように表される．

$$q(r, \theta) = \int_{-\infty}^{\infty} \frac{h(r-t)\delta_1(t)}{2} dt = \frac{h(r)}{2} \tag{3.8}$$

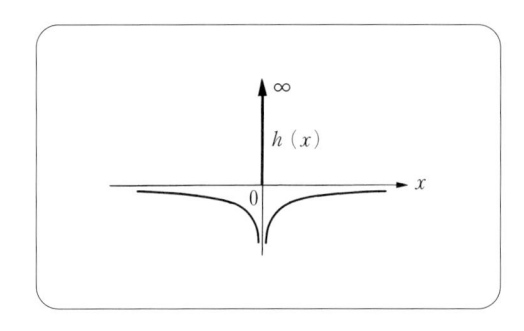

図 3.4　再構成関数

したがって，その $q(r, \theta)$ を**バックプロジェクション**（逆投影）したものは，図 3.5(a) に示したように，方向 θ によらず $h(r)$ をその中央のスパイク部が x-y 平面の原点を通るようにしたものになる．そこで，x-y 座標のすべての点で $q(r, \theta)$ をバックプロジェクションして，すべての θ に関して図(b)のような重ね合わせを取る．

すると，図(b)の原点 $(0,0)$ では，すべてのスパイク部分が集まってきて値を持つが，原点以外の部分 (x, y) では，ある一つの方向からのスパイク部が通過し，他のすべての方向からは負の値が集まってくるので消去が起こる．このようにして，原点のみがスパイク状の値を持ち，原点のみに吸収係数が存在するという最初の仮定であるデルタ関数状の吸収係数が再構成できる．上の手順では，$h(t)$ を式(3.7)のように選んだことが重要である．$h(t)$ を

[†] デルタ関数はその座標の所のみに有限の値を持ち，他の所ではすべて 0 で，積分値は 1 になるという仮想的な関数である．また，添字 2 は 2 次元デルタ関数であることを意味する．

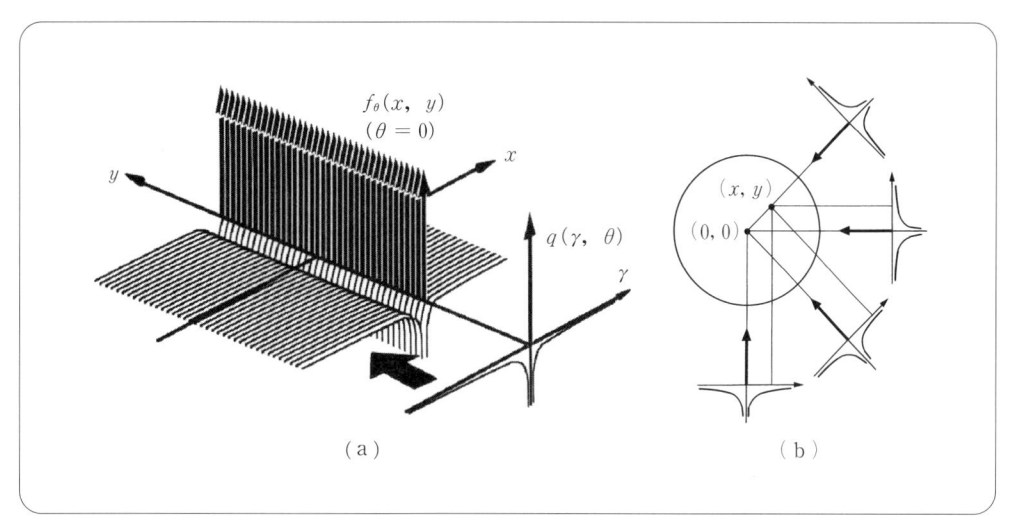

図 3.5 逆 投 影

再構成関数 (reconstruction function) と呼んでいる.

上述の議論ではデルタ状の吸収係数が原点にあるとしたが, 任意の吸収係数であっても議論は成立する. すなわち, 任意の 2 点にデルタ関数状の吸収物質があったときには, **図 3.6** のようにそれぞれのデルタ関数の投影および逆投影の線形和として計算できる.

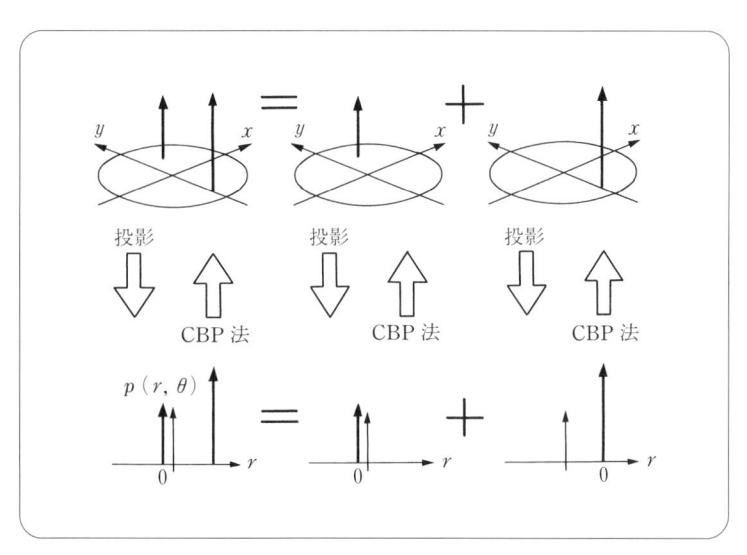

図 3.6 逆投影の線形加算

また, よく知られているように, 一般の吸収関数はデルタ関数の和として表すことができる. すなわち

$$f(x, y) = \sum_{i=1}^{n} a_i \delta_2(x - x_i, y - y_i) \tag{3.9}$$

である．ここで，n は領域を離散化したときの離散点の数である．よって，一般の吸収係数のときにも同様な線形加算を行うことができる．上記の議論を一般化して，x-y 平面にある任意の吸収係数関数の各点ごとの値をコンボリューションとバックプロジェクションをすることによって，物体内部の**吸収係数関数**を知ることができる．

以上をまとめると，各方向から計測した投影 $p(r, \theta)$ に式(3.7)の再構成関数を用いて

$$q(r, \theta) = \int_{-\infty}^{\infty} h(r - t)\left\{\frac{1}{2}p(t, \theta)\right\} dt \tag{3.10}$$

のコンボリューションを行い，バックプロジェクションである次式の演算により

$$f(x, y) = \frac{1}{2\pi}\int_{-\pi}^{\pi} q(x\cos\theta + y\sin\theta, \theta) d\theta \tag{3.11}$$

計測対象の像を再構成できる．ただし，実際上は，再構成関数は式(3.7)を基本にして，ノイズ低減特性などを考慮したさまざまな関数が使われる．

〔2〕 **フーリエ変換法**　フーリエ変換を用いて計算する方法を，フーリエ変換の定義を用いて示す．吸収係数 $f(x, y)$ の2次元フーリエ変換を $F(X, Y)$ とおくと

$$F(X, Y) = \int_{-\infty}^{\infty}\int_{-\infty}^{\infty} f(x, y)\exp(-j(Xx + Yy))\,dxdy \tag{3.12}$$

$$f(x, y) = \frac{1}{4\pi^2}\int_{-\infty}^{\infty}\int_{-\infty}^{\infty} F(X, Y)\exp(j(Xx + Yy))\,dXdY$$

$$= \frac{1}{4\pi^2}\int_{-\infty}^{\infty}\int_{-\infty}^{\infty} F(\omega\cos\theta, \omega\sin\theta)\exp(j\omega(x\cos\theta + y\sin\theta))|\omega|\,d\omega d\theta$$

$$= \frac{1}{4\pi^2}\int_{0}^{\pi}\int_{-\infty}^{\infty} F(\omega\cos\theta, \omega\sin\theta)|\omega|\exp(j\omega r)\,d\omega d\theta \tag{3.13}$$

と表される．式(3.12)の $F(X, Y)$ は，極座標表現では

$$F(\omega\cos\theta, \omega\sin\theta) = \int_{-\infty}^{\infty}\int_{-\infty}^{\infty} f(x, y)\exp(-j\omega(x\cos\theta + y\sin\theta))\,dxdy$$

$$= \int_{-\infty}^{\infty}\left[\int_{-\infty}^{\infty} f(r\cos\theta - s\sin\theta, r\sin\theta + s\cos\theta)\,ds\right]\exp(-j\omega r)\,dr$$

$$= \int_{-\infty}^{\infty} p(r, \theta)\exp(-j\omega r)\,dr \tag{3.14}$$

となる．よって，式(3.13)に式(3.14)を代入すると式(3.15)になる．

$$f(x, y) = \frac{1}{4\pi^2}\int_{0}^{\pi}\int_{-\infty}^{\infty}\int_{-\infty}^{\infty} p(r, \theta)\exp(-j\omega r)dr|\omega|\,d\omega d\theta \tag{3.15}$$

ここで投影データ $p(r, \theta)$ に一次元高速フーリエ変換を施し，フィルタ関数 ω を掛けて逆

フーリエ変換したものを $q(r,\theta)$ と表すと，式(3.16)になる．

$$q(r,\theta) = \frac{1}{4\pi}\int_{-\infty}^{\infty}\int_{-\infty}^{\infty} p(r,\theta)\exp(-j\omega r)dr|\omega|\exp(j\omega r)\,d\omega \tag{3.16}$$

すると，式(3.15)，(3.16)より

$$f(x,y) = \frac{1}{\pi}\int_{0}^{\pi} q(r,\theta)d\theta = \frac{1}{2\pi}\int_{-\pi}^{\pi} q(x\cos\theta + y\sin\theta, \theta)\,d\theta \tag{3.17}$$

となり，式(3.16)，(3.17)を用いて，投影データ $p(r,\theta)$ から任意の点 (x,y) での吸収係数 $f(x,y)$ を求めることができる．

このように，フーリエ変換法は機械的に計算式が導出できる．式(3.16)の演算は，式(3.10)の演算より時間がかかり，ノイズに対する安定性もCBP法の方が優れていることから，現在のところ実際の計測ではCBP法が多用されている．

3.1.3　装　　　　置

〔1〕 **X線発生器と検出器**　X線は，真空管内に設けられた陰極（フィラメント）より電子を放出させ，高電圧で加速しタングステン陽極に衝突させて発生させる．X線管は，陽極構造により固定陽極X線管と回転陽極X線管の2種類に分類できる．固定陽極X線管は，第1，第2世代のCTには用いられていたが，負荷定格が低いため，一部特殊用途を除き，CT用としては最近ほとんど用いられない．

図3.7に回転陽極X線管の構造を示す．陰極は，タングステンフィラメント，集束電極

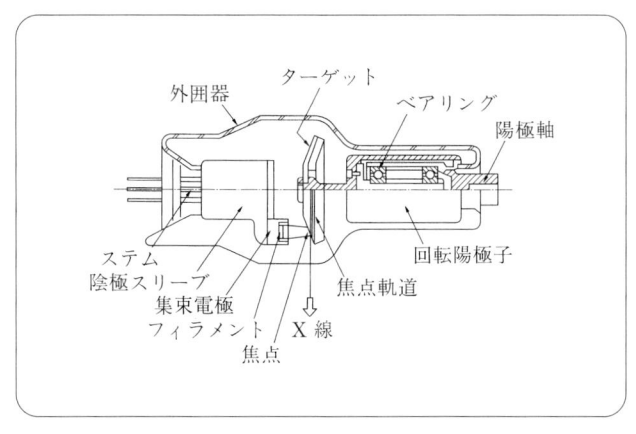

図3.7　回転陽極X線管の構造

などからなり，フィラメントに電流を流すことにより加熱され，熱電子を放出する．陽極であるターゲットは円板状になっており，外部より与えられる回転磁界により高速で回転する．ターゲットが回転することにより，電子が衝突する面積が実効的に著しく増大するため，固定陽極X線管に比べて小さな焦点で瞬間的な大負荷に耐えられる長所を有する．他方，陽極を直接冷却することが困難なため，熱放射特性を良くすることが極めて重要となる．

X線高電圧装置は，X線管に電子加速用高電圧とフィラメント加熱用電流を供給し，これらを制御するための電源であるが，CT用として求められる具体的性能としては次の点が挙げられる．管電圧はリップル（小さな変動）が十分に小さく，安定性・再現性が良好なこと，管電圧波形の立上り，立下り時間が，管電圧フラット部時間に比べて十分小さいこと，一般診断用X線装置は，使用頻度が高く平均出力も大きいため，熱的に十分余裕のある容量を有すること，などである

近年，多くは，商用電源をいったん整流し直流に変換したのち，インバータで任意の周波数の交流に再度逆変換して，フラットな高電圧を得る方式が採用されている．これは，装置の小形軽量化が図れ，高精度制御が容易になるなどの長所を有する．技術的には，汎用電源に用いられるスイッチングレギュレータ技術のX線高電圧装置への応用であるが，汎用電源が数百W以下であるのと比較してX線高電圧装置は数十kWもの大容量であることが主な相違点であり，また難しい点でもある．

X線検出器としては，**シンチレーション検出器**と**Xe（キセノン）ガス検出器**がある．シンチレーション検出器とは，X線がシンチレータに吸収されて発生した蛍光を，光電変換器によって電流に変換するものである．これには，図3.8に示すように，**シンチレータ**と光

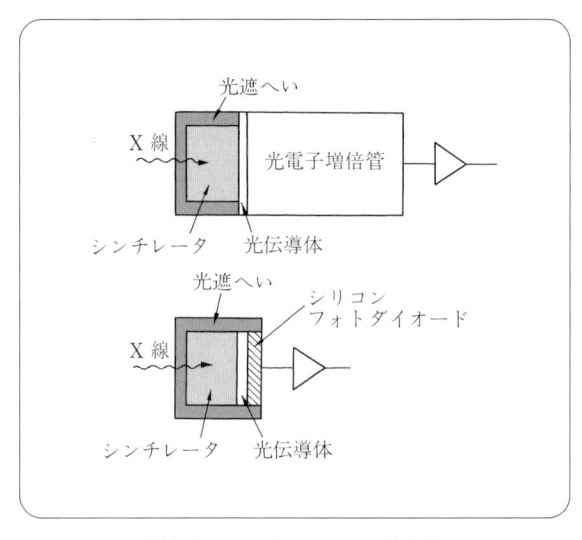

図3.8 シンチレーション検出器

電子増倍管からなる検出器と，シンチレータとシリコンフォトダイオードなど半導体光素子からなる検出器の2種類のタイプがある．シンチレータ材料としては，無機結晶で，NaI (Tl)，CsI (Tl)，BGO ($Bi_4Ge_3O_{14}$)，$CdWO_4$ などがある．従来は，光電子増倍管タイプが感度が高いため多用されたが，近年は良い半導体が出現し小形化が容易なため，フォトダイオードタイプが多用されている．

Xe ガス検出器は，Xe ガスを封入し二つの電極間に電圧を印加する．X 線が Xe ガスを電離し，信号電極から電流を取り出す．方式としては，電離箱形検出器と比例計数形検出器の二つに分けられ，構成はほとんど同じであるが，使用する電界強度が異なる．電界強度が比較的小さく，その変化に対して出力電流がほとんど変化しない条件で使用するのが電離箱形であり，電界強度を上げると出力電流が大きくなる電流特性をもつのが比例計数形である．

電離箱形は，X 線によって電離したイオン対をそのまま電流として取り込む方式であり，比例計数形は，イオン対を大きな電界で加速して2次電子イオン対を生成し，増幅された出力電流を得ることができる．比例計数形は，電界強度を一定に保たないと出力を一定に維持できない．また，電界強度を大きくするため，電極を細線状にしたりする．しかし期待されるほど電流増幅率を上げられないので，構造が単純で安定な特性をもつ電離箱形に比べて，ほとんど使われていない．

〔2〕 **走査方式** 実際の計測では，いかに効率良く精度の高い計測をするかが課題となる．そのため多くの走査方式が工夫されてきた．現在多く用いられている走査方式を図3.9〜3.11 に示した．

図 3.9 は **TR** (travers and rotation) 法と呼ばれる．X 線管と検出器を対向させ，被検体をよぎるように直線的に移動しつつ計測する．次に角度を変え同様に計測する．1回転す

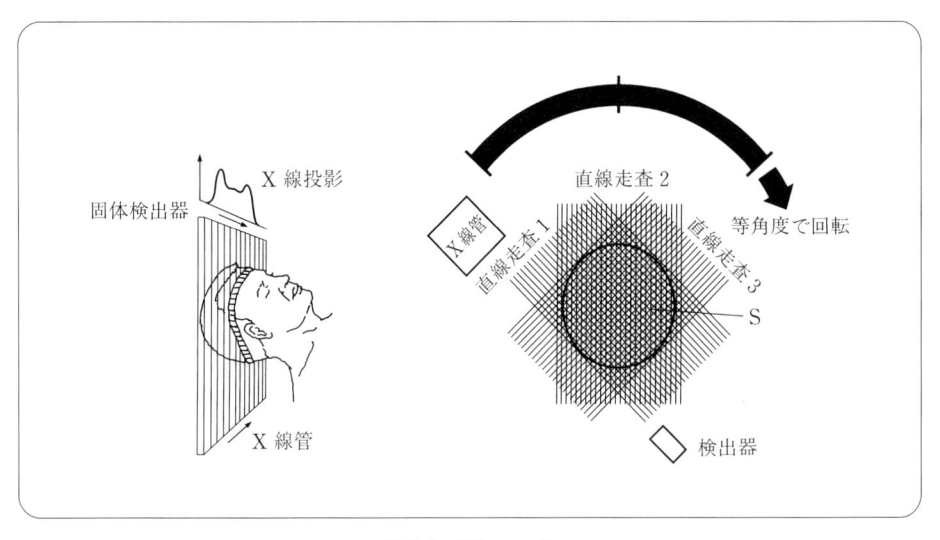

図 3.9　TR　法

ることにより計測を終了する．計測原理に忠実な初期に採用された方法であり，横方向の移動の細かさ，回転の細かさが精度に密接に関連する．しかし，スキャン時間が長くかかるという欠点がある．そこで，計測時間と精度を向上させるためのさまざまな走査方式が考案されている．

図 3.10 は，**RR**（rotate/rotate）法と呼ばれる．X 線管を振ってファンビームを作り，多チャネル検出器（数十個）を対向して配置する．そして，X 線管と検出器を一体にして 1 回転して計測する．ファンビームの角度を θ とし，θ 個の検出器を用いると，計測時間は $1/\theta$ 程度になる．

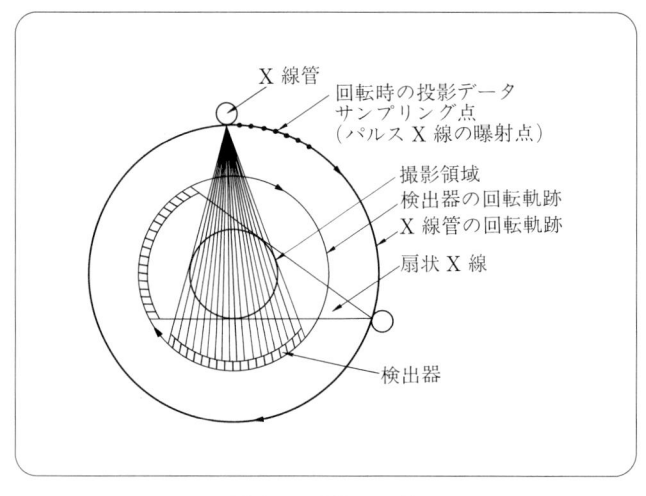

図 3.10　RR 法

図 3.11 は **SR**（stationary/rotation）法と呼ばれるもので，現在多くの実用機に用いられている方式である．多チャネル検出器（600〜2 000 個）を全周に配置し，X 線管だけを

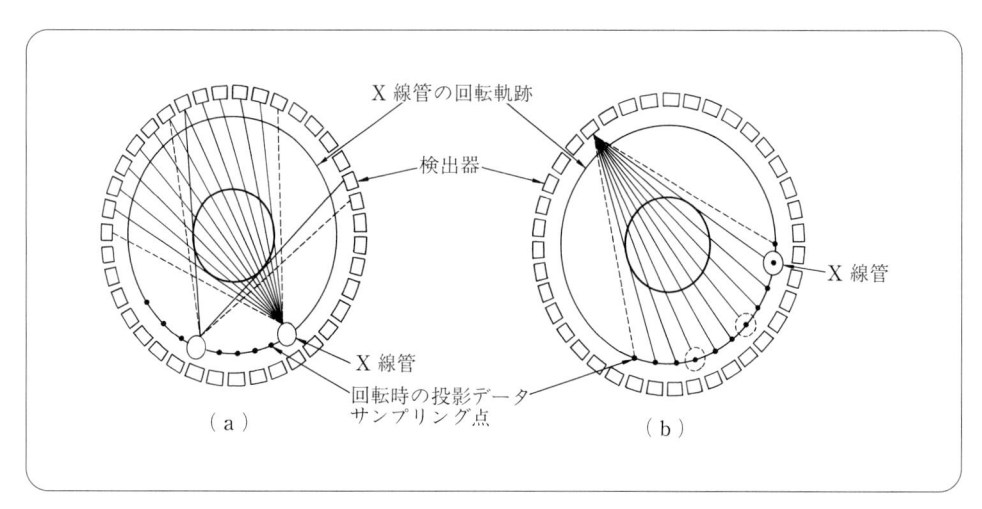

図 3.11　SR 法

回転して計測する．おのおのの検出器が被検体全域の投影情報を満遍なく扱えることから，検出器の特性が多少不ぞろいでも，画像全体に影響が拡散されてアーチファクトになりにくいという特徴を持つ．

図 3.12 は，最新の検出器の一例を示す．X 線管から出る X 線は 2 次元的なコーンビームに変えられ，検出器は 2 次元のテレビカメラになっている．したがって，全身用の CT 像を計測する場合には，従来のものより圧倒的に短時間で計測が可能になる．

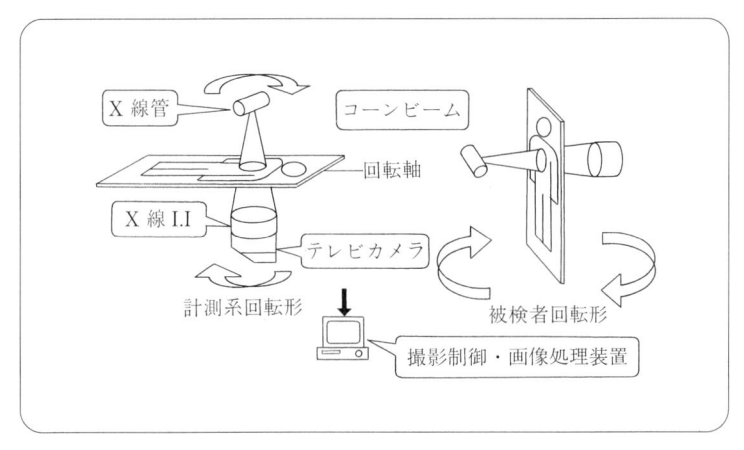

図 3.12 コーンビーム法

最近の CT 装置の一例を**図 3.13** に示す．X 線発生器，検出器を内蔵したボックスと，被験者を乗せるベッドが示されている．このほかに，電源，データ処理用計算機が必要になる．

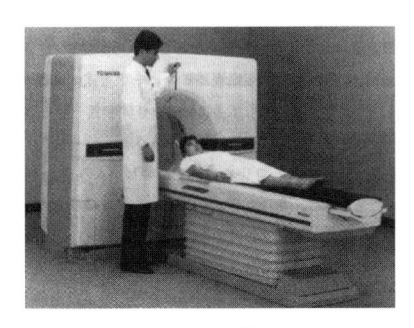

図 3.13 普及形 X 線 CT の外観　　　　**図 3.14 開口形 X 線 CT**

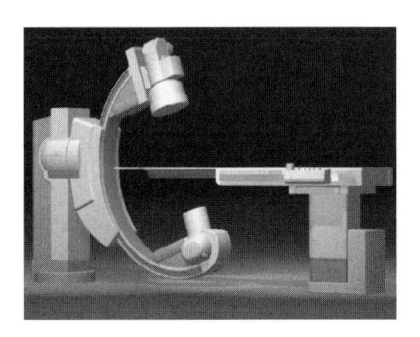

従来は，被験者が CT 装置の中に入った形で計測される形態をとっていたが，最近は，**図 3.14** に示すように，開口部の大きな CT 装置も実用化されてきている．このような装置にすると，被験者の状態を X 線でモニタしながら，手術ができるという極めて大きな利用価値が出てくる．複雑な脳外科の手術や，低侵襲手術における利用が期待されている．

3.1.4　応　　　用

X線CTは，空間分解能が0.4 mm以上，測定時間は数秒までになり，極めて広範な医療分野で利用されている．本項では，代表的な応用例について学ぶ．

図3.15は，脳血管の3次元CT画像の2次元投影画像を示す．これだけでは明確に分からないが，中央下部にわずかな出血があるのが示されている．従来のX線ではこのようなわずかな出血を読み取り，その3次元位置を特定するには，医師の極めて高度な熟練を要したが，3次元画像を用いることによって，現在は一般の医師でも容易に判別可能となった．

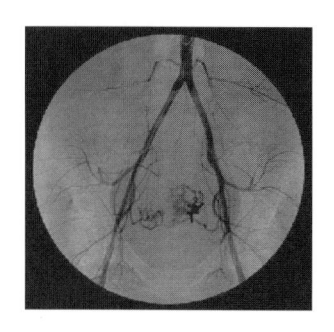

図3.15　出血した脳血管の計測

図3.16は，膝関節の3次元CT像に陰影をつけて，うしろ及び横方向から見た図を示している．従来の2次元X線像から膝のような複雑な構造をしている部位のわずかな損傷を正確に判読するのは難しかったが，立体像を得て，像を連続的に回転したり必要な部分をクローズアップして検査することにより，判読は飛躍的に容易になった．

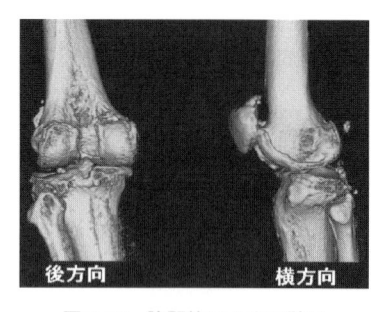

図3.16　膝関節の3次元計測

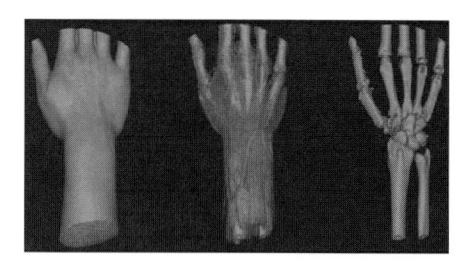

図3.17　手の計測

近年は，画像処理技術が向上し，図3.16で示されたように，陰影をつけて判別を容易にするばかりでなく，図3.17のように，透過度を制御することにより，被検体の表面，中間層または骨だけを表示することなども容易にできるようになった．X線CTは，X線被曝の問題は残しながらも，高精度で短時間に計測可能な装置であり，広く普及したことから装置も安価になり，これからもますます多用されるものと思われる．

3.2 その他のCT

　X線被曝による生体に対する悪影響が心配されるため，超音波，光などを用いたCTが盛んに研究されている．しかしながら，それらの計測媒体は，生体に対して透過率が悪いため解像度は一定の限界を持っている．本節では，それらの現状について学ぶ．

3.2.1 超音波CT

　図3.18は，通常の超音波測定装置のブロック線図を示す．**ピエゾ素子**で作られている超音波プローブから発せられた測定波が，人体の組織に当たり反射されたものを，同じ**プローブ**を用いて計測し反射波の強度及び遅れ時間を計測する．

　超音波計測では基本的に用いられる**Aモード**とは，反射波の遅れ時間を計測しプローブから反射面までの距離を計算する．他方，**Bモード**はAモードの計測位置を横にずらして

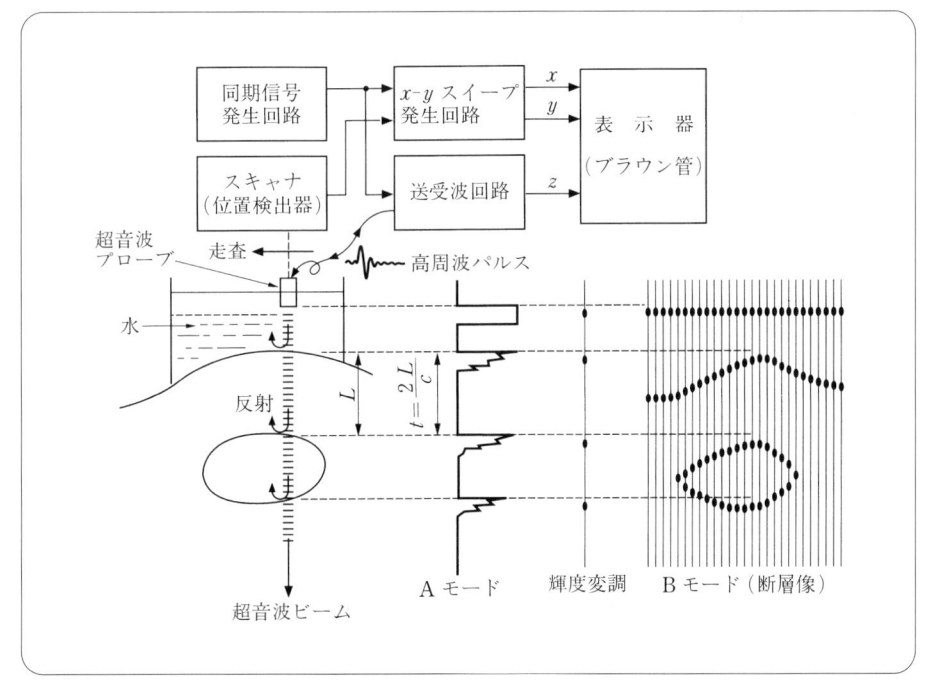

図3.18　超音波測定装置のブロック線図

44 3．CT（コンピュータ断層画像）

計測することによって反射面の断層像を作る．超音波の発射方向を扇状に振って断層像を計測する方法もよく使われる．

このように，従来の超音波計測では，プローブの方向を2次元的に変化させて2次元像を得ていたが，超音波CTでは，X線CTと同様に計測方向を回転して，できるだけ多くの方向からの超音波の反射を求めることにより，X線CTの場合に類似した計算を用いて3次元断層像を得る．ただし，超音波は生体に入ると急速に減衰するため，大きな測定対象の断層を計測することは困難である．同時に，超音波の原理的分解能は，X線や光に比べ圧倒的に悪いため，高解像の計測には向いていない．超音波は，今後非侵襲かつ簡便な計測法として用いられるものと思われる．

CT像を得るためにはできるだけ多くの独立した情報を得ることが本質であるので，最近では**図3.19**に示されたような多数のプローブをアレー状に並べて，短時間に超音波CT画像を得られるようにした装置も開発されている．そのようなセンサを用いて，**図3.20**(a)のような測定配置で，図(b)に示したような赤子の模型を計測したところ，図(c)に示したような3次元立体画像が得られた．超音波を利用しているので，解像度は細部を見るには十分ではないが，胎児の様子を見るには十分であるし，従来の超音波像よりはさまざまな判別が容易になった．

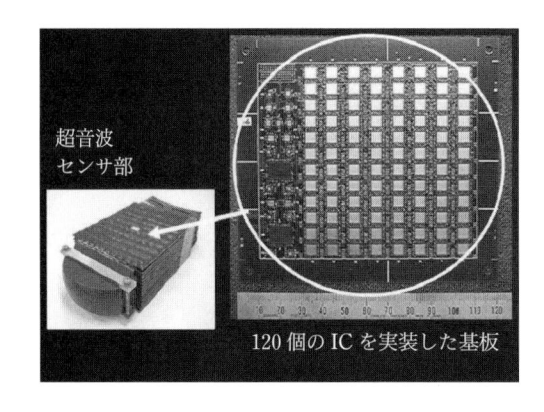

図3.19 超音波アレーセンサ

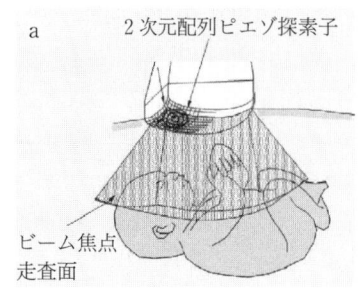

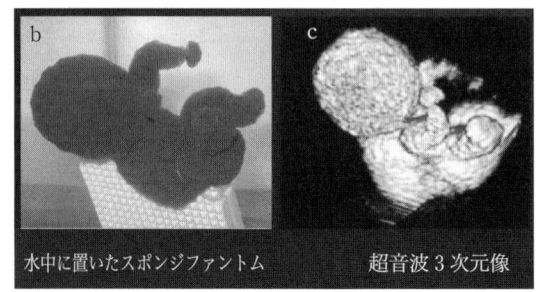

図3.20 3次元超音波計測例

3.2.2 光　　　CT

　光を用いた生体イメージングでは，光が生体内で乱反射し直進光成分が急速に減衰するため，X線CTなどで利用される画像再構成法は直接には適用できない．計測光の大半を占める散乱光成分を用いて，いかに逆問題を解くかが光CTへの鍵となる．現在，シミュレーションモデル，**ファントム**モデルなどにより，実現化へ向けた実験が行われている．

　図3.21(a)に示した直径8cmの固体ファントム内部に存在する三つの高吸収領域（灰色の部分）を，光CTで計測し可視化した結果を図(b)に示した．確かに，光CTによって物体内部の計測は可能であるが，分解能はかなり悪いことが見て取れる．

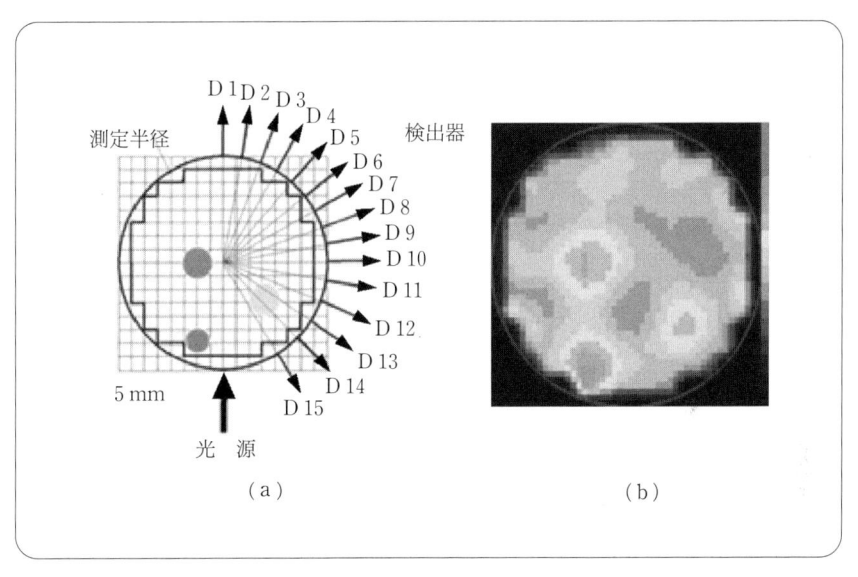

図3.21　光　　　CT

　光CTは，現状では**空間分解能**はかなり悪いが，**時間分解能**は原理的に高めることは容易である．光CTは，生体透過率の高い**近赤外光**を多く用いている．光を用いた能動計測は生体に与える悪影響はほとんど心配ないという利点を生かすことを目的にして，さまざま研究が続けられている．また，近赤外光の反射が**ヘモグロビン**の量によって変化することを利用した計測が近年盛んになり，**OT**（optical tomography）または近赤外計測法と呼ばれている．光CTはその技術と関係が深い．光CT，OTについては，7章で再び学ぶ．

本章のまとめ

❶ **X線CT**　オーストラリアの数学者J.Radonの「2次元あるいは3次元の物体は，その投影データの無限集合から一意的に再生できる」という定理に立脚し，X線の吸収量をあらゆる角度から計測し，物体内部の構造を推定する手法．

❷ **Tomography**　断層像．物体の外部からいろいろな情報を集め，物体内部の断層構造を明らかにした画像．

❸ **Topography**　等高線像．計測値の同じレベルを線で結んで表示したり，計測値を擬似カラーで表現した図．

❹ **CBP (convolution back projection) 法**　射影データと再構成関数を合成積分した値を，物体内部に逆投影して集めて加算することによって，物体内部の構造を計算する方法．

❺ **再構成関数**　CBP法において，逆投影したときに物体内部の構造が計算できるようにした関数．多くは，デルタ関数のフーリエ変換に近い関数を用いる．

❻ **フーリエ変換法**　フーリエ変換を用いて，物体のあらゆる方向から集めた射影から物体内部の構造を計算する方法．

❼ **X線管**　真空管内に設けられた陰極（フィラメント）より電子を放出させ，高電圧で加速し，タングステン陽極に衝突させて発生させる．近年は回転陽極X線管が多用されている．

❽ **X線検出器**　X線が吸収されて発生した蛍光を，光電変換器によって電流に変換するもので，シンチレーション検出器とXeガス検出器がある．

❾ **走査方式**　効率良く精度の高い計測をするために多くの走査方式が工夫され，TR, RR, SR法などがある．

❿ **超音波CT**　超音波の反射データから物体内部の構造を求める計測法．

⓫ **光CT**　光の反射または透過をあらゆる方向から求めることによって，物体内部の構造を求める計測法．

4 MRI（核磁気共鳴画像）

　MRI（magnetic resonance imaging）は，粒子の回転の運動量すなわちスピン角運動量を，外部磁場により共振させて励起したのち，励起磁場を停止したとき，粒子スピンが自由歳差運動しながら元の熱平衡状態に戻る過程で生じる電磁波を計測する．

　MRIにより，X線CTのように生体に対する被曝を心配することなく，脳の内部を自由に観察する手段が得られた．1946年ハーバード大学パーセル（Purcell）らにより最初の測定が行われたのち，1971年ニューヨーク州立大学ダマディアン（Damadian）が悪性腫瘍組織の測定に成功したことをきっかけにして実用化が始まり，現在は，X線CTの普及を追い越す勢いである．パーセルは1952年にノーベル物理学賞を受賞した．

　本章では，MRIの原理と応用について学ぶ．

4. MRI（核磁気共鳴画像）

4.1 測定原理

本節では，電磁波である MRI 信号の発生メカニズムと，それをどのように計測するかという測定原理について学ぶ．

4.1.1 ラーモア角周波数

原子核は陽子と中性子から成り，両者はスピン角運動量を持つ．水分子は磁場のない状態では，陽子と中性子の数がほぼ等しく磁気モーメントはほとんどゼロであるが，強い磁場がかけられるとそれが生じてくる．1 モルの水には 6.02×10^{23} という非常に多くの水分子があるため，一つひとつの水分子のスピン角運動量はわずかであるが，このような多数の陽子の集団的な振舞いによって，スピン角運動量が計測可能になる．例えば，外部磁場 $\boldsymbol{H}_0$ が 1 T（テスラ）のとき，1 辺が数 mm 程度の直方体の微小体積中にある核磁気双極子モーメント $\boldsymbol{\mu}_i$ の個数は，10^{15} 個程度にもなり，その個数は $\boldsymbol{H}_0$ に比例する．

外部静磁場 $\boldsymbol{H}_0$ の中に置かれた陽子による**核磁気双極子モーメント**を $\boldsymbol{\mu}_i$ と表し，図 4.1 に示すように，$\boldsymbol{\mu}_i$ が $\boldsymbol{H}_0$ が加えられた方向 H 軸と θ の角度をなしているとする．このとき，核磁気双極子モーメント $\boldsymbol{\mu}_i$ には，次式で表される力が加わる．

$$\frac{d\boldsymbol{\mu}_i}{dt} = \boldsymbol{\mu}_i \times \gamma \boldsymbol{H}_0 \tag{4.1}$$

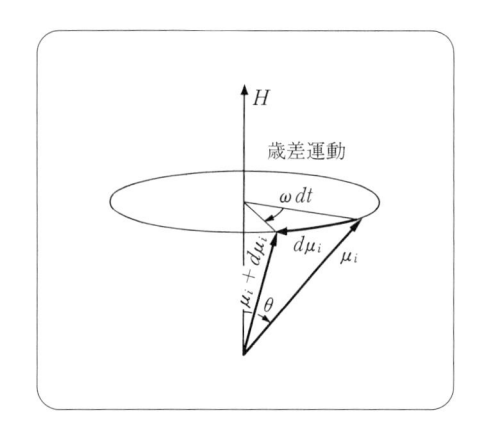

図 4.1 磁気双極子モーメントの歳差運動

ただし，×は外積，γは定数を表す．すると，$\boldsymbol{\mu}_i$は**歳差運動**†を起こす．図4.1より

$$d\boldsymbol{\mu}_i = \boldsymbol{\mu}_i \sin\theta \cdot \sin\omega\, dt = \boldsymbol{\mu}_i \sin\theta \cdot \omega\, dt \tag{4.2}$$

であることが分かる．これを式(4.1)に代入すると次式を得る．

$$\boldsymbol{\mu}_i \sin\theta \cdot \omega = \boldsymbol{\mu}_i \sin\theta \cdot \gamma |\boldsymbol{H}_0| \tag{4.3}$$

よって

$$\omega = \gamma |\boldsymbol{H}_0| \tag{4.4}$$

となる．この共鳴角周波数ωを**ラーモア**（Larmor）**角周波数**というが，歳差運動の回転速度は外部磁場強度に比例するという極めて重要な関係を表している．

物質中には歳差運動する核磁気双極子モーメント$\boldsymbol{\mu}_i$が無数にあり，ラーモア角周波数で回転しながら，図4.2のようにランダムな方向を向いて回転している．この微小体積全体の磁化$\boldsymbol{m}$は，個々の核磁気双極子モーメント$\boldsymbol{\mu}_i$の総和であるので，式(4.5)と表される．

$$\boldsymbol{m} = \sum_i \boldsymbol{\mu}_i \tag{4.5}$$

極めて多数の$\boldsymbol{\mu}_i$がランダムな位相に配置されているので，H軸方向をz軸とすると，そのベクトル和は，x, y成分がキャンセルされてz成分だけ残り$\boldsymbol{m}$はz軸方向を向く．

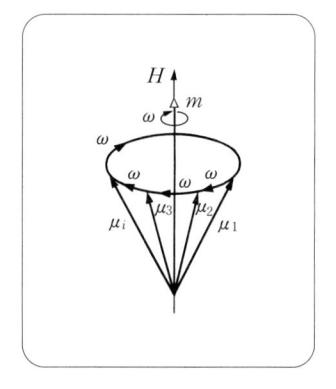

図4.2 ベクトル和による磁化の生成 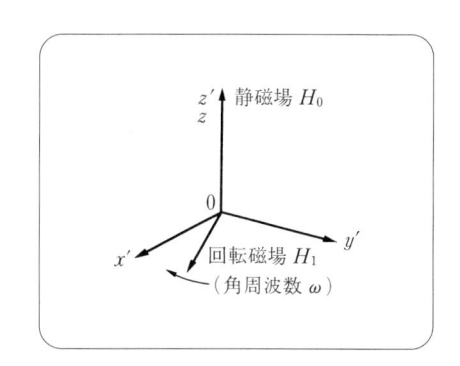　　　　図4.3 回転座標系と回転磁場

さて，図4.3に示すように，外部静磁場H_0に加えて，z軸を中心にして，角周波数ωで回転する磁場H_1を更に加える（ただし，$H_1 \ll H_0$なので角周波数は不変）．すると，回転磁場H_1に共鳴して，初め図4.2のようにバラバラの方向を向いていた核磁気双極子モーメントは，H_1と同じ位相の回転をするようになる．

図4.4に示すように，z軸を中心にして角周波数ωで回転する座標系$x'y'z'$においては，H_1によって$\boldsymbol{m}$に対して常に一定方向の力

---

† コマのように磁気双極子自身がスピンしながらH軸周りを回わる運動．

$$F = m \times \gamma H_1 \tag{4.6}$$

が働くので，m はしだいに x' 軸を中心にして y' 軸方向に倒れていく．このようにして，磁化 m が x'-y' 平面に乗るまで回転磁場 H_1 を加えるとき，**π/2 パルス**を加えるという．

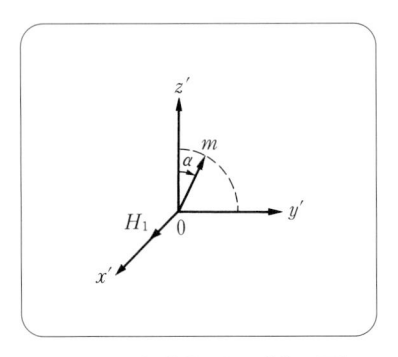

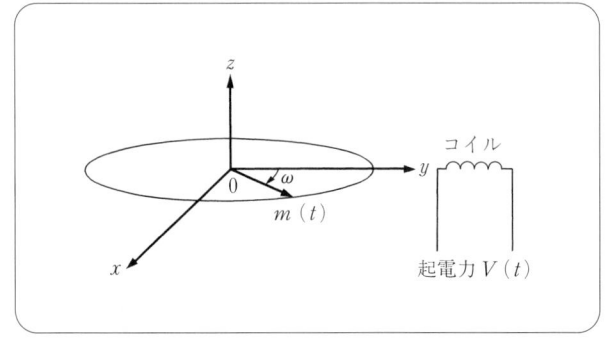

図 4.4 回転磁場による磁化の回転

図 4.5 MRI 信号の計測

π/2 パルスを加えて，**図 4.5** に示すように，m が x'-y' 平面上を角周波数 ω で回転しているとき，図の右に置かれたコイルには，磁化 m により，次式の起電力 $V(t)$ を生じる．

$$V(t) = -\frac{d\Phi}{dt} = -\frac{d}{dt}(\Phi_0 \cos \omega t) = \Phi_0 \omega \sin \omega t \tag{4.7}$$

ただし，Φ_0 は磁束で定数である．

この $V(t)$ が MRI で観測する信号である．Φ_0 は磁化 m によって生じる磁束で，Φ はコイルを貫く磁束を表す．Φ は明らかに磁化 m に比例し，m は H_0 に比例する．また，式 (4.4) より ω も H_0 に比例する．よって，原理的には $V(t)$ の強度は H_0 の 2 乗に比例する．

4.1.2 選択的励起

MRI 信号を得るためには，π/2 パルスにより磁化 m を z' 軸方向から x'-y' 平面まで回転させなければならない．このためある特定の断層面内にある微小磁化だけを π/2 パルスによって 90°回転させることができれば，その後得られる MRI 信号はこの断層面内にある原子核から得られたことになる．これが MRI における断層面決定の方法である．

図 4.6 に示すように，斜線部分を z 軸（**静磁場 H_0 の方向**）に垂直な面とする．そして，z 軸の座標位置に比例して増加する**傾斜磁場**を静磁場 H_0 に重畳し，送信コイルより $\omega_0 - \Delta\omega \leq \omega \leq \omega_0 + \Delta\omega$ の矩形の周波数分布をもつ**回転磁場 H_1** を加える．このとき，傾斜磁場の傾き G_z が次式を満たすように設定しておくと

$$\gamma G_z \Delta z = \Delta\omega \tag{4.8}$$

断面図 ($-\Delta z \leq z \leq \Delta z$) 内の原子核のラーモア角周波数 ω は

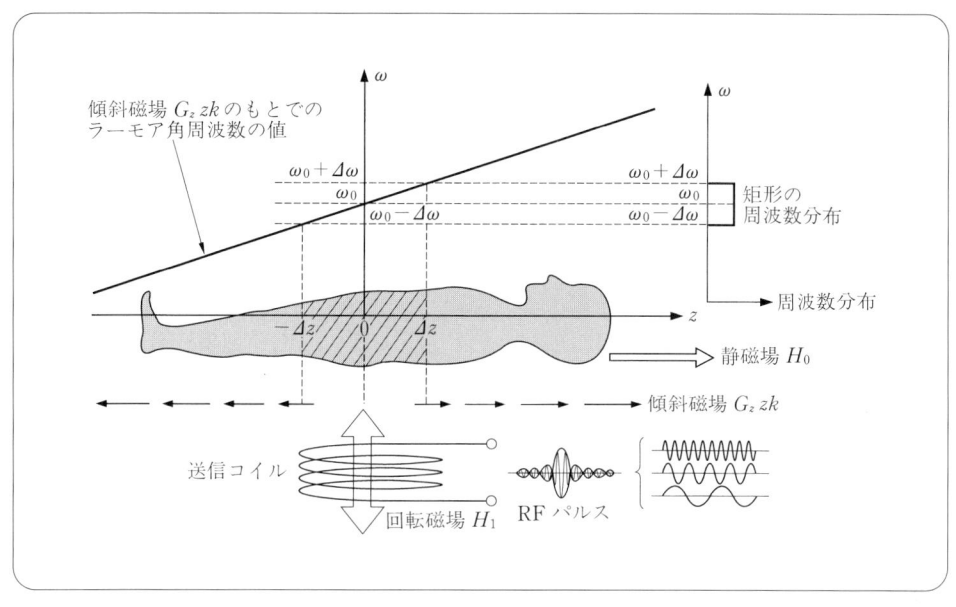

図4.6 傾斜磁場による選択的励起

$$\gamma(H_0 - G_z\Delta z) = \omega_0 - \Delta\omega \leq \omega \leq \gamma(H_0 + G_z\Delta z) = \omega_0 + \Delta\omega \tag{4.9}$$

で与えられるので，回転磁場 H_1 を加える時間を調整して $\pi/2$ パルスの条件にしておくと，断層面内に限って磁化 m が x'-y' 平面に倒れ信号を出す．これが選択励起法である．

回転磁場 H_1 の波形はできるだけ矩形の周波数分布を与えるようにする必要があるが，磁場自体は送信コイルに回転磁場と同じ波形をもつ高周波電流を加えれば容易に作れる．この高周波電流はラジオの周波数帯域をもつので，**RF**（radio frequency）**パルス**と呼ばれる．

4.1.3 周波数エンコード

前項のように，選択的励起を行い z 軸方向で計測する平面を決定したあとは，平面内の磁化 m の分布を計測する．そのため，まず**図 4.7** に示したように，x 軸方向に再び傾斜磁場を印加する．すると，静磁場 H_0 に傾斜磁場が加算され，x 軸方向にしだいに磁場強度が増加するため，ラーモア角周波数が x 軸方向に増加することになる．

計測された信号は位置に依存した角周波数成分がすべて加算されている．しかし，フーリエ変換することにより，それぞれの周波数成分の強度が分かる．よって，その周波数から x 軸方向の位置が特定でき，x 軸に垂直で y 軸に平行な線上の核磁気モーメントを積分した MRI 信号強度が特定できる．

このように，傾斜磁場によって変わる周波数によって，x 軸方向の位置を特定することを**周波数エンコード**という．これは，X 線 CT における横断動作（translate）による投影の

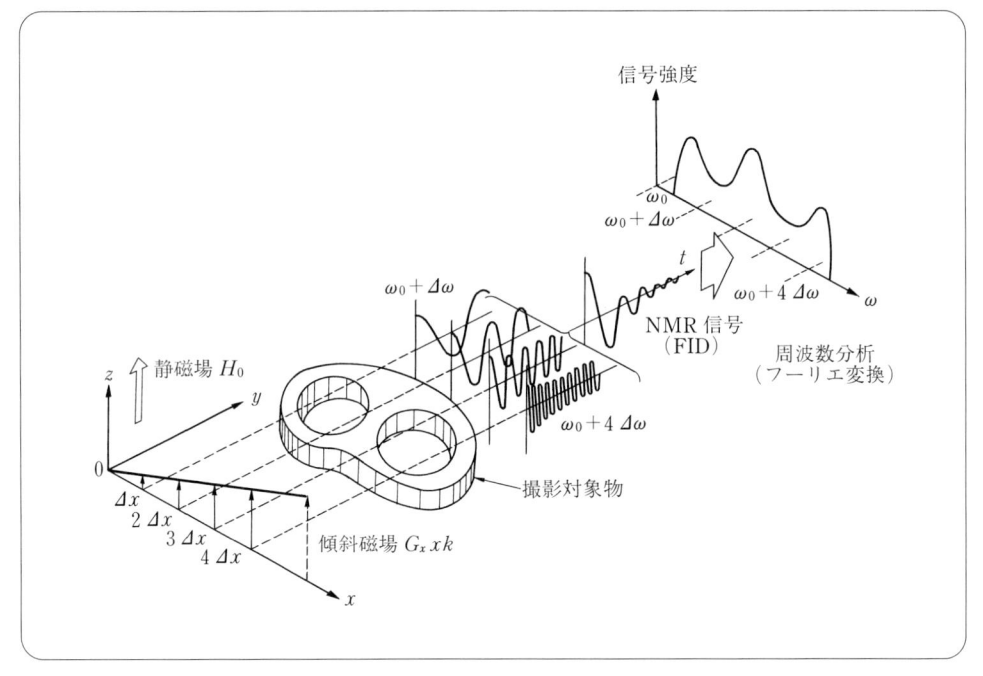

図 4.7 周波数エンコードによる位置の特定

計測により，計測線上の X 線吸収の積分値を計測することに相当する．

4.1.4 位相エンコード

前項では，MRI 信号の x 軸方向の位置が共鳴周波数から容易に同定できることを示した．次に，同定した線上で y 軸方向における磁気モーメントの位置を求める原理を説明する．まず最も単純化して，座標 (x_0, y_0) に一つだけの磁化 **m** があるとして，その y 座標を求める方法の原理を説明しよう．

回転磁場の周波数を選んで，計測スライス面を決定したのち，$\pi/2$ パルスを加え磁化 **m** を x'-y' 平面内で回転するようにする．次に x 方向の傾斜磁場を重畳しながら MRI 信号を収集する．前項で説明したように，x 軸方向の位置により得られる共鳴角周波数が線形に変化しているので，磁化 **m** の x 軸方向の位置が求められる．

次のパルス系列では，$\pi/2$ パルスと x 方向の傾斜磁場の間に，τ 時間だけ y 方向の傾斜磁場を重畳する．すると，x' 軸方向の磁化 **m** は次式で表される $\Delta\phi$ だけ回転する．

$$= \gamma G_y y_0 \tau = \omega_{y_0} \tau \tag{4.10}$$

この回転角は y 軸方向の位置に依存し，y がマイナスの位置では位相が遅れ，y がプラスでは位相が進む．よって，y の座標値に比例して位相進みが大きくなる．そして，y 方向の

傾斜磁場のあとに，x 方向の傾斜磁場を重畳して MRI 信号を収集する．次の計測では，y 方向の傾斜磁場（傾きは G_y で一定）を，2τ 時間重畳させて同様に MRI 信号を収集すると，位相の進みは前回の 2 倍になる．同様の手順でパルス系列を変化させ，y 方向の傾斜磁場の重畳時間を磁化の位相進みが 1 回転に達するまで繰り返して MRI 信号を収集する．

その結果得られた MRI 信号の強度の変化をプロットした波形は，磁化 $\boldsymbol{m}$ の位相の変化を表す角周波数 ω_{y_0} で振動している余弦波となる．よって磁化 $\boldsymbol{m}$ の y 座標は次式となる．

$$y_0 = \frac{\omega_{y_0}}{\gamma G_y} \tag{4.11}$$

いま考えた y 軸に平行な線上に多数の磁化 $\boldsymbol{m}$ が分布していると，y 軸方向の位置に応じてそれぞれが異なった位相の変化をして，それらが線形加算した形で MRI 信号は計測される．したがって，再度 1 次元フーリエ変換すれば，それぞれの周波数に対応する MRI 信号の強度が計算され，y 軸方向の対応する場所での磁化 $\boldsymbol{m}$ の強度が計算できることになる．

このように，MRI では周波数および**位相エンコード**により 1 次元フーリエ変換を 2 回行い，結果的に 2 次元フーリエ変換を行って，磁化 $\boldsymbol{m}$ の強度分布を計測している．位相エンコード法では，y 軸方向に傾斜磁場を重畳しスピンの方向を少しずつ変えて計測するのであるが，これは原理的には，傾斜磁場をかける方向をわずかに回転し，次々と 1 回転するまで計測することに相当する．そして得られたデータから 3 章で説明した方法と同様に，バックプロジェクション的な計算でも画面を再構成できる．初期の方法では X 線 CT のようにそのような CBP 法が使われたが，現在は上述のフーリエ変換法が主として使われている．なお，MRI では，X 線 CT のように物理的に計測器を回転する必要はないので，計測平面を任意の方向に選択することが可能である．

4.1.5　緩和時間と高速撮像法

$\pi/2$ パルスで x'-y' 平面内まで回転した磁化 $\boldsymbol{m}$ は，**自由歳差運動**をしながら**縦緩和**（T_1 緩和）と**横緩和**（T_2 緩和）と呼ばれる 2 種類の緩和過程により，回転磁場（$\pi/2$ パルス）が加えられる前の初期状態（熱平衡状態）へ戻っていく．

縦緩和過程は，回転磁場によってエネルギーを得た原子核スピンが，周囲の原子や分子にエネルギーを放出して熱平衡状態に戻る過程で，磁化 $\boldsymbol{m}$ の変化として考えると，静磁場 H_0 方向の磁化 m_z が回復する過程となる．このとき m_z は次の 1 次常微分方程式

$$\frac{dm_z(t)}{dt} = -\frac{m_z(t) - m_0}{T_1} \tag{4.12}$$

に従って回復する．ここで m_0 は熱平衡状態での磁化の大きさ，T_1 は縦緩和過程の時定数

である．$\pi/2$パルス後のm_zの回復過程は，$t=0$で$m_z=0$の条件と式(4.12)から

$$m_z(t) = m_0(1 - e^{-t/T_1}) \tag{4.13}$$

となる．m_zの回復のスピードはT_1に依存し，よく知られた指数関数の変化で，時刻$t=T_1$において約63％回復する．T_1値は物質の構造，温度，常磁性イオンの存在などのほかに，静磁場強度にも依存する．よってこのT_1から測定対象の構造などの情報が得られる．

他方，**横緩和過程**は，磁化 $\boldsymbol{m}$ の x'-y' 平面内の成分 m_{xy} が減衰する過程である．$\pi/2$パルスにより x'-y' 平面まで回転した磁化 $\boldsymbol{m}$ は，静磁場 $\boldsymbol{H}_0$ に比例した角周波数 ω_0 で自由歳差運動している．しかしながら，さまざまな理由による磁場の不均一性や，異なった位置，異なった分子中にある原子核が相互に影響を与えたりして，それぞれの原子核が生ずる核磁気双極子モーメント $\boldsymbol{\mu}_i$ はラーモアの式からわずかに異なった角周波数で歳差運動する．すなわち，図4.8のように $t=0$ で共鳴によって方向がそろっていた核磁気双極子モーメント $\boldsymbol{\mu}_i$ は，方向がしだいにバラバラになることにより磁化 $\boldsymbol{m}$ の強度は指数的に減衰する．

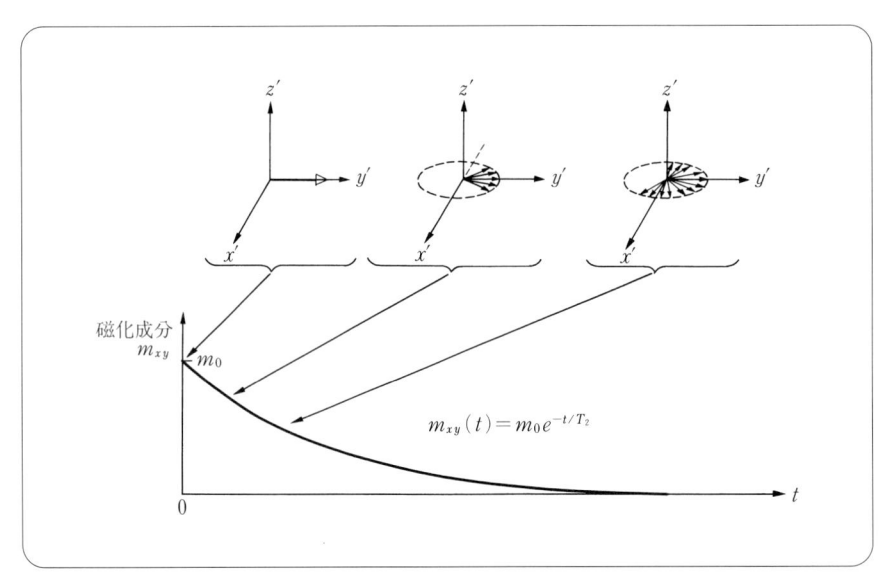

図4.8　磁化の横緩和

よって，$\pi/2$パルス後に得られる m_{xy} の減衰を式で表現すると

$$m_{xy} = m_0 e^{-t/T_2} \tag{4.14}$$

となる．T_2値は化学的構造のみならず，物理的な構造の変化に対しても大きく変化し，例えば水の中の ^{1}H の T_2 値は約3 s であるが，氷の中の ^{1}H の T_2 値は約10 μs と大きく異なっている．また，T_2 は T_1 より桁違いに小さい．

MRIにおいて，緩和時間 T_1，T_2 は非常に重要な物理パラメータであり，人体の各組織間の緩和時間の差および正常部位と病変部の緩和時間の差を利用して，解剖学的知見や病変

4.1 測定原理

部の情報が得られている．計測装置としては，上記の T_1 及び T_2 をいかに短時間に正確に計測するかが課題となり，さまざまな工夫がなされてきて，飛躍的な進歩がみられている．

MRI 計測では，傾斜磁場をかけると，磁場励起によって方向のそろったスピンの方向が急速に乱れ，信号強度が急速に低下する．そのため，計測中にスピンの方向を再度そろえて信号を得るためのさまざまな方法が考えられている．

図 4.9 はその原理を示している．励起され位相のそろった磁化は（図(a)），さまざまな理由により速度が異なるため時間が経過すると不ぞろいになり（図(b)），信号強度は急速に減少する．そこで，y' 軸に関し反転する磁場（πパルスという）をかけると磁化 **m** はすべて反転し逆方向に回転し始める（図(c)）．すると，回転の速い磁化 $\varDelta m_1$ が回転の遅い $\varDelta m_2$ を追いかけて（図(d)），同じ時間がたつとまた位相が同じになり（図(e)），再び大きな信号を出す．この信号を**スピンエコー**と呼んでいる．

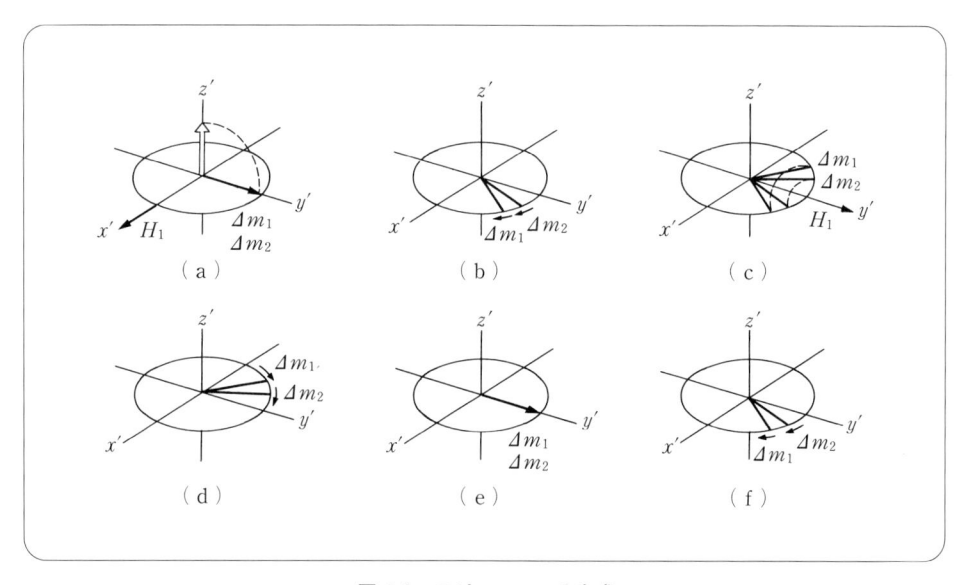

図 4.9 スピンエコーの生成

MRI 計測では，効率よく磁化の位相をそろえて強い信号を得る方法の開発が最も重要であり，さまざまな手法が開発されてきた．従来，MRI の標準的な計測時間は 256×256 の解像度で 1 スライスあたり数分であったが，より高速に計測できる方法が色々と考えられてきた．その中で，1 回の励起のあとに 1 スライスの情報をすべて集めてしまう**エコープラナ** (echo planar imaging) **法**という手法が開発され，1 スライス 100 ms 以下で計測可能になり，脳機能計測に広く利用されている．しかし，高速に計測するためには，強い静磁場や強くて高速に切り替わる傾斜磁場が不可欠になり，装置が高価になる．また，高速に計測すればするほど，装置自身が持っている分解能を犠牲にせざるをえないというジレンマがある．

4.2 装置

本節では，MRI計測を行うための装置の概略を学ぶ．

4.2.1 常磁性MRIと超伝導MRI

MRI用の高磁場をつくるには，**常磁性磁石**及び**超伝導磁石**を使う二つの方法がある．常磁性磁石は，安価で保守が容易という長所を持つが，消費電力が大きいうえに最高磁場強度が0.5 T（テスラ）程度になる限界がある．よって，大部分のMRI装置には超伝導磁石が使われている．図4.10(a)は，その構造の模式図である．

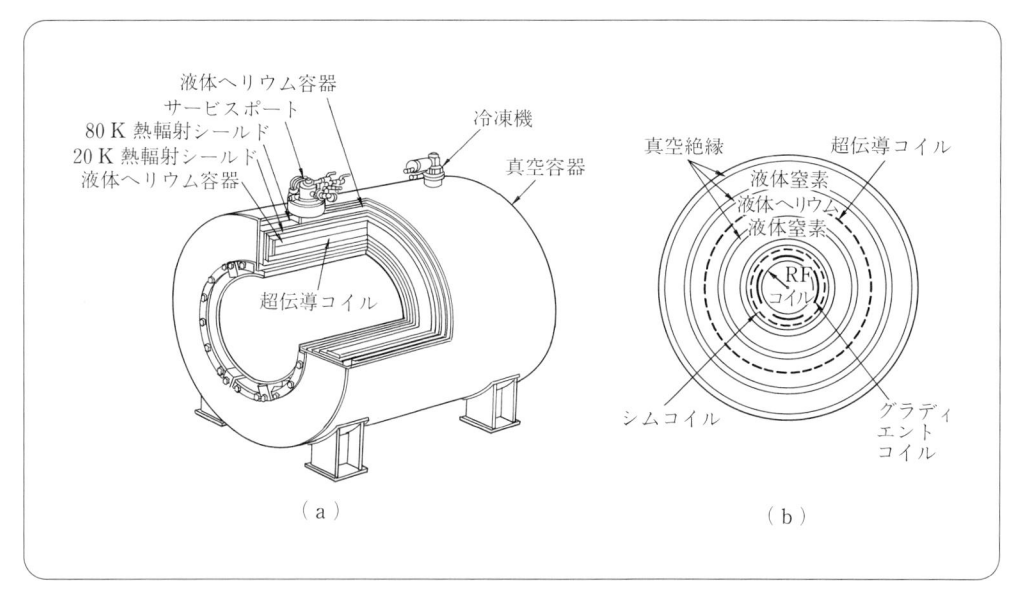

図4.10 MRI装置の構造

初期の超伝導MRIは0.5～1 T程度であったが，現在病院用は1.5 Tが主流である．6章で学ぶfMRIではできるだけ高い磁場が望ましいので，実験室レベルでは，3または4Tの装置が使われるようになり，生体用の最高磁場装置は7Tのものがある．

図(b)は，MRIを輪切りにした構造を示している．超伝導コイルは液体ヘリウムによって冷やされているが，高価な液体ヘリウムの消費を抑えるため，周囲を液体窒素で熱シール

ドしている．液体窒素や液体ヘリウムの補充の間隔を長くするため，最近は液体窒素シールド容器を大きくし，ヘリウム容器を**小形冷凍機**で冷却する方法も使われだしている．

　磁場を作るためには，電源を使って少しずつ電流を増やしていき，磁場が決められた値に達したとき電源を切る．すると，超伝導の性質で数テスラという高磁場を作るための高電流が外から新たにエネルギーを補充することなく保持される．

　図 4.11 は MRI の外観を示す．MRI は，数テスラという高磁場をつくるので，周囲の環境に大きな影響を与える可能性がある．そこで，いかにして遺漏磁場を少なくするかも実用的には大きな問題になる．従来は，磁石の周囲を大きな鉄製シールドで覆うことが行われていたが，最近は**図 4.12** に示すような，逆向きの 2 次超伝導コイルを用いて計測用超伝導コイルから計測器の外側に出る磁場を能動的に消去する**アクティブシールド**が多く用いられるようになってきた．

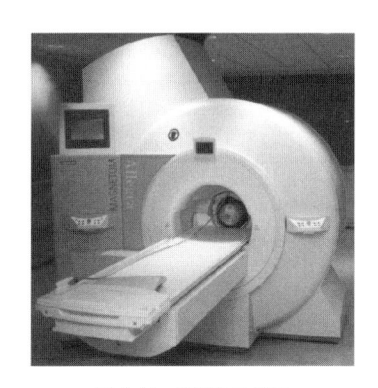

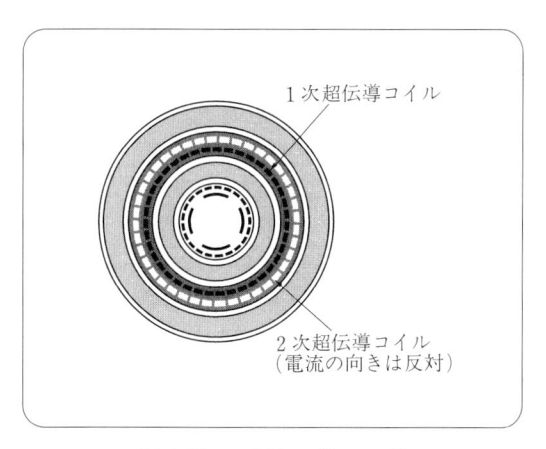

図 4.11　MRI の外観　　　　図 4.12　アクティブシールド

　現在の大部分の MRI 装置は図 4.11 のような外観をしているが，最近は**図 4.13** に示すような**セミオープン形**が開発されてきた．患者にアクセスできる空間が大きいため手術中に患者の体の内部をモニタできるという優れた特徴を持つ．

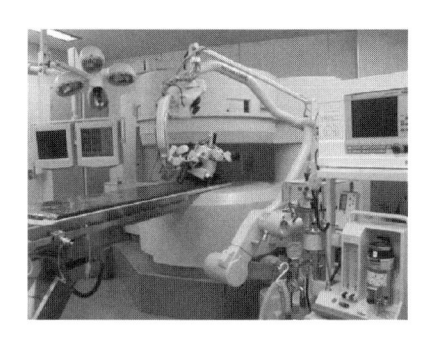

図 4.13　セミオープン形 MRI

4.2.2 計測コイル

MRIは，いかに均一な静止磁場を作り，更に正確な三つの直交する傾斜磁場を作るかによって性能が大きく左右される．

RFコイルの役割は，高周波磁場を被検体に送信し，被検体からのMRI信号を受信することである．RFコイルとして要求される性能としては，以下の項目が挙げられる．

① **SN比** MRI信号レベルは非常に小さいため，RFコイルの感度を高めると同時に，受信ノイズを最小に抑える必要がある．つまり**SN比**の高いRFコイルが重要である．

② **高周波磁場の均一性** 高周波磁場の不均一性は，MRI値の濃度むらとなるため，全撮影領域にわたって均一でなければならない．

③ **操作・調整の簡易性** 所定時間内に処理する量の向上及び被検者を拘束する時間を最小限に抑えるために，セッティングおよび調整が容易に行われなければならない．

④ **被検体に対する配慮** 病人を対象としているため，苦痛を与えないような人間工学的見地からの形状，大きさでなければならない．

図4.14は，基本的な傾斜磁場コイルの配置を示している．対向した二つの円形コイルを直径分だけ離しておき逆向きの電流を流す．二つのコイルの作る磁場は図中に示すようになり，ちょうど真ん中で完全に打ち消しあい，図下に示すようにコイルの間ではほぼ直線的に変化する傾斜磁場がつくられる．

図4.15は，直交した三つの傾斜コイルを持つ典型的な磁場コイルの例である．X，Y軸

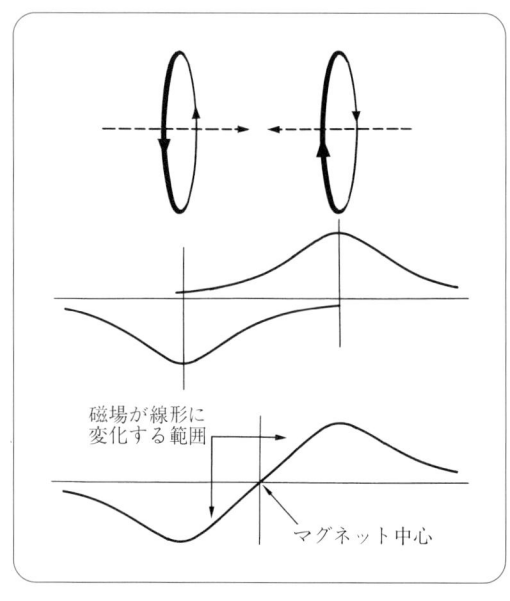

図4.14 対向ループによる傾斜磁場

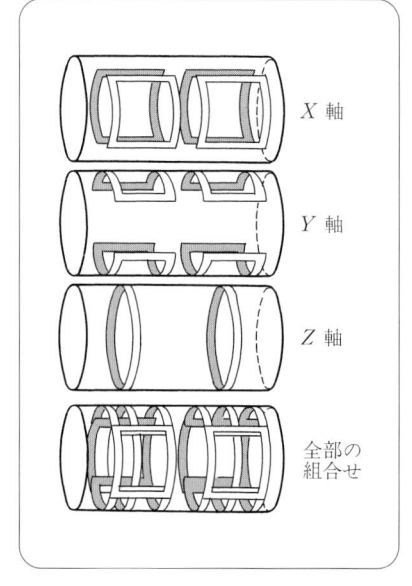

図4.15 3軸傾斜磁場コイル

用は四つのサドル形コイルを並べたもので，これによりかなり良い傾斜磁場が得られる．Z 軸用は前述の円形コイルである．実際には，これらを組み合わせて配置し，三つのコイルにより直交した傾斜磁場をつくることができる．これらの傾斜磁場の直線精度が直接計測精度に関連するので，さまざまな補正法が考案されている．

図 4.16 は，**鞍形**と呼ばれる影をつけた部分の磁場強度が均一になる RF コイルである．感度領域内のスピンに同じ角度の励起を与えることができる．撮像領域を完全にコイル内に置くことができる場合，送受信コイルとして使うことができる．

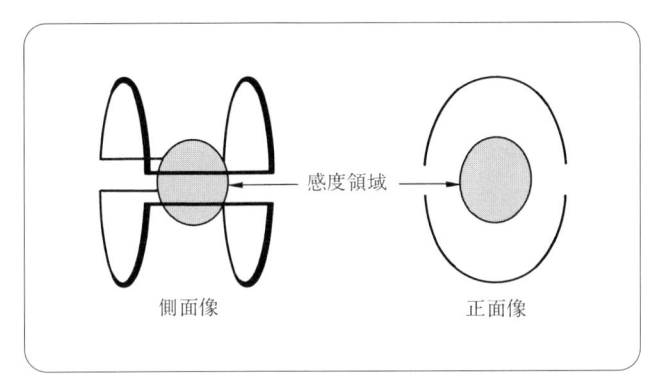

図 4.16 鞍形 RF コイル

RF コイルには，**送信コイルと受信コイル**を一つの RF コイルで兼用する**シングルコイル方式**と，送信コイルと受信コイルに別々の RF コイルを用いる**クロスコイル方式**がある．前者の場合は，RF コイルが一つしかないため，RF コイル間の**磁気的カップリング**は存在しないが，後者には磁気的カップリングが存在するため，**デカップリング**が必要である．

4.3 応　　　　用

4.3.1 脳構造の計測

被曝量増大によってさまざまな副作用が心配される X 線と異なり，高磁場の生体に対する悪影響はそれほど明確ではなく，急性的な症状はほとんど報告されていない．現在，米国 NIH（国立衛生研究所）の基準では安全レベルを 2.0 T に設定しており，日本では上限を 1.5 T にしている．また，蓄積効果は無視してよいことになっているので，X 線 CT と比べ

てMRIは格段に安全といえる．

現在，大部分のMRIは，^{1}H（プロトン）の相対量を計測しているが，人体において，^{1}Hは水または脂肪中に多く含まれることから，結果的に人体の水または脂肪の分布を調べていることになる．それらが少ない骨などの細部を計測するには不利であるが，逆に筋肉や脳の構造を計測するうえでは有利である（図4.17）．特に頭部の腫瘍，出血などの診断には欠かせない装置になっている．

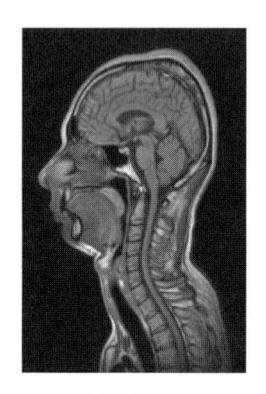

図4.17　MRIによる頭部計測　　　図4.18　脳血管の計測

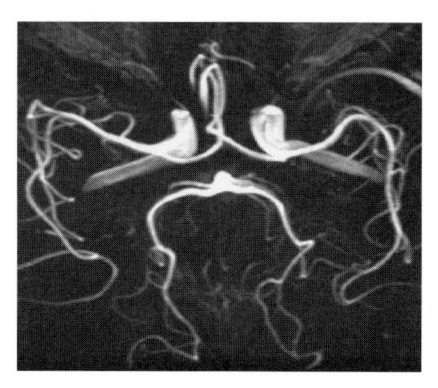

また，MRI装置の最も魅力的な点の一つは，造影剤を用いずに良質の血管像が得られることである．これを**MRアンギオグラフィー**（MRA：magnetic resonance angiography）という．MRIによる流れのイメージングはMRI利用の初期から注目され，多くの研究による改良で可能になってきた．当初は，スピンの励起とMR信号の受信の間にスピンが移動する効果を計測する**飛行時間法**（time of flight）と，フローエンコードパルスという特殊なパルスを用いて，流速の位相分布を求める位相法が使われた．最近は，位相法で計測される2枚の画像の差分をとり，血管部分のみを抽出できる方法が主流になってきた．図4.18は3テスラMRIを用いて，頸動脈から脳内に血管が入る様子を示したものである．

髄膜腫や小さな転移性腫瘍は，通常のMRI画像では識別が困難である．そこで，識別を容易にするために**造影剤**を用いるが，現在は主としてガドリニウム（Gd）が使われている．X線での造影剤は，X線を吸収するバリウムなどが用いられるが，Gdはプロトンの600倍以上の大きな磁気モーメントを持ち，大きなMR信号を出す性質を利用する．図4.19は，通常のMRIでは発見が困難であった腫瘍(5)が，Gd造影剤を用いて**T1強調法**[†1]で計測したときの測定例である．標準の**PD**[†2]，T1，T2強調画面では，壊死，浮腫，出血，石灰

[†1] T1の時間の長いものと短いものによって式(4.13)の回復率は異なるので，二つの差ができるだけ大きくなるように励起の繰り返し時間（TR：repetition time）を設定して計測した画像．

[†2] proton density：画像のコントラストが主として組織中の水及び脂肪のプロトンの密度に比例している画像．

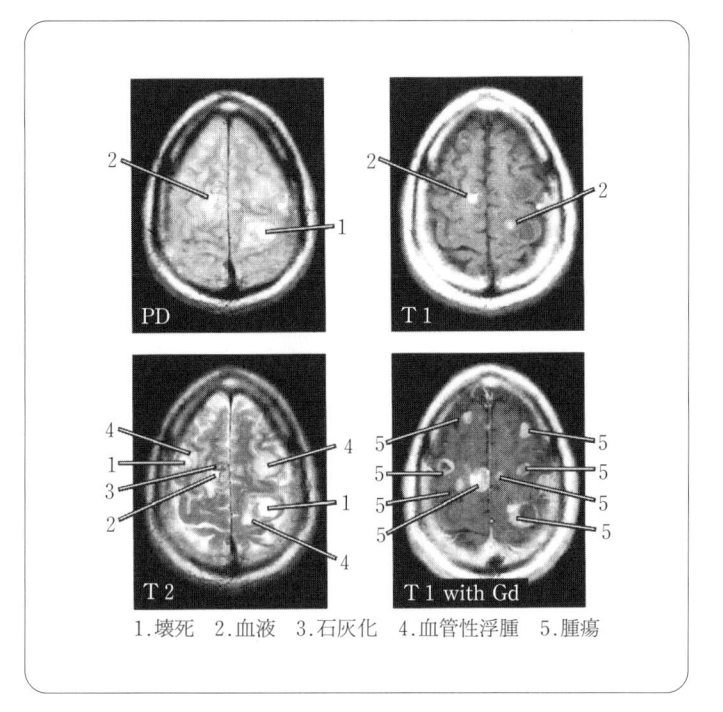

図 4.19 造影剤による腫瘍計測〔NessAiver, M.：All you really need to know about MRI physics〕

化がみえるが，腫瘍の境界は見えない．右下の造影後ではそれがハッキリ見えている．

4.3.2　脳皮質の展開

脳は 3 次元的な構造をしているうえに，多くの深い溝があるため，脳皮質に分布している脳機能の関連性を理解することは極めて難しい．近年そのような脳の理解を助けるための技術が発達してきた．

図 4.20(a) は，2 次元画像として得られた MRI 情報を 3 次元画像に再構成した結果であ

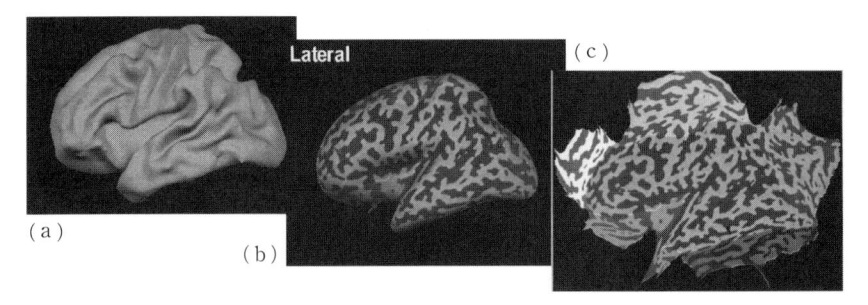

図 4.20　脳皮質の展開（口絵 3 参照）〔Tootell, R. B. H. *et al.*：Functional analysis of primary visual cortex (V1) in humans, Proc. Natl. Acad. Sci. USA, Vol. 95, pp. 811–817 (1998)〕

る．3次元データにすれば，任意の角度から見たり，任意の面で切断したりすることが可能である．しかしながら，それだけでは脳皮質の関連性がまだよく分からない．そこで，図(b)のように，できるだけそれぞれの面積比を変更しないようにしながら，溝の部分が外から見られるように変形する手法が開発された．暗く描いてある部分が溝になっていた部分であることを示す．これを**脳皮質の inflation（膨張）**という．次に，まだ3次元立体である脳皮質を，脳の領野を分ける境界などに沿って切り込みを入れ，脳皮質を展開して図(c)のように1枚の平面図にする手法も開発された．これを**脳皮質の flattening（平面化）**という．このような，ソフトウェアの開発によって複雑な脳機能の相互の関連を理解する手段がしだいに整備されつつある．

本章のまとめ

❶ **核磁気共鳴画像**（MRI：magnetic resonance imaging）　粒子のスピン角運動量を外部磁場で共振励起し，粒子スピンが生ずる電磁波を計測して得る画像．

❷ **ラーモア角周波数**　外部静磁場 H_0 中に置かれた陽子による核磁気双極子モーメントの回転角周波数 $\omega = \gamma|H_0|$ で表され，外部静磁場 H_0 の強度に比例する．

❸ **選択的励起**　z 軸方向に増加する傾斜磁場を静磁場 H_0 に重畳し，送信コイルより矩形の周波数分布をもつ回転磁場 H_1 を加えて，そのラーモア周波数を持つ面だけを励起すること．

❹ **周波数エンコード**　x 軸方向に増加する傾斜磁場を静磁場 H_0 に重畳し，ラーモア角周波数から x 軸方向の位置を特定すること．

❺ **位相エンコード**　y 軸方向に増加する傾斜磁場を静磁場 H_0 に重畳する際，重畳する時間を次々に変え，初期位相進みから y 軸方向の位置を特定すること．

❻ **スピンエコー**　横緩和過程で個々の核磁気モーメントの回転速度の違いから位相が急速に乱れて信号が弱くなったとき，π パルスを与えて回転方向を反転し再び位相をそろえることによって出てくる信号．

❼ **超伝導 MRI**　超伝導の性質より数テスラという高磁場を作るための高電流を，外から新たにエネルギーを補充することなく保持できる MRI の方式．

❽ **アクティブシールド**　超伝導 MRI において静磁場を作るコイルの外側に逆向きの電流を流す2次超伝導コイルを用いて，計測器の外側に出る磁場を能動的に消去する磁気遮へい方式．

❾ **RF コイル**　ラジオの周波数帯域の高周波磁場を被検体に送信したり，被検体からの MRI 信号を同時に受信するコイル．

5 PET（陽電子崩壊断層画像）とOR（光計測）

前章までに，非侵襲脳構造計測法であるX線CTとMRIを学んだ．本章では，非侵襲脳機能計測法として初めて実用化されたPET (positron emission tomography) と，電気生理研究から派生した，侵襲性は高いが高解像イメージングが可能なOR (optical recording) について学ぶ．

PETは，血液中に注入した放射性物質が，血流により活動した脳部位に運搬された様子を計測するものであり，脳機能計測法としては一番早くから利用された手法である．PETは，放射性物質を使うことにより多少の侵襲性がある．

ORは90年代になって普及しはじめた手法で，脳細胞の電気的活動を，電圧の変化によって色の変わる色素を用いて計測する手法である．ORは，侵襲性が高いという難点があるが，高解像度でしかも大域的な神経細胞の活動がイメージングできる．

5.1 PET

X線CTは体外からX線を透過して生体の構造を計測した．本節では，放射性元素で標識した物質を体内に入れ，それから放射される信号を計測する**核医学画像診断装置**のうち，代表的な**SPECT**（single photon emission computed tomography：局所脳血流断層像）と**PET**（positron emission tomography）について学ぶ．

5.1.1 核医学画像診断装置

X線診断と核医学診断の関係は**図5.1**に示したようになっている．体外から計測用電磁波を加えるX線診断と，体内から発生するγ(ガンマ)線を計測する核医学診断は大きく異なるが，できるだけ多くの方向から計測し，そのデータを基に体内の構造や機能を，体を切り開くことなく断層像として**再構成**するという観点では同じである．

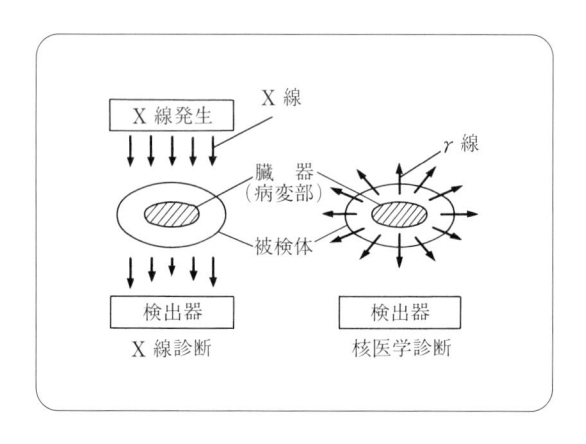

図5.1 X線診断と核医学診断

体内に注入した**放射性同位元素**の発する**γ線**を，**光電子倍増管**（PMT：photomultiplier tube）などの特殊な装置でとらえるカメラを**ガンマカメラ**という（図5.2）．光電子倍増管とは，光の信号を電子に変換し，高電圧をかけ高倍率で増幅する電子管である．図にはできるだけ計測器正面からきたγ線だけを計測するように，まず**コリメータ**（γ線の入射方向を一定にするもの）が置かれている．次に，γ線によって可視光の蛍光を発するシンチレータがあり，その光を光電子倍増管で大きく増幅して計測する．

SPECTは，1台のガンマカメラのデータで断層撮影できるようにしたものである．すな

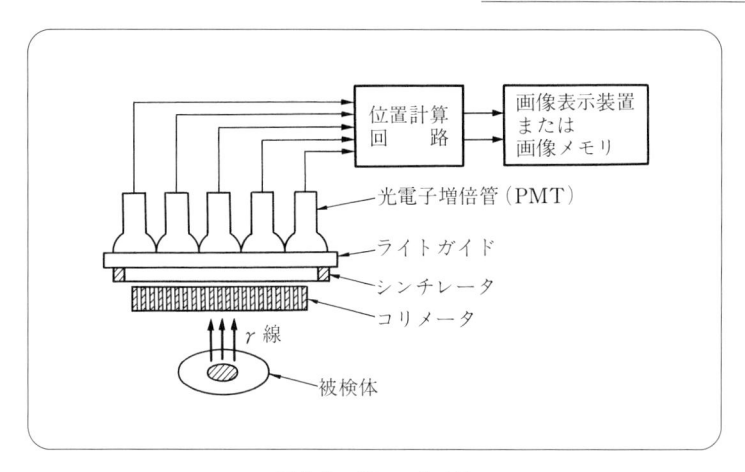

図 5.2 ガンマカメラ

わち，投与した放射性医薬物質から出される γ 線を検出してその位置を計測し，CT と同様にこのような情報を体の周囲から多数集めて**断層像**を再構成する．γ 線放出核種を用いて断層像を得ようという試みは古くから行われていたが，初期のイメージは断層面の像の重なりを持ったもので実用的ではなかった．実用化では X 線 CT に遅れをとったが，CT の画像再生技術を利用して近年専用機の実用化が進んでいる．

SPECT では，次に述べる PET で検出される 511 keV の消滅放射線と比べて，低いエネルギーの γ 線を検出するため，体の中における γ 線の吸収や散乱の影響が大きく，定量測定の点で PET に劣る．しかしながら，PET で必要となるおおがかりな**サイクロトロン**[†]を必要としない利点がある．また，SPECT で用いられる各種の標識化合物を合成するためにさまざまな工夫がなされている．特に，特定の部位に集まりやすい放射性薬剤の性質を利用して，脳内の血流の分布や代謝機能などを見ることができる．脳以外では，主に心臓病の診断に利用されている．このほか，**アルツハイマー病**などの痴呆性疾患，**てんかん**，精神神経疾患における脳血流分布の評価に用いられている．

最近は，単検出器形 SPECT 装置から，多検出器形 SPECT 装置の開発，**シンチカメラ**の感度・分解能の向上により，鮮明な画像が得られるようになってきた．更に，従来から用いられている平行形コリメータのほかに，CT と同じようにファンビームコリメータを用いることにより，6 mm 前後の空間分解能を有する画像が得られるようになった．

5.1.2　PET の測定原理

体内に投与された**ポジトロン**（陽電子）放出核種からポジトロンが放出されると，物質中

[†] 加速器．陽子やイオンを高いエネルギー状態に加速する円形の加速装置．

をわずかに進み，速度がゼロとなって静止する．このとき，近傍の電子と結合し2個の消滅光子（511 keVのγ線）を発生し崩壊する（図5.3）．これら2個のγ線は，互いに正反対の方向に放出されるので，体外から被検体を挟んで2個の検出器を対向させ，2個のγ線を**同時計数**すると，核種はこの2個の対向する検出器を結ぶ直線上に存在することが分かる（図5.4）．その計数値はその直線上に存在する核種の量に比例する．ただし，現在のところ時間分解能の限界から直線上の位置までは特定できない．

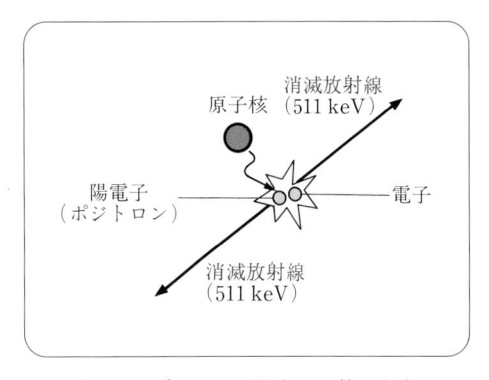

図5.3 ポジトロン崩壊とγ線の生成

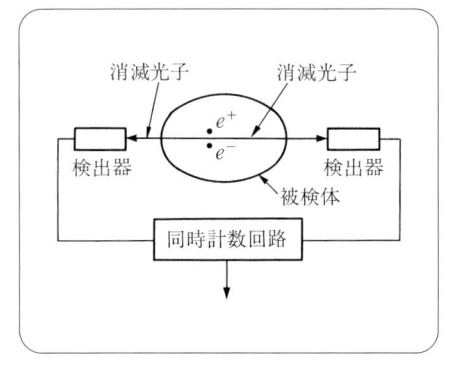

図5.4 消滅光子の同時計数

このように同時計数することにより，γ線の入射方向が精度良く決定できるので，SPECTで用いられているコリメータが必要なくなり，感度が上昇する．また，エネルギーも511 keVと高いため，生体内での吸収による減衰も少なく，深さ方向の解像度が高くなる．同時に，吸収補正も容易にでき定量性に優れている．

図5.5にPETにおける同時計数の発生について示す．Aが**真の同時計数**（true coincidence）である．BとCの2か所で同時に対向γ線が発生し，それぞれの一方が二つの検出器で検出されたものを**偶発同時計数**（accidental coincidence）という．Dで対向γ線が発生し，一方のγ線が**コンプトン散乱**（原子核による散乱）を受け，同時計数されてしまう

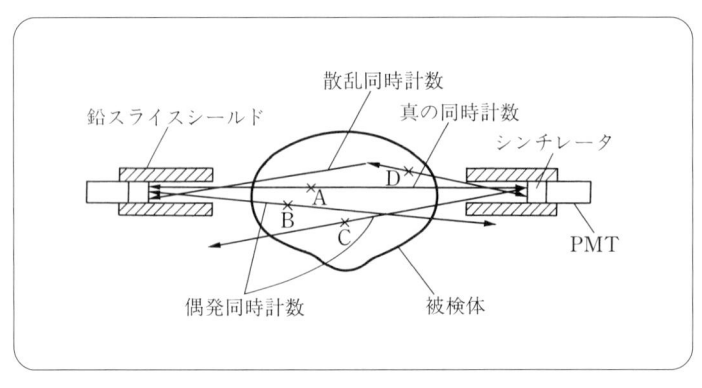

図5.5 同時計数の発生

ものを**散乱同時計数**（scattered coincidence）という．

　各検出器には対向γ線以外の原因によるさまざまなγ線が入り，全計数量の 0.5〜1％程度しか同時計測されない．同時計数回路の**分解時間**（タイムウィンドウ）は，現在 10〜20 ns である．この分解時間以内に入る偶発同時計数，散乱同時計数は，それぞれ真の同時計数の 10〜20％程度ある．いずれも画質と定量性を損なうので，さまざまな補正法が種々発表されている．

5.1.3　装　　　置

　図 5.6 は PET 用光電子増倍管の外観である．このような検出器を複数対向させ，脳の周りを走査することにより断層像を得る．従来は，検出器を対向させて 180 度回転させ，投影データを得る 2 検出器対向形が用いられていた（図 5.7(a)）．近年，多数の小形検出器を六角形または円形に配列したリング配列形が多くなってきた（図(b)）．後者の方が計数効率，サンプリング密度，解像度がいずれも優れている．また，リングも 1 層だけでなく多層のものも多くなってきた．

図 5.6　PET 用光電子増倍管

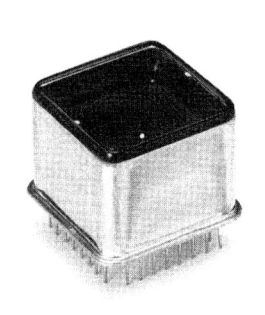

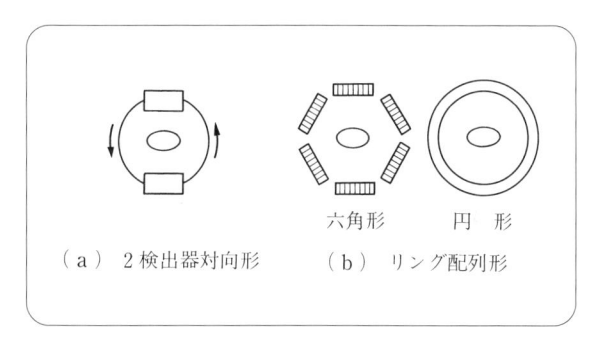

図 5.7　測定素子の配置法
（a）2 検出器対向形　　（b）リング配列形　六角形　円形

　図 5.8 は，実用化されている PET 装置の外観である．放射線検出部，それらを支えるガントリ，被験者が横たわるベッド，データを収集し処理を行うコンピュータと，それらを操作するコンソールによって構成されている．

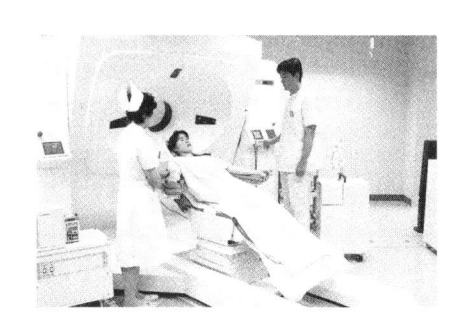

図 5.8　PET 装置

5.1.4 特徴

　脳が正常な機能を維持するためには多大なエネルギーを必要とし，この**脳代謝**に必要なグルコースや酸素は血流により運搬されているため，**局所血流量**は**局所脳神経活動**と関連することになる．**脳賦活試験**とは，各種刺激による局所脳循環代謝量の変化を測定し，それを画像表示することによって脳の活動部位を間接的に評価する方法である．通常，$H_2^{15}O$（水）は半減期が2分と短く，繰り返し6～7回測定できるためPETによる賦活試験によく用いられている．

　臨床に使用される主な**ポジトロン放出核種**は^{11}C，^{13}N，^{15}O，^{18}Fなどであり，それらの化合物を用いることにより，組織の生化学・生理学的代謝機能を画像化して診断することが可能である．計測を早く始められるように，放出核種の半減期を2～100分と短くしているため大量投与が可能であるが，逆に装置のすぐ近くに核種製造用の**サイクロトロン**を設置しなければならないという問題をもつ．したがって，この測定法を活用するためには，PET，サイクロトロン，そして化合物合成装置を併設する大きな施設が必要となり，普及の大きな障害となっている．

　PETは，最近15年間ほど，脳機能計測の有力な手段として期待されてきたが，上記のような装置維持の問題があるとともに，代謝計測法であるため，PET計測値と脳機能との直接的な関係が明確でないこと，本質的に時間分解能に限界があることなどが脳機能計測法としての普及の妨げになっている．

　他方，PETでは，脳血流測定に加え酸素代謝および糖・アミノ酸代謝の計測が行えるという利点がある．^{15}Oガス持続注入により，脳血流量に加え，**脳酸素摂取率**や**脳酸素消費量**の測定が可能である．脳はグルコースを主なエネルギー源としているため，グルコースの消費量を測定することにより局所の神経活動の評価が行える．また，通常脳血流と糖代謝の間には一致が認められている．例えば，アルツハイマー病では後頭葉を中心に脳血流低下があり，同部位において^{18}F-FDG集積低下が認められる．なお，^{18}F-FDGや^{11}C-メチオニンは，腫瘍の再発や放射線壊死の鑑別などの腫瘍イメージングとしての有用性が報告されている．

　光や音，手指運動などの刺激に加え，認知，判断などの高次機能の評価も，PETを用いて盛んに行われつつある．大脳生理学的観点に立脚した解析による脳活動の計測が可能になることとともに，脳卒中のリハビリテーションや痴呆の評価などにも応用されることが期待されている．

5.1.5 応　用

〔1〕**色覚中枢**　イギリス人**ゼキ**らは，1990年にPETを利用して人間の色覚中枢の同定に成功した．図5.9の左上の色のついた**モンドリアン図形**という幾何学模様を色刺激とした．同時に右上にある四角形で色のついていない，動いている図形を対照刺激とした．

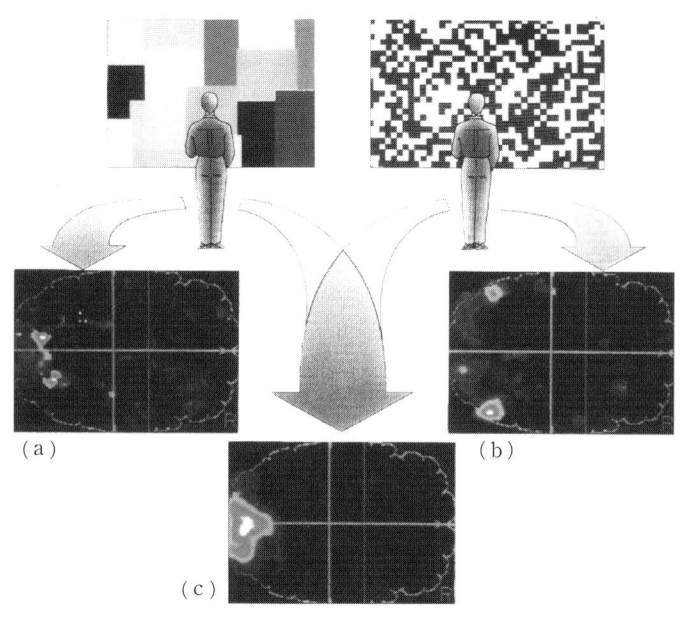

図5.9　モンドリアン図形を用いた色覚中枢同定実験（口絵4参照）〔Zeki, S.：A Vision of the Brain, p. 188, Plate 5, Blackwell Scientific Publications (1993)〕

その結果，図(c)に見られるように，いずれの図形をみても，後頭葉にある第1次視覚野V1およびその周辺の血流が同じように増加した．興味深いことに，モンドリアン図形を見たときには，図(a)に示されるように大脳の底部にある4次視覚野V4といわれる部分の血流が増加し，色のない動く図形に対しては，図(b)に示されるように後頭葉の両側の端にある5次視覚野V5またはMT野といわれる部分の血流が増加した．ただし，PET計測結果を示す図(a)，(b)，(c)は，頭を上から見ており，前が右，後が左である．

ゼキらはこの計測結果から，まず初めにV1に視覚情報が流れ，次に色についてはV4に情報が伝達され，動きに関してはV5に情報が伝達されて，知覚されるのであろうと推定した．このように，色や動きの中枢を，PETを用いて，人間において非侵襲的に同定したのは彼らのグループが最初である．

〔2〕**言　語**　秋田県立脳血管研究センタの上村らのグループは，言語負荷に対するPET測定を試みた．課題は，①単純自動発語，②被験者の自室の様子や通常の生活空間などの様子を想起しながら話させる想起発語，③意味をもたない白色雑音（white noise）を

イヤホンで聴かせる，であった．すべての測定は，被験者を十分安静にし，静かな部屋で目を完全に覆って行った．計測結果は，解剖学的基準化（**標準脳**[†]への描画）を行い，フィルタ処理をし，対象者全例で加算したうえで，①－③及び②－①の差分を行った．

図5.10(a)は，①－③の差分像で，単純自動発語での局所脳活動を示す．図より，上村らは，左大脳半球で前頭葉下外側のブローカ言語野，上側頭回（視覚野），レンズ核，両側小脳半球に強い賦活がみられ，ほかにこれより弱い賦活が，ブローカ言語野対称部の右前頭葉下外側部，右上側頭回とレンズ核などにあると指摘した．このような単純な言語負荷でもレンズ核や小脳が賦活されると同時にブローカ言語野も明らかに賦活され，小脳とレンズ核の賦活は，発語運動に関係するものと考えられると指摘した．

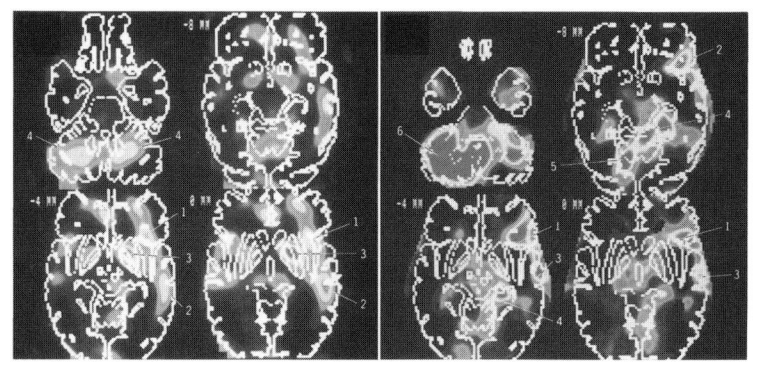

（a）①－③の差分像　　　　（b）②－①の差分像

図5.10　**単純自動発語と想起発語での局所脳活動**（口絵6参照）〔宮下保司，下條信輔：脳から心へ，口絵20, 21，岩波書店（1995）〕

図(b)は，②－①の差分像で，想起発語での局所脳活動を示す．左半球のブローカ言語野（BA 43, 44）の賦活域に接して，ブロードマン47野（BA 47）が強く賦活されている．ブローカ言語野と左上側頭回は単純自動発語の場合より賦活が強く，このほかに，左海馬，視野連合野，右小脳半球が著明に賦活されている．このことから上村らは，この課題が視覚的想起に基づくことに関係していると考え，右小脳半球の強い賦活は，左大脳半球の活動による信号の小脳への入力によるとものとし，小脳が随意運動以外の知的機能にも関与しているのではないかと推定した．

図(b)の画像では差分のために想起発語負荷と単純発語による脳活動が同等な部位では賦活反応が消去されている．想起発語の場合，従来いわれていたブローカ言語野と，連合野（BA 47）の一体化した賦活は，いわゆるブローカ言語野の広がりが47野も包含していることを思わせ，この言語中枢の解剖学的広がりの中での機能の分化を推定させるとしている．

[†] 頭部の大きさや形は人によって大きく異なるので，PET画像を比較可能にするため国際学会で約束した標準的な頭部の形．

このように，PETによる血流測定から認知に関連する脳活動に関し，示唆に富む結果が得られるが，この研究では差分のとり方に多少の疑問が残ると同時に，PET画像と認知の間に実際にどれほどの関連性があるかは時間関連を含めた詳細な研究が必要となる．

〔3〕 **神経情報伝達メカニズム**　脳神経系における情報伝達のメカニズムを直接的に画像化あるいは定量解析を行うことを目的として，**レセプタ・イメージング**が開発されている（**図5.11**）．1983年，ワグナー（Wagner）らによる^{11}C-メチルスピペロンを用いたドーパミンD_2レセプタのイメージングが，その端緒である．現在ではドーパミン系に限らず，ベンゾジアゼピン，オピオイド，セロトニンなどのレセプタの各種PET・SPECT用**リガンド**[†]が開発されており，それらを用いて一部臨床使用が可能になっている．

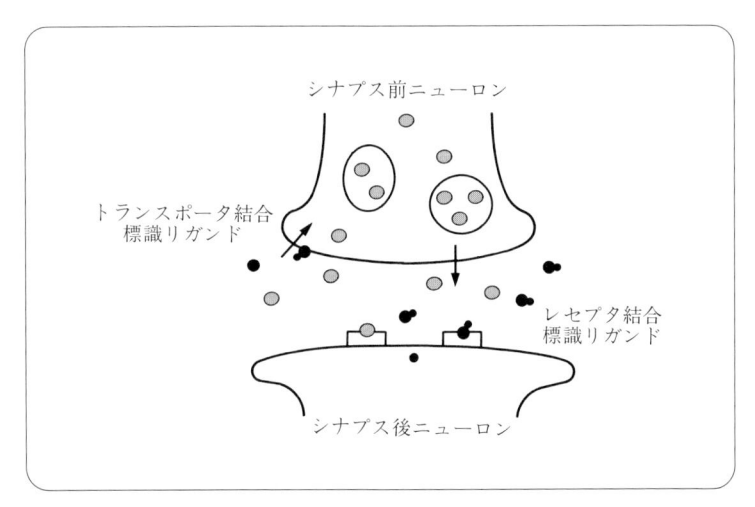

図5.11 レセプタ・イメージング〔「脳の科学」編集委員会：脳機能のイメージング，p.204，図1，星和書店（1998）〕

このようなレセプタ・イメージングの特徴は
① ヒトの脳を生きたままで測定できること
② 同一被検者に対し反復測定が可能で，短・長期にわたる経時的変化が追跡できること
③ 分子レベルの分別測定ができること

などが挙げられる．しかも，このようなシナプス前後部ニューロンの受容体の数，神経伝達物質の結合親和性の測定に加え，受容体以後のセカンドメッセンジャー系を測定することが，^{11}C-DAG（ジアシルグリセロール）を用いてイノシトールリン酸の代謝回転を評価する試みによって行われている．このようなニューロレセプタ・イメージングは，最終的には精神神経疾患の病状発現前の診断，予防的治療，精神神経疾患の責任病巣の分子レベルにおける鑑別，薬効の定量的評価，痴呆疾患の精神機能異常の解明，麻薬依存の機序解明及び離

---

† 酵素，レセプタ，結合タンパク質などと結合する低分子物質．

脱療法の効果判定に役立つことが期待される．

このように，レセプタレベルでの情報処理過程をそれぞれのレセプタに親和性のある放射性物質を用いて計測する手法は，実用上多くの限界をもつPETの重要性を際立たせるものである．その意味で，PETは今後も独自の領域を形成するものと考えられる．

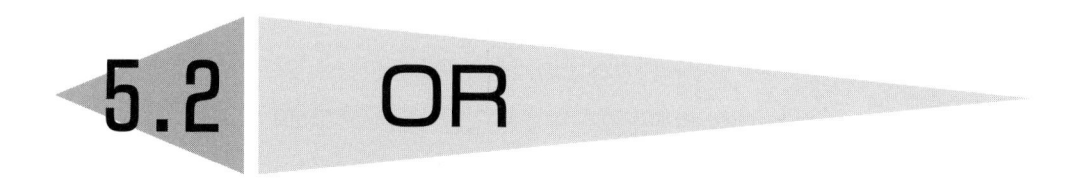

5.2 OR

本節では，**膜電位感受性色素**（voltage sensitive dye）を用いて，個々の細胞の神経活動とともに，システムとしての活動を光学的にリアルタイムでイメージングする技術である **OR**（optical recording：光計測）の原理と応用を学ぶ．

5.2.1 測定原理

ORは，1968年アメリカ人Cohenらがヤリイカ巨大軸索の活動電位中に光散乱と複屈折を観測したことから研究が始まった．シグナルの変化量は，最初 10^{-5} のオーダであったが，数千種に及び色素を試すことによって，最近は 10^{-3} 以上の変化量が得られるようになった．しかし，その変化量は依然として低いので，適切な色素の開発が今後も重要になる．

被験体の電気活動は，膜電位感受性色素の光量変化となり，光学顕微鏡を通して適当な倍

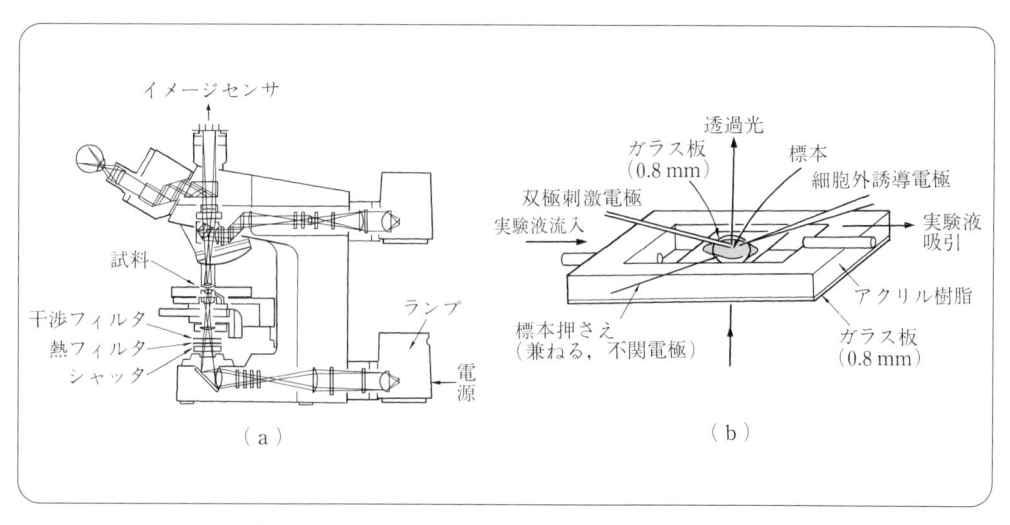

図 5.12　OR 測定装置〔飯島敏夫：組織細胞化学，p.147，図5，第18回組織細胞講習会資料（1993）〕

率に拡大された像に変換されたのち，フォトダイオードアレーやCCDカメラで計測される．図5.12は，OR測定装置の一例を示す．図(b)に示したようにスライスした脳の標本を生理食塩水などに浸しておき，下方から照明する．透過光を図(a)に示した顕微鏡システムで観察すると同時に，イメージセンサで記録する．標本は適当な染料で染色し，電気刺激した際の色素の変化をイメージに記録する．同時に，代表するセルの電圧変化を細胞外誘導電極法で計測する．

ORの空間分解能は，光学的倍率と撮像素子の素子数で決まる．時間分解能は，データ取り込み速度により規定される．現在のところ，一方向1/400程度の空間分解能，サブミリ秒の時間分解能が達成されている．

5.2.2 応　　　用

ORの技術によって，短期記憶に大きなかかわりを持つと考えられる大脳皮質**海馬**における刺激入力信号の伝搬，繰り返し刺激に対する学習のイメージングなどが得られている．

図5.13は産総研の飯島らの測定例である．ラット大脳から組織の神経結合を保存したスライス標本（400 μm厚）を作成した．図5.12のステージ上に置いたチャンバーに移したスライス標本を，膜電位感受性色素RH-155で3分間染色した．その後チャンバー内の染色液を還流液（人工脳脊髄液：ACSF）により洗い流し，720 nmの干渉フィルタを透過した計測光を標本に照射した．標本を透過した光を2〜5倍の対物レンズを介してイメージセンサによって，神経興奮伝搬のイメージングを行った．

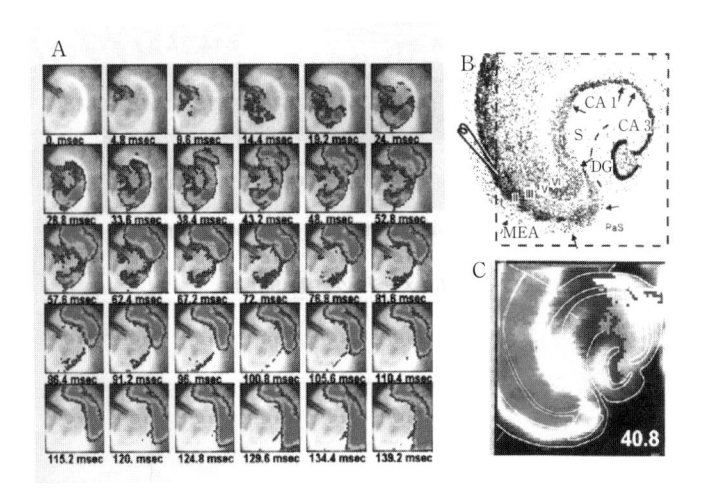

図5.13　嗅内野-海馬スライスにおける神経興奮伝搬イメージング（口絵5参照）
〔「脳の科学」編集委員会：脳機能のイメージング，p.53, 図1A, 星和書店 (1998)〕

図 5.13 A は，単一通電刺激（300 μs）により，海馬歯状回に発生した神経興奮が，海馬内のサブフィールドである CA 3, CA 1, 海馬台，嗅内野，嗅周囲皮質へと，順次伝搬する様子が視覚化されている．このイメージング結果は，各画素で記録された光シグナルに，その振幅に対応したカラーコードを割り振り，実体像に重ね合わせることにより得られたものである．ここで，図 B 内部の記号はそれぞれ，DG；歯状回，CA 3, CA 1；海馬内サブフィールド，S；海馬台，MEA；内側嗅内野である．図 C は，40.8 s におけるイメージを拡大して示したもので，飯島らは，短期記憶に関する海馬と，長期記憶に関する連合野の神経連絡の様子を示していると主張している．

OR の研究では，前の例のように，組織切片を用いた **in vitro**（試験管内の）計測がほとんどであったが，最近は**図 5.14** に示したように，サル大脳皮質を露出して，覚醒下のサル大脳皮質の in vivo（生体内の）計測まで可能となってきている．飯島らは，軽度な麻酔下のサルにおいて，大脳皮質，体性感覚野における神経活動の光計測に初めて成功した．

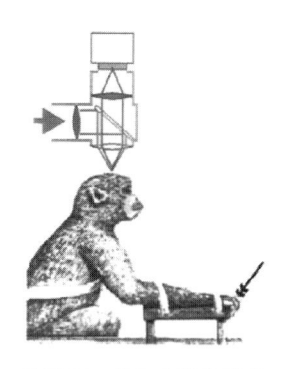

図 5.14 サル大脳皮質の in vivo 計測（口絵 7 参照）〔「脳の科学」編集委員会：脳機能のイメージング, p.54, 図 3, 星和書店 (1998)〕

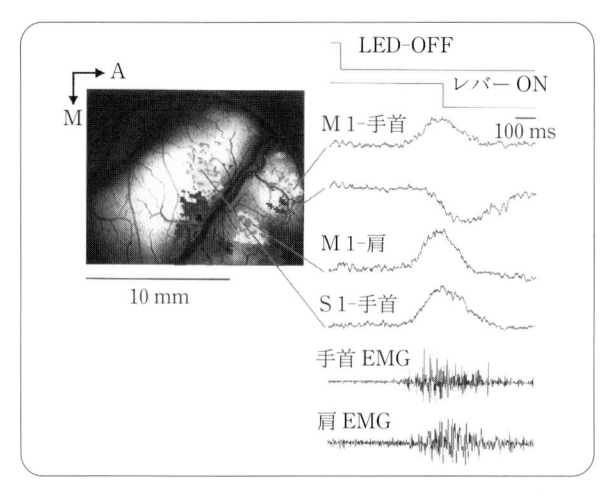

図 5.15 1 次運動，体性感覚野の応答例（口絵 8 参照）〔「脳の科学」編集委員会：脳機能のイメージング, p.55, 図 5, 星和書店 (1998)〕

サルは，報酬を得るために目の前に置かれた **LED**（light emitting diode）が消えるとすぐにレバーを押すことが要求されている．この課題遂行中にサル大脳の 1 次運動野及び 1 次体性感覚野神経活動を記録すると，運動の経過と並行して運動・感覚両野に神経活動の動的分布が描画された（**図 5.15**）．LED 消灯後の 328.4 ms に 1 次運動野の一部に長軸で 2 mm ほどの大きさのホットスポットが現れ，357.2 ms では 1 次運動野のより外側に 1 mm ほどの二つのホットスポット，及び**中心溝**（その上の血管の走行に注意）を挟んで反対側の **1 次体性感覚野**に活動が現れた．この光計測でマップされた部位に皮質内微小電流刺激（1 次運動野），及びユニット記録（1 次体性感覚野）を行うことにより，それぞれ活性化された部

位の活動を記録した．その結果，**1次運動野**に最初に現れた神経活動は，主に肩の動きを，またより外側の活動領域は，手首の運動を起こす筋を支配するものであった．また，**1次体性感覚野**の活動は手首の感覚をモニタするものであった．飯島らは，頭蓋骨に装着するチャンバーの改良を行い，数箇月にわたる慢性実験を可能としている．

OR は，計測範囲を変えることによって分解能を大きく変えられるため，電気生理によるミクロ計測と，皮質のマクロな活動を結ぶ研究が可能という点で魅力的である．ただし，膜電位感受性色素が細胞そのものの活動に影響を与えていないか実証すること，SN 比を更にあげる，取り扱いを容易にする，などの改善すべき課題がある．また，この手法は侵襲的にならざるを得ないので，人間の高次脳機能計測の研究には適用できないという限界を持つ．

談話室

TMS によるうつ病治療　TMS（transcranial magnetic stimulation：経頭蓋磁気刺激）は，1980 年頃に東京大学の上野などによって始められた．コンデンサに蓄積された電荷を，短時間に数千 A の電流にして，図 5.16 に示すような 8 字コイルと呼ばれる特殊なコイルに流す．すると，二つの逆方向に巻いたコイルから生じた磁場は干渉を起こし，ある一部分だけに非常に強い磁場を生じる．

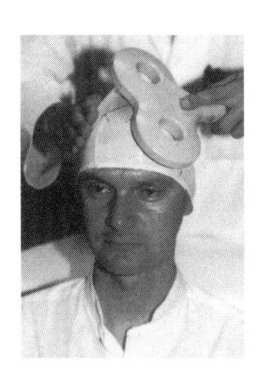

図 5.16　TMS による脳刺激

この強い磁場を用いて，脳内の特定の皮質に電流を生じさせることができる．例えば，頭頂葉の手または足の領域に強い磁場を標的すると，手足が意思にかかわらず動く．この TMS を用いて，脳の機能局在が広く確認され，さまざまな脳機能に関する実験がなされている．また，次に述べるような精神神経領域での応用も研究されている．

重度のうつ病患者に対して，従来は電気ショック療法が実施されてきた．最近 TMS がミュンヘン大学精神科のハーグ（C. Haag）らによって適用され，同等な成績を得たと報告された．麻酔の必要がなく，副作用も現在のところ見られないことが TMS の最大の長所であり，その将来性が期待されている．

更に，米国の研究グループは，難治性うつ病患者6例のうち2例を，TMSによって持続的な完全寛解に導くことができた報告している．ほかにも，約20例のうつ病患者を対象とした複数の研究が実施されており，TMSと従来の抗うつ薬との併用が有利なことや，磁場のon/off頻度を高くしたほうが低くした場合より効果的なこと，左前額面に刺激を与えた場合が最も効果的であると報告されている．

最近では，TMSの副作用の研究も行われている．強い磁気刺激を与えたウサギの脳では，MRIや組織検査でも構造上の異常は認められなかった．ヒトに非常に強い磁気刺激を与えた際には，1例のみ痙攣発作が誘発された．このため，彼らは「痙攣を生じやすいことが明らかな症例に対しては，TMSは禁忌とすべきである」と述べている．

一方，TMS療法に批判的な意見もあり，「痙攣は起こるはずだ」という意見もある．最適な治療様式に関しても，最適な刺激周波数，刺激部位，総エネルギー量など，今後の研究課題は多い．また，TMSが他の疾患にも有効かどうかという点にも興味が向けられている．強迫神経症に対しても有効であるとする最初の報告もあるが，その効果を正確に評価するのは容易でない．その意味では，他の脳機能計測によって，上記のような神経疾患の定量的計測法を確立する必要性が高い．

本章のまとめ

❶ **核医学画像診断装置**　放射性元素で標識した物質を体内に入れ，それから放射される信号を計測する装置．

❷ **SPECT**（single photon emission computed tomography：**局所脳血流断層撮影**）　体内に注入した放射性同位元素の発するγ線を光電子増倍管などのガンマカメラを用いて断層撮影できるようにしたもの．

❸ **PET**（positron emission tomography）　ポジトロン放出核種から放出されたポジトロンが，近傍の電子と結合して2次放出する反対方向に進むγ線を同時計数することによって断層像を得る装置．

❹ **同時計数**　ごく短い時間に発生した反対方向に進むγ線のみを検出する方法．

❺ **膜電位感受性色素**（voltage-sensitive dye）　電圧によって色が変化する染料．数千種類もの染料があるが，変化の割合が大きなものが望ましい．

❻ **OR**（optical recording：**光計測**）　被験体の電気活動を，膜電位感受性色素の光量変化として計測し，イメージングする方法．

❼ **TMS**（transcranial magnetic stimulation：**経頭蓋磁気刺激**）　強い磁場を狭い場所に集中し，頭骨を経て脳皮質を刺激する方法．

6 fMRI（機能的MRI）

　fMRI（functional magnetic resonance imaging）は，脳の機能を計測するために，現在最も多く利用されている計測手法である．脳が活発に活動すると，エネルギーを得るために多量に酸素を消費する．すると，使われた酸素を補充するために，多くの血液が流れることになる．血液の中にある酸化ヘモグロビンおよび還元ヘモグロビンの量を，強い磁場をかけて電磁気的に計測するのがfMRIである．fMRIは空間分解能に優れたイメージが容易に得られるが，時間分解能には原理的な限界がある．
　本章では，fMRIの原理と応用について学ぶ．

6.1 測定原理

脳のエネルギー消費に伴って，血液内部の酸化ヘモグロビンと還元ヘモグロビンの量が変化する．ヘモグロビンの量の変化に伴いスピン角運動量が変化するので，何らかの課題を被験者に行わせた前後の MRI 画像の差を取ると，活動した脳の領域が同定できる．本節では，この fMRI の原理について学ぶ．

6.1.1 BOLD 効 果

定常状態に置いて，酸素は血中のヘモグロビンと結びついて**酸化ヘモグロビン**（白丸）として組織に運ばれている（**図 6.1**）．神経活動に伴い酸素が消費されると，多くの酸化ヘモグロビンが酸素を組織中に放出し，**還元ヘモグロビン**（黒丸）となり静脈へ送られる（図(a)）．

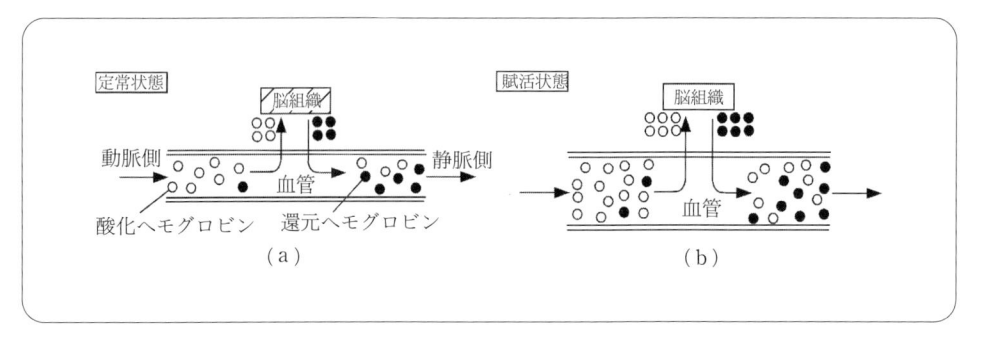

図 6.1 BOLD 効果

神経活動が活発になると，酸素の消費量が増大する．しかし酸素が消費されると，一時的な酸欠状態を回避するため血流量が増加する．したがって，酸素消費量の増大分よりはるかに多量の酸化ヘモグロビンの増加が生じるため，結果的に静脈側では還元ヘモグロビンの濃度が低下する（図(b)）．

すなわち，神経活動がおきると数秒遅れてその部位の脳血流量が 40～60 ％増加するが，酸素消費量は数％程度しか増量しないために，毛細血管の静脈側では還元ヘモグロビンの濃度が相対的に低下することになる．生体内では還元ヘモグロビンは磁化率の高い物質である

ため，神経磁場を不均一にし，その結果**横緩和パラメータ** $T_2^{*\dagger}$ を短縮する．神経活動に伴って，還元ヘモグロビンの濃度が相対的に低下すると，局所磁場は安定となるため，T_2^* が延長して信号強度が増加する．これが **BOLD**（blood oxygenation-level-dependent）**効果**である．この効果を利用して脳の神経活動を画像化する方法を **fMRI**（機能的磁気共鳴画像法）と呼ぶ．

BOLD 効果を用いた脳計測は，1992 年日本の小川やアメリカの Belliveau らなどが独立して，初めて計測に成功した．高磁場 MRI 装置（1.5 T 以上）を用いて，**エコープラナー法**（echo planar imaging：EPI）を利用すると，1 スライス当り数百 ms という高速で撮像することができるため，脳の広範囲の機能画像を短時間で計測することが可能になった．MRI の空間分解能は高いので，EPI 法で分解能を犠牲にしても，fMRI では PET より高い空間分解能が得られ，更に時間分解能も PET より良い．しかしながら，血流の変化を計測するために神経細胞の変化に比べて時間分解能は原理的に悪い．

6.1.2　in-flow 効果

fMRI は差分信号を計測する．したがって，測定対象としている断層面内に滞留している水成分よりも，測定中に断層面内に流入した水成分の方が強い MRI 信号を発するため，血管における血流の増加分が MRI 信号の増加として測定される（図 6.2）．これを **in-flow 効果**という．

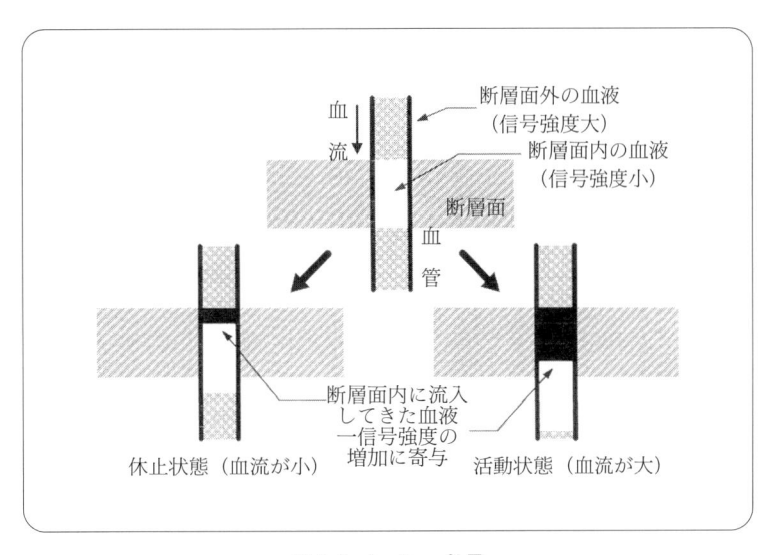

図 6.2　in-flow 効果

---

† T_2^* は実際に計測される T_2（4 章参照）であり，色々な要因で T_2 より短くなる．

In-flow 効果は，解剖学的知識あるいは**MR アンギオ**より得られた血管構造情報と照らし合わせることで，BOLD 効果と区別することは可能である．また，撮影パラメータのうち**TR**（MR 装置から連続的に与える RF 波の間隔）を長くすることにより，in-flow 効果を抑制し，BOLD 効果を際立たせることも可能である．しかしながら，前者の手法を実際の計測に適用するのはたいへんであり，後者の手法を適用すると測定時間が長くなり実験に制約を加えることになるので，in-flow 効果の影響を十分に取り除かないで計測する場合が多い．よって，実際のデータ解釈では注意する必要がある．

6.1.3　fMRIの計測法

fMRI では，X 線や PET のような被曝問題がないので，何回も繰り返して撮像を行うことが可能である．この特徴を利用して脳賦活検査が行われる．例えば約 3 分間の fMRI の連続撮像中に，被験者は課題条件と対照条件を 30 秒ごとに交互に数回繰り返す．すると図 6.3 の下に示したように，課題に伴った神経活動が発生する部位では，課題の開始と停止に数秒遅れて，信号の増大と減少が計測される．

そこで，課題のオン・オフに脳血流の増加の遅れを考慮した信号変化モデル（血行動態モデル）を作成し，そのモデルと信号の相関を計算することにより，課題に関連した信号変化を示す脳部位を統計的に検出することが可能になる．以下に，具体的な計測の流れを説明する．

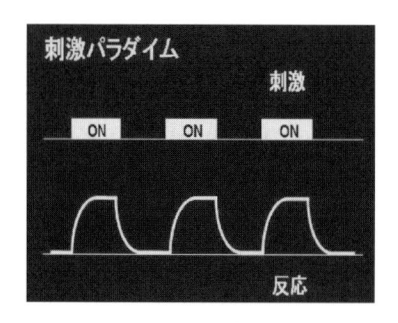

図 6.3　刺激と反応のモデル　　　　図 6.4　体動の修正

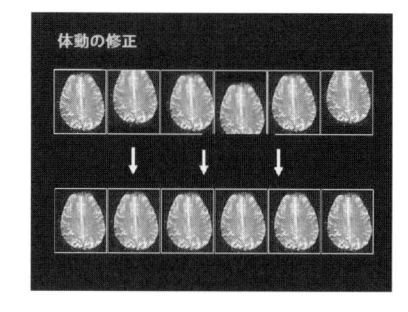

まず，選択した複数のスライス面（通常 6～20 スライス）で T_2^* 緩和に関する MRI 画像を，各ブロック間で 8～10 枚程度計測する．測定はかなりの長時間にわたるので，体動などにより，図 6.4 の上段に示したように画像位置が不ぞろいになるのは避けられない．これを，下段のように画像の位置を修正する．このように画像位置をうまく自動的に合わせるようにすることが，解析の精度に大きく影響する．

次に，課題刺激を与えたとき賦活し，対照課題のときに賦活量が少ないピクセルをすべて

探す．具体的には，刺激提示に対して数秒間遅らせたステップ関数（**図 6.5 右下**）と賦活反応（図右中）との相関値 r を計算し，例えば $r < 0.5$ を活動域と仮に決める．

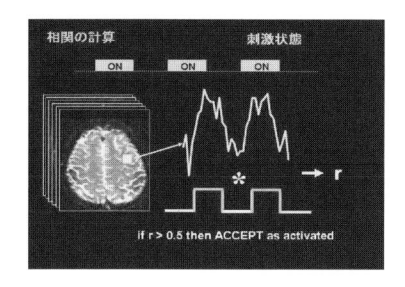

図 6.5　相関による活動域の抽出

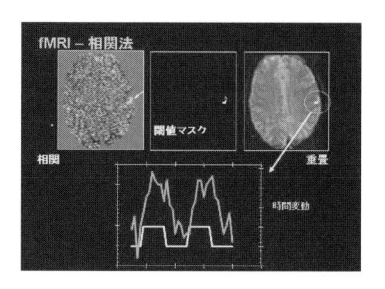

図 6.6　活動域の表示と活動の時間変動

図 6.6 の左上に，そのように計算した相関値を明度に変えてプロットした．図上中は，いき値を超えた部分だけを明点にして取り出して示した．図上右はいき値を超えた部分を，MRI 画像に重畳して示した．この白い部分の時間的な活動は，図下に示したようになっているわけである．

ここで，注意しなくてはならないのは，いき値を変えると fMRI の結果は大きく変わるということである．因みに，手の運動課題のデータで，**相関値** r を 0.3 から 0.7 まで変えたときの「**賦活領域**」の変化を**図 6.7** に示した．このように r の設定の仕方によって，結果が大きく変わることを理解しておく必要がある．また，$r = 0.3$ の図からよく分かるように，r を小さくしすぎるとノイズによって実際の脳組織でないところに賦活領域が出たり，脳内でも極めて不適切な部分に賦活領域が出る場合もある．それを避けるために，周囲との相関をとり，独立したピクセルを排除するような手法も使われる．

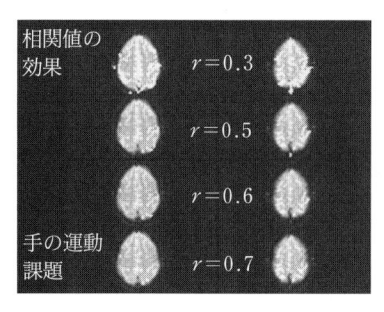

図 6.7　いき値による活動域の変化

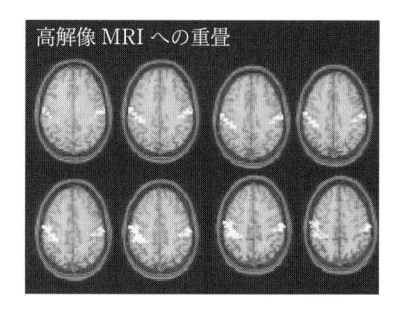

図 6.8　高解像度 MRI での表示

最後に，抽出した領域を，高解像度の MRI に重畳して示す（**図 6.8**）．図では 8 枚の異なるスライス上に設定した相関値の大きな部分を，明度を変えて表示してある．これが多くの fMRI 計測の結果として示される図である．また，この複数のスライスを加工することによって，3 次元的に活動した部位を表示することも簡単に行うことができる．

fMRIには，あとに述べる脳波や脳磁図のようなmsには及ばないまでも，秒単位での信号の変化を記録することが可能である．こうした特徴を高い空間解像力とうまく組み合わせることによって，従来のPETによる機能イメージングでは不可能だった情報を得ることができる場合がある．そのため，現在さまざまな課題に対して計測が行われている．

6.1.4 活性化領域の抽出法

活性化領域の抽出法の代表的なものとして，相関値に基づく方法のほかに，単純に引き算をする**差分法**と，平均値の差の有意性を解析するt**検定法**などがある．

差分法とは，各画素に対して，タスク負荷時の画素値の平均から安静時の画素値の平均を引き算し，ある程度以上の信号変化率の観測された画素を活性化領域とするものである．単純な引き算であるため，ペイントソフトや簡易的な画像処理ソフトでの処理が可能である．通常は信号変化率に応じたカラーマップを与えて表示する．

t検定法とは，各画素に対して，タスク付加時の画素値の平均と分散，及び安静時の画素値の平均と分散を算出し，ある一定の有意水準を満たした画素を活性化領域とするものである．通常はt値そのもの，または有意水準の確率〔％〕に応じたカラーマップを与えて表示する．有意水準のいき値としては5％または2％が多く使われる．単純な差分処理では血液や髄液の流動が原因と考えられるアーチファクトが随所に見られるのに対し，t検定処理では同様のアーチファクトは見られない利点がある．

一般に両者は次のように使い分けられている．差分法は活性化部位を簡易的に抽出したり，信号強度変化率を直感的に理解したい場合に用いられる．そのため実験者の個人的な参照程度にとどめる．最終的な活性化部位の抽出にはt検定その他の検定法が用いられる．相関値に基づく方法は処理が簡単でわりと信頼性の高い結果を示すので多く使われる．最近は，計算機の能力が増したので，t検定法を使用した処理がしだいに増えてきている．その他の有力な方法には，時間軸に対してフーリエ解析する方法，Kolmogorov-Smirnov検定法などがある．

6.2 事象関連fMRI

単一の刺激や運動に伴って増強するMRI信号は，血流増加の遅れの影響を受けて実際の

6.2 事象関連 fMRI

神経活動より数秒遅れてピークに達し，信号が再び元の値に戻るまでおよそ15秒程度かかる．それ以上の間隔で刺激や運動などのイベント（事象）を遂行し，多数回の反応を平均すれば，個々のイベントに対応する脳機能反応を得ることができる．この方法は，**事象関連fMRI**（event-related fMRI）と呼ばれている．

具体的な計測プロトコルは，**図 6.9** のようになる．刺激とコントロール刺激を15秒以上の間隔を空けたランダムな間隔で，二つのイメージをランダムに提示する．多数回（例えば50回）刺激を提示し，それぞれの刺激に対する fMRI 応答を平均する．この際，MRI イメージの平均は応答の時間遅れをモデルによって考慮し，例えば5秒遅らせて行う．二つの反応の差を見ることによって，刺激だけに関連した fMRI の時間応答が求められる．

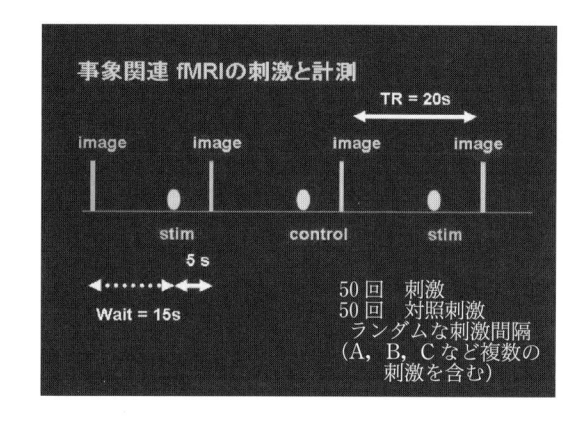

図 6.9 事象関連 fMRI の計測法

fMRI を用いた脳機能イメージングでは，スキャンを行っている1分以上の時間を通して課題を反復することが通常であり，こうして得られる脳機能マップはスキャン中の神経活動の総和を反映する．したがって，課題中の試行ごとに異なる脳活動が賦活されても，それらを分離することは不可能である．しかし，事象関連 fMRI では，反応を平均し刺激に無関係な反応を消去して，刺激に関連した脳活動を分離することが可能である．

外山らは随意的な筋弛緩に伴う脳活動を，事象関連 fMRI を用いて画像化した．なめらかな運動を行うためには，筋の収縮と弛緩がうまく制御される必要がある．しかしこれまでは，両者の違いについて関心が払われることはあまりなかった．そこで被験者に単一の筋弛緩を行わせ，その前後の画像を，事象関連 fMRI を用いて連続的に記録することにより，**1次運動野**と**補足運動野**の活動が，筋の弛緩に伴って一時的に上昇することを示した（図 **6.10**）．

fMRI は時間分解能の悪い MRI に動的な計測を導入したもので魅力的であるが，あくまで刺激に対応した脳血流の時間変化の計測であることに留意すべきである．

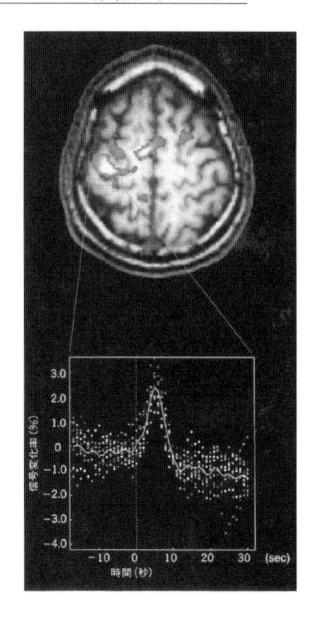

図 6.10 筋弛緩時の事象関連 fMRI
（口絵 9 参照）〔Toyama, K. *et al.* : The Journal of Neuroscience, p. 3532, 19(9), 図 4 (1999) より改変〕

■ 談 話 室 ■

生体計測とノーベル賞　2002 年には，東京大学名誉教授小柴昌俊氏，島津製作所研究員田中耕一氏の 2 人がノーベル賞をダブル受賞し，歴史的快挙として日本中が大いにわいた．小柴氏はニュートリノの世界初の観測，田中氏はタンパク質の質量分析装置の原理発明が認められたものである．前者の計測には大形の光電子増倍管が使われ，それを改良したセンサが 5 章で学んだ PET に使われている．後者の計測法は分子生物学におけるタンパク質分析の必須技術として評価された．

計測技術は科学技術において極めて重要であることが，ノーベル章の歴史を見ると歴然としている．因みに，本書と関連の深い生体計測関連のノーベル賞受賞者に限定して列挙すると，表 6.1 のようにまとめられる．X 線 CT, MRI などの計測技術の原理発明が，田中氏の業績と同じように高く評価されていることと，眼や神経系などの，生体の本質を解明する研究が評価されていることが分かる．

表 6.1　生体計測関連のノーベル賞受賞者

受賞年	名　前	国　籍	受賞理由
1906	ゴルジ，カハール	イタリア，スペイン	神経系の構造の解明
1911	グルストランド	スウェーデン	眼の光学系の解明
1952	パーセル	アメリカ	NMR（MRI の前身）の原理の発明
1963	ホジキン，ハックスレイ	イギリス	神経線維における信号伝達特性の解明
1979	ハウスフィールド	イギリス	X 線 CT の原理の発明
1981	ヒューベル，ヴィーゼル	カナダ，スウェーデン	視覚系における情報処理の解明

また，つい最近，日本のノーベル賞といわれる日本国際賞の 2003 年度受賞者に，fMRI の原理を開発した小川誠二氏が決定した．

今後 OT や MEG が脳機能の解明に貢献することに成功したら，それらの研究に関連した受賞が当然予想される．また，脳工学が目指す「脳機能の根本原理の発見とその応用」に関する業績には，疑いなくノーベル賞が送られるであろう．脳工学の研究対象は，まさしくホットで極めて重要な学問分野である．

6.3 応　　　　　用

本節では，fMRI のさまざまな応用例を示す．

6.3.1　感覚反応への応用

fMRI の視覚実験における刺激提示の様子を示す．右側の液晶プロジェクタから透過形のスクリーンに視覚刺激を提示し（図 6.11(b)），測定のためのヘッドコイルの中にミラーを取り付け，ミラーにプロジェクタの像を写して被験者に刺激を与える（図(a)）．十分な視野角を確保できないことや，寝たままで視覚刺激を見なければならないという不自然さはあるが，このようにして視覚実験は比較的容易にできる．

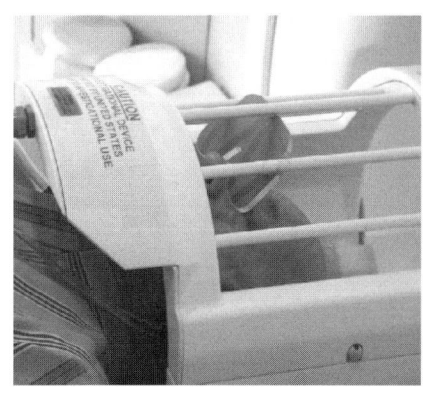

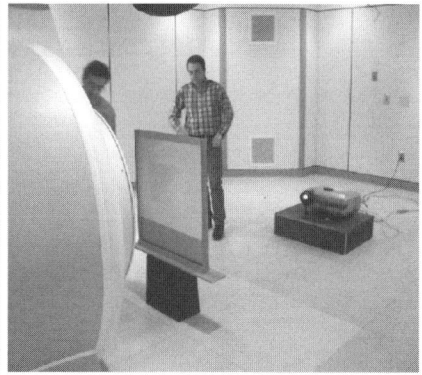

(a)　　　　　　　　　　　(b)

図 6.11　視覚刺激の提示法

他方，聴覚実験はMRIが計測のために大きな電流を複雑に流すことから，電流による大きな音が生じて測定ノイズとなってしまうため，自然な刺激を与えることは困難である．現状は，非磁性で遮音性の良い大きなヘッドフォンを被験者に装着させて，装置の騒音ができるだけ邪魔にならないように実験条件を工夫して計測している．

体性感覚は電気刺激を電極から与えることにより比較的容易に可能であり，手足を動かす運動課題は問題なく行うことができる．被験者の頭部が計測コイルで覆われているため，味嗅覚なども計測は容易ではない．

図6.12は，上記のような刺激を与えたとき，賦活した領域を抽出し頭の3次元データ中に表示したものである．いずれも，脳損傷研究や電気生理研究などで知られている部位がfMRIで非侵襲的に計測可能であることが，豊富な測定例から確認されている．

以上のように，活性領域の抽出には注意を要する点があるが，活動部位が画像として直接得られるという大きな利点があるため，fMRIは現在多くの脳機能研究課題に適用されている．ただし，血流に依存した計測であるので時間分解能は秒のオーダになる．

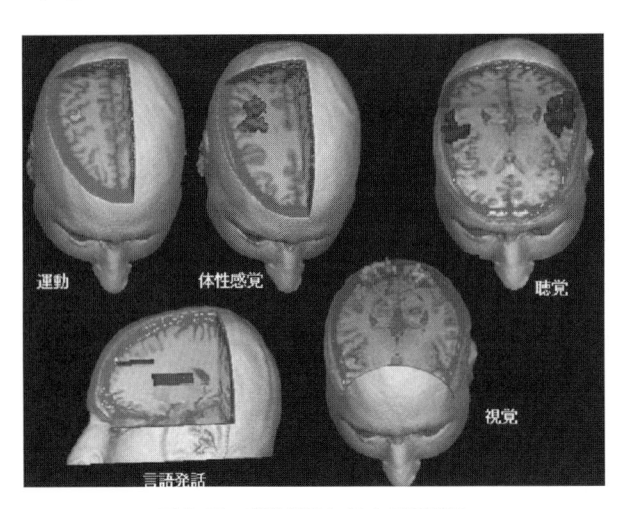

図6.12　感覚刺激に対する活動域

6.3.2　視覚野の同定

4章で述べたように，複雑な脳皮質を展開する手法が開発されてきている．その手法を利用して，アメリカの**ツーテル**（Tootell）らは，fMRIを用いヒトの視覚野を機能的に分類することに成功した（**図6.13**）．提示された刺激は，同心円状または扇状に等輝度の運動図形で，図左の色を変えた視野部分に次々に刺激図形を提示した．色を変えた網膜上の刺激された部分が，視覚野でどの部分が活性化したかをfMRIで調べ，対応する色で示した．図

上段は同心円状に等輝度，下段は扇状に等輝度の刺激を用いて中心窩周辺の網膜上を刺激したとき，大脳皮質でどの部分が活性化したかを示す．A，D は矢状断面，B，E は脳の表面積を変化させないようにしながら脳溝を伸ばしたもの（伸展），C，F はその展開図である．

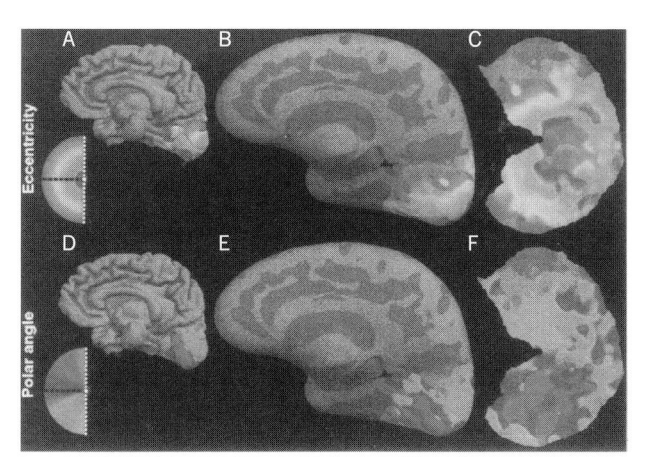

図 6.13　1 次視覚野のレチノトピーの同定と展開（口絵 10 参照）〔「脳の科学」編集委員会：脳機能のイメージング，p.122，図 2-1，星和書店（1998）〕

彼らは，上図二つの実験から，まず V1 の部位を決定した．電気生理による研究から，V2 以降は，レチノトピーが境界をはさんで鏡像体になっていることが知られている．よってそのことを仮定して V1 以降の視覚野を決定した（**図 6.14**）．A は矢状断面，B はその展開図，C は脳底を上方にして脳表面を見たもので，D はそれを伸展させたものである．図

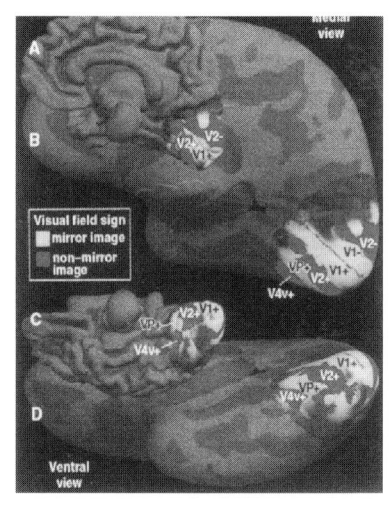

図 6.14　高次視覚野の同定（口絵 11 参照）〔「脳の科学」編集委員会：脳機能のイメージング，p.122，図 2-2，星和書店（1998）〕

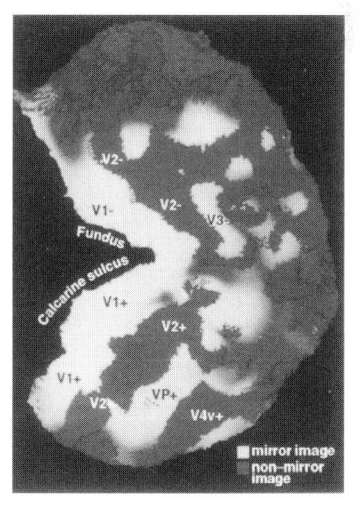

図 6.15　高次視覚野の展開（口絵 12 参照）〔「脳の科学」編集委員会：脳機能のイメージング，p.122，図 2-3，星和書店（1998）〕

6.15 は図 6.14 の展開図であり，このようにすると複雑な視覚野の各領野の位置関係がよく分かる．

この研究には fMRI の空間解像度が優れていることが，十分に利用されている．これによると，ヒトの Vl では，中心窩周辺に対応する視覚野に大きな面積の皮質を動員していることが明確に読み取れる．このように複雑な構造をしている視覚野の機能の同定が非侵襲的に可能になってきた．しかしながら，Ｖ２以降はＶ１の鏡像関係が使われて推定されていることに注意しなくてはならない．

6.3.3　眼優位コラムの同定

従来電気生理の研究から推定されていた脳の**コラム構造**に関し，最近，理研の K.Cheng らによって，4Ｔの fMRI 装置を用いて視覚野のコラム構造の画像化に成功した，との報告がなされた．

彼らは，白黒チェッカーボードパターンを1秒間に8回反転する刺激を，光ファイバの束を通して片方ずつの目の網膜に投影した．"刺激なし（1分）-左目刺激（2分）-刺激なし（1分）-右目刺激（2分）"を4回繰り返し，合計で24分間連続的にイメージングを行った．左目刺激の間の機能的イメージと右目刺激の間の機能的イメージを比較することにより，ストライプ状のパターンが得られた（図 6.16）．このパターンはサルの**眼優位性コラム**と同じように，ストライプを構成するとともに，帯の長軸方向は第1次視覚野の境界にほぼ垂直であった．一つずつのコラムの幅は平均して1mmであり，サルで見つけられているコラムの約2倍の幅であったと報告している．

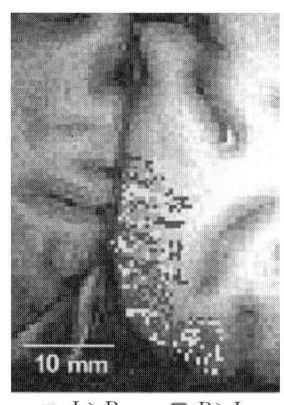

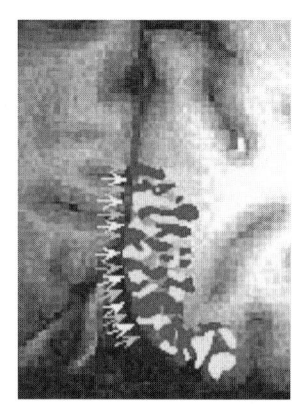

図 6.16　眼優位コラム（口絵 13 参照）〔田中啓治，2002 ホームページ URL：http://www.riken.go.jp/index-i.html〕

彼らは，5年ほど先には人間の**大脳皮質連合野**での**コラムイメージング**が可能になるとしている．人間の側頭葉下部前方には名詞概念が蓄えられていると示唆されているが，いろいろな名詞概念を表すコラムがどのように配置されているかを調べることによって，人間の知能が整理されている構造を直接調べることが可能で，老人性痴呆のメカニズム解明に重要な突破口になるとしている．このように前頭葉連合野のコラムイメージングが進めば，分裂病などの精神疾患のメカニズム解明にも重要な前進が期待される．

6.3.4 認知科学への応用

計測パラメータおよび計測データの処理法が決まれば，fMRI計測は極めて容易に繰り返して計測することができる．また，fMRI計測可能な1.5 T以上のMRI装置が，多くの研究機関に導入されてきた．そのため，従来信頼のおけるデータに欠けていた心理学，**心理物理学**，**認知心理学**分野の多くの研究者が，fMRIを用いた研究を開始している．

研究課題は，記憶，認知，言語，情動など，極めて多くの課題が研究されている．それらの研究から，人間の高次脳機能の従来にない知見が生まれてくることが期待される．

〔1〕 **顔の認知** 複雑な認知として顔の認知がある．顔やその表情の認知は，サル，ヒトなどの群れを作って生活する動物にとって，社会的に重要なことである．よって，電気生理など他の多くの手法によって顔認知の研究がなされてきた．

東京大学の杉下らは，**失顔貌**（prospagnosia）患者を用いて実験を行った．臨床的には失顔貌は右の大脳半球の障害に伴って起きやすいといわれてきた．ただ，失顔貌といっても，顔ということが分からないのか，顔の表情が読み取れないのか，顔と分かっても誰の顔だか区別できないのかなどの種類がある．ここでいう失顔貌は，顔を見て顔ということが分からないというレベルのものであった．

顔の認知は以前より，てんかん患者の焦点検索のために電極を刺入した計測や，**ERP**（event-related potential）の研究により，**紡錘回**（後頭葉の下部で小脳に接する部分）中央付近と下側頭回付近であることが示唆されていた．

fMRIの出現により正常の人でも同様な部位に，顔を特異的に認知する領域が同定された（図6.17）．図には，顔に特異的な反応を脳の腹側部に示した12名のデータを白い四角で示した．Allisonらが1994年にERGを用いて同様な課題で，顔に特異的に反応したとした部位を黒い領域で示したが，かなり良い一致を示した．

臨床的には，失顔貌は**失色彩**（achromatopsia）と合併しやすく，障害部位が近い可能性が指摘されていたが，色に関する認知部位が紡錘回近傍ということが広く認められていることから（4章参照），この実験結果はこのことを支持するものである．

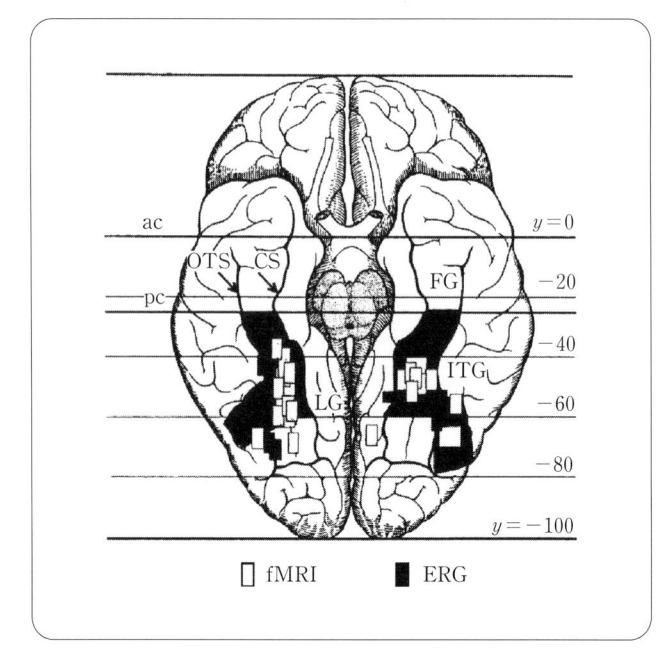

図 6.17 顔の認知領域〔「脳の科学」編集委員会：脳機能のイメージング，p.125，図6，星和書店（1998）〕

最近の研究では，恐れと嫌悪の表情の認知についても行われている．恐れに対しては以前から PET で示されている扁桃体に活性化が認められたが，嫌悪に対しては**島皮質**（側頭溝奥下方）前方（anterior insula cortex）に見られるという．

〔２〕 **文字の認知**　　文字に対する認知機能，特に単語を見たときそれを単語だと認識する領域はどこであろうか．Pertersen らはこの問題に対して，実在する単語（real word）と母音を含み，発音可能であるが実際には存在しない単語（pseudoword），子音のみから構成されている単語（nonsense string），実際には存在しない"文字"から構成されている"単語"（false font）を用いて，脳の活性化の違いを調べた．その結果，左脳のＶ１以降に，pseudoword と real word で活性化が見られたが，nonsense string と false font では活性が見られない部位を fMRI で見つけた．

日本語は漢字と仮名から構成され，臨床的に両者の障害にはしばしば程度に差があることが指摘されてきた．両者の情報処理の違いは興味深いことであるが，その際両者の形態の複雑さの違い，出現頻度の違いなども考慮する必要がある．そこで，東京大学の内田らは fMRI を用いて，漢字を一定のアルゴリズムにより"スクランブル"した"スクランブル漢字"をコントロール刺激とし元の漢字から引き算をし，漢字認識の中枢を検索した．元の漢字をスクランブルしたのはＶ１における刺激をほぼ同一とすることにより精度の高い実験をするためである．その結果，下側頭回と紡錘回に活性が認められた（**図 6.18**）．

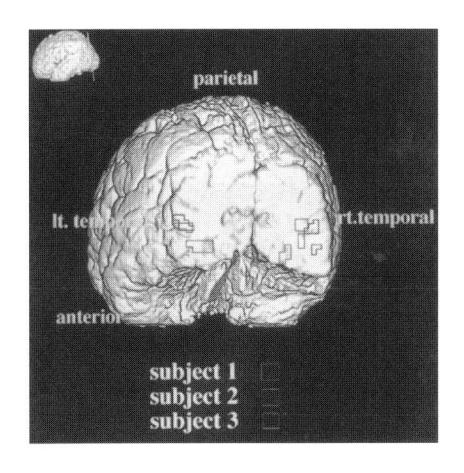

図 6.18 文字認識に関連する領野
(口絵 14 参照)〔「脳の科学」編集委員会：脳機能のイメージング，p.125，図 7，星和書店 (1998)〕

6.4 fMRIの課題と将来

　fMRI は，**形態計測法**として極めて有用な MRI に，**機能計測**をも付加することを可能にしたものであり，たいへん魅力的な技術である．したがって，現在さまざまな装置改良の研究とともに，幅広い応用研究がなされている．また，装置は，病院用として従来 1～1.5 T のものが標準であったが，研究用としては，3～4 T の装置が世界で 10 台以上稼動しており，最高の磁場強度としては 7 T のものが実験的に生体計測に使用され始めている．

　fMRI は脳細胞が活動したときに，その活動を支えるために血流が増大する現象を計測している．したがって，脳血管が非正常であったり，脳血管が何らかの他の原因で拡張したり収縮したり，腫瘍，虚血などのさまざまな要因によって血流が変化することの影響をそのまま計測してしまうことを忘れてはならない．

　また，そのような問題がない正常な脳の活動と血流量がどの程度相関があるのか，刺激に対する有意な変化としてどのレベルの変化を活動領域として採用すべきかなど，根本的な問題も残されている．更には，2 種類のヘモグロビンの量と脳活動との関係は正確にはどうなっているかなど，まだ解決しなければならない問題を残している．

　脳活動からヘモグロビンの変化までは数秒かかるので，fMRI は間接的な計測法であり，時間分解能においては原理的な限界がある．事象関連 fMRI は，きれいなイメージの時間変化を計測するのでたいへん魅力的であるが，それがあたかも脳活動そのものを直接表していると解釈してはならない．以上のように fMRI は，たいへん有望な脳機能計測法である

が，脳機能計測という面からは原理的に限界もあるので，今後より直接的な手法の結果などと対比させ，相補的な関係を構築する必要がある．

本章のまとめ

❶ **BOLD（blood oxygenation-level-dependent）効果**　神経活動が活発になると，酸素の消費量が増大し，次に消費された酸素を補うため血流が大きく増加するため，かえって酸化ヘモグロビンが増加しMRI信号が増大する効果．

❷ **In-flow 効果**　測定中に断層面内に流入した水成分の方が強いMRI信号を発するため，ヘモグロビンの量ではなく，血流の増加分がMRI信号の増加として測定される効果．

❸ **相関法**　課題のオン・オフに脳血流の増加の遅れを考慮した信号変化モデル（血行動態モデル）を作成し，そのモデルと信号の相関係数を計算する方法．

❹ **t 検定法**　各画素に対してタスク付加時の画素値の平均と分散，及び安静時の画素値の平均と分散を算出し，有意水準以上の画素を活性化領域とする方法．

❺ **事象関連 fMRI**　ごく短時間の神経細胞の興奮に伴う一過性の信号変化を予測し，実際に計測された経時的なMRI信号の変化との相関を計算することにより，脳での単一のイベントに関連した神経活動の時間的変動を計測すること．

❻ **感覚計測**　MRI計測によって，視覚，聴覚，体性感覚などの刺激を与えたときに，刺激に対応して活動する部位を同定する計測を行う．

❼ **認知計測**　記憶，言語，情動など，感覚反応よりも高度な知性に関する計測．fMRIを用いて極めて多くの課題が研究されている．

7 OT（光トポグラフィー）とEEG（脳波計）

　非侵襲脳機能計測法のうち，被験者に強い姿勢拘束を課さないで計測可能な手法として，OT（optical topography）とEEG（electroencepharography）がある．OTは，近赤外光を用いて，fMRIと同じように血液中の酸化ヘモグロビンと還元ヘモグロビンの量を測るものである．一方，EEGは8章で学ぶMEGと同じように，脳細胞の電気活動を電圧の変化として計測する手法である．

　EEGは数十年の実用実績があるが，OTはつい最近，90年代後半から実用化されてきた技術である．両手法ともに簡便性に優れているが，他の手法と比べて計測精度において課題が残されている．

　本章では，OTとEEGについて学ぶ．

7.1 OT

7.1.1 測定原理

OTは，酸化・還元ヘモグロビンの近赤外光領域での吸収率が，波長に依存して大きく変化することに着目し，脳の血流を測ることにより脳機能を計測する手法で，1992年に初めて計測結果が発表された若い技術である．

〔1〕 近赤外光の分光吸収係数　　血液中で酸素を輸送する役割を果たすヘモグロビンは，酸素化（酸化ヘモグロビン）したり，脱酸素化（還元ヘモグロビン）したりすることによって，図7.1に示すように近赤外領域で分光吸収係数が大きく変化する．他方，5章のPETや6章のfMRIにおいて説明したように，脳活動に伴い脳血管内の酸化・還元ヘモグロビンの量が変化する．よって，近赤外光の脳内における吸収スペクトル変化を測定できれば，脳内の酸素飽和度や血液量，酸素消費速度などの変動を推定でき，結果的に脳活動を計測できることになる．

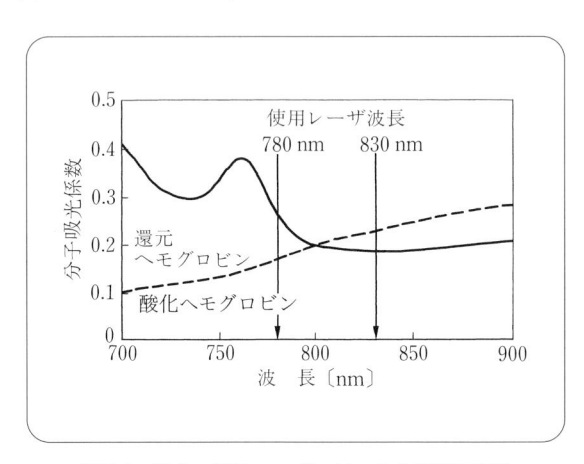

図7.1　酸化・還元ヘモグロビンの分光吸収係数

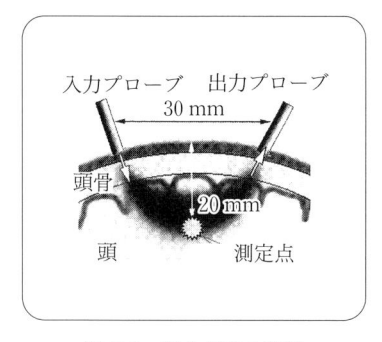

図7.2　近赤外光の計測

上記のような原理に基づいて，近赤外光を用いた簡便かつ安価な脳活動の非浸襲計測の開発が近年精力的に行われている．図7.2にその測定原理を示す．

約3cm離したプローブの片方から近赤外光を放射し，散乱反射光を別のプローブで計測する．光が脳内でどのような挙動を示すかは興味深いことで色々な解析が行われているが，

まだ明確なことは分かっていない．しかし，このような設定では，計測光は2 cmほど脳内に入りこんで，脳組織によって散乱されて計測されているものと考えられている．図7.1のように波長により反射吸収係数が異なるので，できるだけ多くのスペクトルを計測することが望ましいが，現在は2，3種類の赤外光を用いて計測している．図7.1では，一例として比較的吸収係数の差が大きな780及び830 nmの赤外光を採用することを示している．

この近赤外分光法の脳機能計測への応用は，アメリカのChanceによって1992年に最初に提唱され，翌年から北海道大学の田村らによって研究が発展された．その後多くの研究が行われるとともに，多チャネル計測によるイメージングが試みられ，いくつかの市販品も現れた．この技術を **OT**（optical topography：光トポグラフィー）というが，最近はより広い意味をこめて **NIRS**（near infrared spectrophotometory：近赤外分光法）とも呼ばれている．

〔2〕 **装　置**　　図7.3は最近市販された24チャネルのOT装置を頭部に装着した写真である．図7.2に示したように，入射した赤外光の反射光を数cm離れたところにある受光素子で計測する．反射部分の血流に含まれるヘモグロビンの量により反射光の量が変化するのを計測し，イメージ化する．頭の左右でそれぞれ12チャネルの計測ができ，血流量の分布を表示できる．この図から分かるように，OTは可搬形で，被験者が動いても計測可能という大きな利点を持つ．また，光を用いるので高い非侵襲性を持つ．よって，通常の脳機能検査ばかりでなく，将来，乳幼児の視機能検査，精神疾患患者の診療用などに，多く利用される可能性が期待されている．

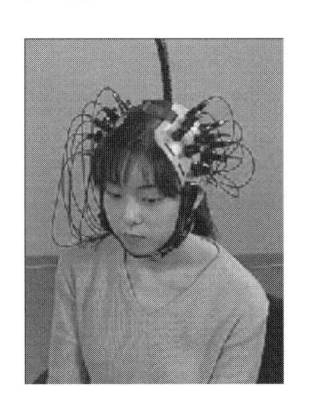

図7.3　OT 装　置

〔3〕 **時間分解形光CT**　　近年では，ピコ秒（$ps=10^{-12}s$）やフェムト秒（$fs=10^{-15}s$）レーザが小形化され容易に手に入るようになった．また，IC化されたレーザ検出器により，従来非常に困難であった光の到達時間を正確に計測することが可能になってきた．

この技術を利用して，**時間分解計測法**（**TRS**：time-resolved spectroscopy）が開発された．すなわち，ある波長の光の吸光度は，その光が透過した物質の濃度と光路長に比例する

という Beer-Lambert 則に基づいて，脳内の酸化及び還元ヘモグロビンの量によって光の量が変わる．そこで，多チャネルのプローブの一つから極短い光を照射し，反射散乱してくる光を頭の周囲に設置した全チャネルのプローブで計測する．経過時間を正確に計測することにより，等価的な光路長を絶対計測することができ，経路内に存在する酸化及び還元ヘモグロビンの量を計測できる．そして，光を照射するプローブの位置を次々に変えて計測することにより，多くの方向からのデータを得て，CT 画像を得ることが可能になる．

図 7.4 は，そのような原理に基づいて，1999 年に通商産業省（現 経済産業省）と NEDO によって試作された 64 チャネルの時間分解計測法のシステムブロック（a）と外観（b）である．波長 780, 805, 830 nm のピコ秒半導体レーザを用いている．被測定物の周囲に

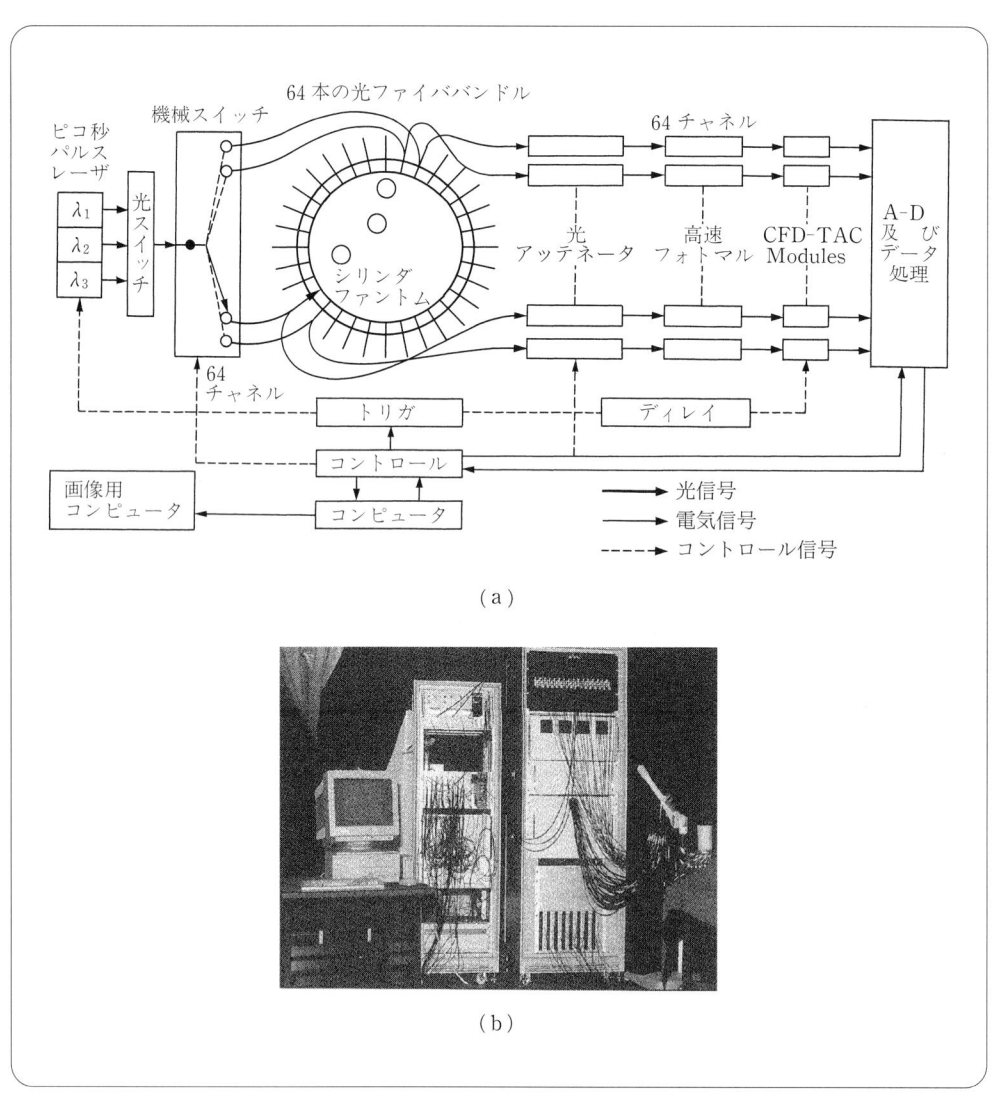

図 7.4 時間分解形 OT システム

配置されたプローブから3種類のピコ秒レーザを照射し，64チャネルのプローブで反射散乱光を計測する．光を照射するプローブを次々と変えて多数の計測データを得ることにより，断層像を再構成する．3章で紹介した光CTとは異なる方式の光CTになっている．

7.1.2　応　　　　用

〔1〕てんかん発作　　東京警察病院の渡辺らは，9人の難治性てんかん（側頭葉てんかん8例・頭頂葉てんかん1例）につき，片側4チャネルずつ左右対称に，OTの照射及び受光プローブを配置した装置でOTを計測した．脳波モニターのもとで，てんかん誘発剤を静脈注射してんかん発作を起こし，発作時のOTとSPECTを計測した．

すべての症例で発作が誘発され，脳波では自然発作時と同様の部位からてんかんが始まっていることが確認された．SPECTでは9例のうち6例で，脳波で確認された焦点部位を中心に，血流増加が観察された．OTによる血流計測では，8例で，脳波で確認された発作開始から5～10秒以内に，焦点付近に血流の急峻な増加が観察された．1例ではSPECTでの血流増加は明確でなく，OTでも軽度の増加にとどまった．

図7.5に代表的な例を示す．図は頭の右側に設置したプローブの測定値から，頭の左の対称点に設置したプローブの測定値を減算して提示している．右側頭葉焦点の症例であり，発作開始直後から右側側頭葉の計測値が急速に増加している．増加は約60秒間続いたのち，再び左右の測定値は対称となっている．同時に計測したSPECTでも同様に右側側頭葉に血流の増加が認められた．

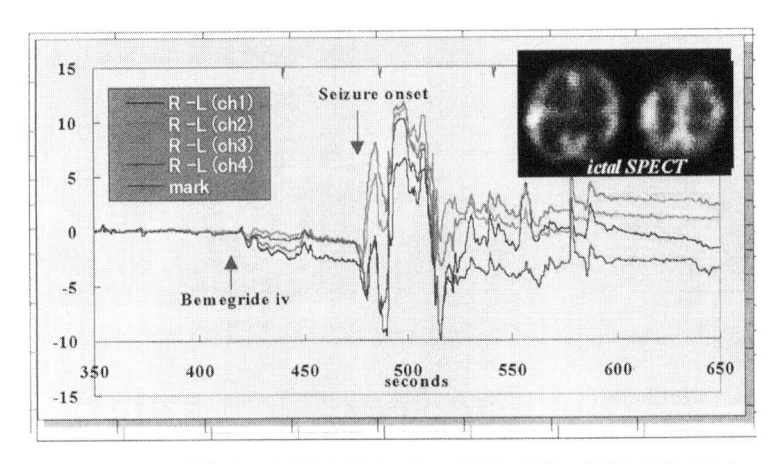

図7.5　てんかん発作時のOT測定例（口絵15参照）〔「脳の科学」編集委員会：脳機能のイメージング，p.268，図8，星和書店（1998）〕

98　　7．OT（光トポグラフィー）とEEG（脳波計）

〔2〕**思考課題**　　北海道大学の田村・星は，先駆的な仕事として，ヒトの思考時（mental task）における脳内の酸素濃度変動を測定した．被験者の左前額部にOT測定用の照射および受光プローブを約4 cm離して装着し，同時に脳波計（12チャネル），**ドップラー血流計**，パルスオキシメータを装着し，血流の循環動態も同時に記録した．

図7.6(a)に典型的な例を示した．矢印1と2の間で数学の問題を読んで被験者に聞かせた．矢印2から被験者は問題を理解し考え始めると，**全ヘモグロビン**（t-Hb）と**酸化ヘモグロビン**（oxy-Hb）が増加し，矢印3で急激に低下した．検査終了後に被験者は，ここで考えることを中断したと述べた．矢印4から再び考え始め，最終的には矢印5で問題を解くことをあきらめた．図から思考によって脳活動が上昇すると脳血流の増加と脳内酸素濃度の上昇が起こり，思考を停止すると速やかに元のレベルに戻ったものと解釈された．

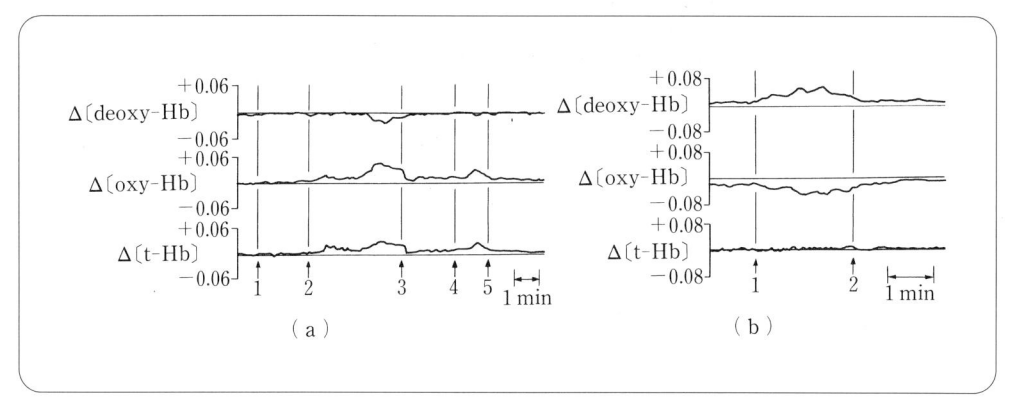

図7.6　思考時のOT測定例〔「脳の科学」編集委員会：脳機能のイメージング，p.272，図1，図2，星和書店（1998）〕

5章および6章で述べたように，脳活動が上昇すると脳内血流が増加し，その結果，酸素供給量が消費量を上回り，脳内酸素濃度が上昇すると考えられている．しかし，田村らは，このことは必ずしもすべての人にあてはまるとはいえないと指摘している．

図(b)は中年の被験者の例である．数学の問題を解いた際，酸化ヘモグロビンの低下と**還元ヘモグロビン**（deoxy-Hb）の上昇が見られ，前図と逆の傾向を示している．このとき全ヘモグロビン量は不変であり，血流速度の増加も見られなかった．すなわち，脳活動の上昇による酸素消費の増加が，直接，脳内酸素濃度の低下として観測された．田村らは，前図との差は脳活動と血流調節のカップリング機構が正常に働いていない例であると考えている．

このような計測から，脳の活動について，OTは何らかの手掛かりを与えてくれることは確かであり，OTはPET，fMRIよりも簡便な手法として将来有用な手段となりうる可能性を持つといえる．しかしながら，図(b)の例のように，脳活動と酸素濃度の関係は，多くの要因に影響される可能性を持っているので，今後さらに知見を蓄積する必要がある．

〔3〕 **言語課題** 図7.7は，渡辺らが計測した多チャネルOT装置で言語課題を与えたときの反応例を示す．刺激を提示したときを時間ゼロとして，左図のそれぞれのイメージの横に秒単位で示した．各時間における計測された血流量の大きさを左図の右側に示した擬似カラーで示した．

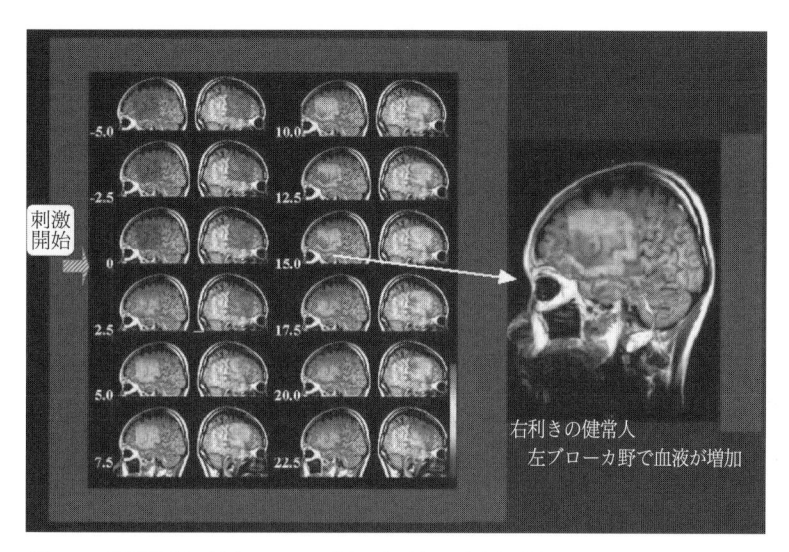

図7.7 言語課題に対するOT測定例（口絵16参照）〔渡辺英寿（東京警察病院）：日立メディコ パンフレット，1997〕

刺激提示後に左右のセンサの下の部分は，しだいに血流量が増えて行ったが，特に左の前頭葉後部の**ブローカ野**に相当する部分だけが顕著に増え，15s付近でピーク値を示した．図右には刺激後15sにピークを示したときの血流のパターンを示した．

このように，OTは人間の高次脳機能反応を簡便にしかもあまり被験者を拘束することなく計測可能であるという優れた特徴を持つ．本計測法の課題は，①絶対値定量ができないこと，②空間分解能が悪く観測している部位を正確には決定できないことである．

OTは，独立した複数の計測光を用いることによって，酸化ヘモグロビン及び還元ヘモグロビンをそれぞれ独立に測定できる利点を持っている．このことは逆に，従来のPETやfMRIでの測定原理に疑問を投げかける結果も得られている．例えば図7.6(a)の還元ヘモグロビンの挙動は，負の値をとるためfMRIでは活性化されないと結論されてしまう．今後，更に研究されるべき重大な課題であろう．

〔4〕 **暗算課題** 図7.8は，図7.4に示した**時間分解形光CT装置**を用いて，東京都精神研の星らにより計測された，被験者にdigit-span backward testをさせたときと，コントロールのdigit-span forward testをさせたときの，酸化ヘモグロビンの濃度変化を示したものである．光CT計測をしているため頭内部の様子も分かり，この課題ではワーキング

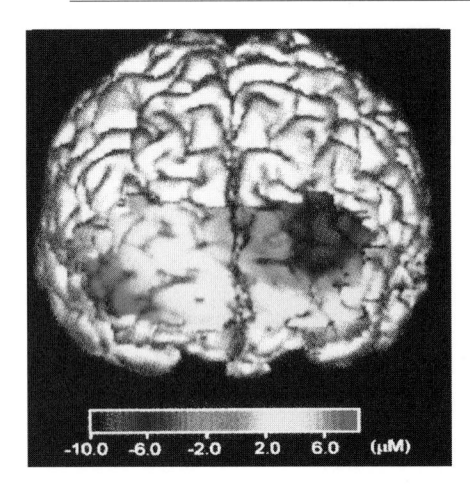

図7.8 暗算時の時間分解形 OT 測定例
(口絵17参照)〔田村 守：光による医学診断，p.108，図8，共立出版 (2001)〕

メモリ（作業をするための一時的な記憶）を必要とする課題であったので，右背外側前頭前野，ブロードマン46野で酸化ヘモグロビンの増加が見られ（図中の μM はマイクロモルの増加を意味する），PET や fMRI の結果と一致したと報告されている．

この光 CT により，ベッドサイドでの患者の脳機能計測などが可能になると期待されている．また，相対値計測しかできない通常の OT と異なり，絶対値計測が可能であるため，個人間の比較または同一被験者の部位間の比較が可能になるといわれている．ただし，同措置はまだ試作段階のものであり，今後多くの改良がなされて実用化するものと思われる．

7.2 EEG

EEG は，被験者の頭表に貼った電極から計測した電位変化である．EEG には，被験者に特別な刺激を与えないときに観測される**自発脳波**と，一定の刺激を繰り返し与えて観測された電位を加算平均して得られる**誘発脳波**とがある．本節では **EEG**（electroencephalography）の原理と応用を学ぶ．

7.2.1 測定原理

〔1〕 **EEG の発生とその性質**　2章で説明したように，神経細胞が活動すると色々な部分で微小な電流が流れる．そのような脳細胞の電気活動を，頭表から電極を通して記録し

たものが EEG である．EEG は，ドイツ人のバーガー（Berger）が 1929 年に初めて計測に成功した．EEG は，発生源に電極を挿入する微小電極法とは異なり，発生源を取り囲む電導性生体組織（脳，脳髄液，血管，頭骨，頭皮）の外側から間接的に記録したものであるので（**図 7.9**），侵襲性が極めて低いが，多数の細胞の活動集合を記録しているという限界も持つ．

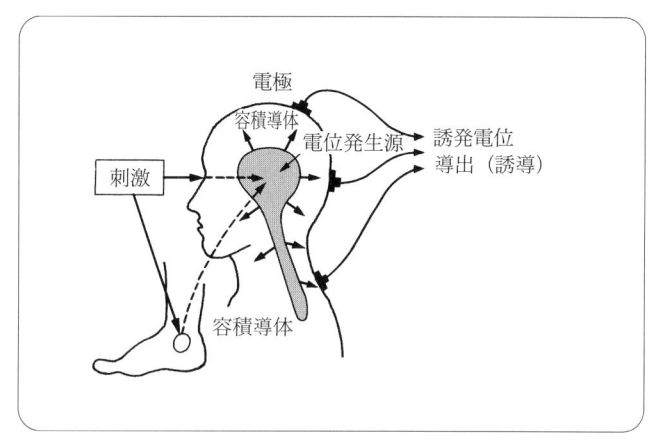

図 7.9 EEG の発生

電極と発生源の間に介在する生体組織は生体電気現象の媒体となるから，**容積導体**（volume conductor）と呼ばれる．容積導体は，内部に電位発生源が存在すると，それを中心にして周囲に**電場**（electric field）を形成し，形成される電場は，電位発生源の状態だけでなく，それを囲む容積導体の形体によって影響を受けて複雑に変化する．

生体は不均質な媒体から構成される容積導体であり，その内部の電場は非常に複雑である．一方，均質な媒体から構成される容積導体モデルの電場は，比較的容易にシミュレートできる．すなわち，容積導体内部の電位発生源は，**電流双極子**（dipole）の集合とみなし，その電流双極子から発生する電位を計算すればよい．

もし容積導体が均質な媒体で，発生源が**単一双極子**（single dipole）とすれば，電極を両極の結合線の延長方向におけば，最も大きな電位が記録される．一方，結合線と直角（垂直）方向になれば電位 0 となる．また，電極位置が双極子から離れると，記録される電位は指数関数的に減衰する．

電極から導出される電位は，双極子と電極の間の距離，双極子の方向，容積導体を構成する媒体の伝導率，媒体の均質性，媒体の種類と数などによって変化する．この結果，**図 7.10** から分かるように，EEG では，聴覚野から発生する電位を計測することは難しく，頭頂での活動は計測しやすいことになる．

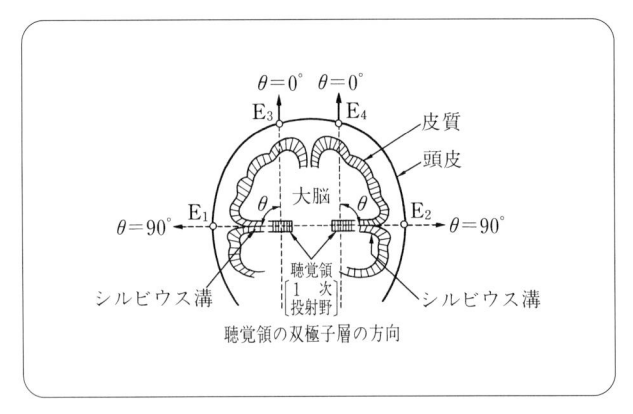

図7.10 皮質の方向と EEG 強度

[2] **計測法** 神経細胞の活動に起因する電位は，頭表では数 μV 程度の電位でしかない．よって，従来このような微小な電位変化を計測することは困難なことであった．しかし，最近の計測技術の発達によって，計測自体はそれほど難しいことではなくなった．EEG を計測する主要な技術は **差動増幅** である．基準電極の電圧と計測点の電圧の差を，オペアンプで高倍率に増幅して，そのような微小な電圧変化を計測することができる．

実際の計測は，図 7.11 に示したような差動増幅器で，耳たぶまたは眉間の間にアースをとり，計測点との電圧差を差動増幅して計測する．信号のレベルが低いため，従来 EEG は電気シールドルームの中で計測していたが，最近は計測技術の進歩によりシールドルームに入らなくても計測可能となり，被験者がかなり自由に動いても計測できるようになった．

EEG データは，差動増幅しているため，どの地点から計測したかが極めて重要になる．そこで，国際的に計測点を **国際 10-20 システム** として約束した．図 7.12 はその場所を示している．五つの基準点を決め，それぞれの間を 5 等分して全体として 20％ずつ変化した位

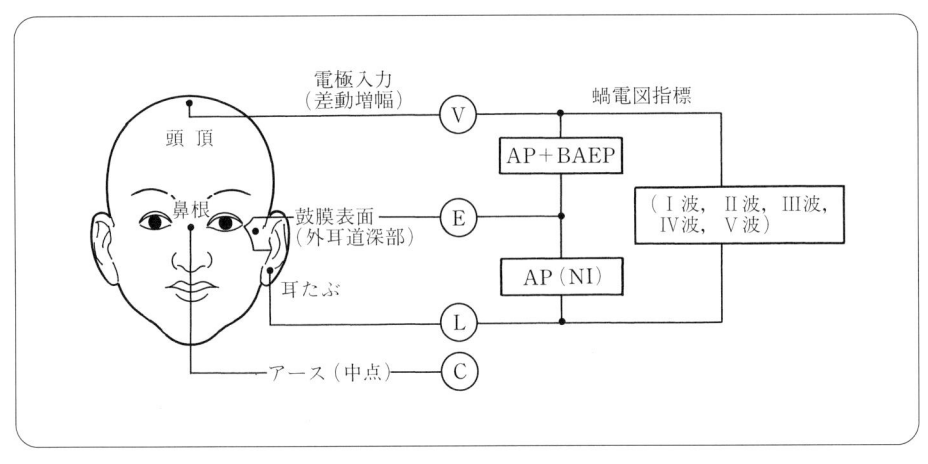

図7.11 EEG の計測法

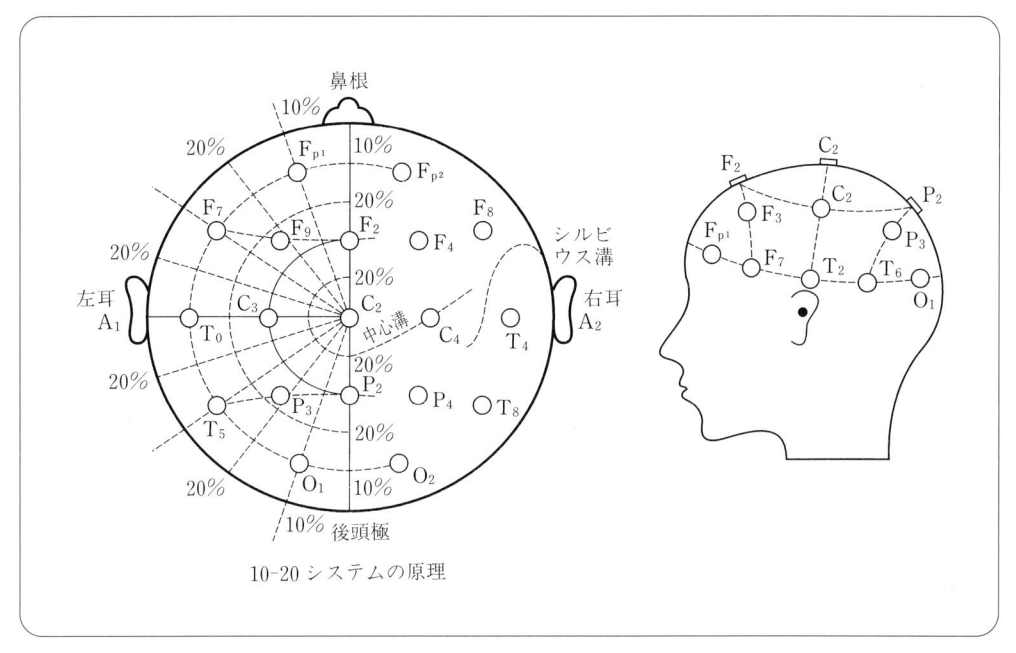

図 7.12 国際 10-20 法の計測位置

置を計測するようにしたものである[†]．

次に電極も大切な要素技術である．従来，直径 5～10 mm の銀-塩化銀の皿電極が多用され，ペーストを介して頭表に貼り付けて計測されてきた．近年，急速に計測チャネルが増加して，最新システムでは 512 チャネルもの計測も可能になった．そのようなシステムでは，電極は数 mm の大きさにしなくてはならず，電極の位置を電極帽子で再現性を良くするとともに，ペーストを必要としない電極の開発も行われている．

〔3〕**装　置**　EEG システムは，信号のアンプ，フィルタ部が主要な部分であるが，同時に各種の刺激の制御部，計測パラメータの設定パネル制御部，パラメータ設定のための表示装置用インタフェース，計測データの記録部などからなる．図 7.13 は標準的な EEG システムの外観を示す．右側が電極入力ボックスであり，左側が生体アンプ，制御部，記録部などからなる電子ラックである．

EEG データは，脳髄液，頭骨などの容積導体を経由して計測されるため，従来は EEG の頭表における電位分布，すなわちトポグラフィーの解析に止まっていた．しかしながら，近年計算機の能力が飛躍的に増強したことを利用して，頭部，頭骨の形状を MRI データから正確に入力し，電位の発生源から電極までの電位の変化を精密に計算することにより，計測された EEG データから頭内部の電位発生源を推定する手法の開発がなされている．

[†] nasion（鼻根点，両目の間で鼻の低くなった所），inion（後頭部中心で頭骨の端点），auricular point（耳点，両耳の穴の横の点），center（頭頂中心）．

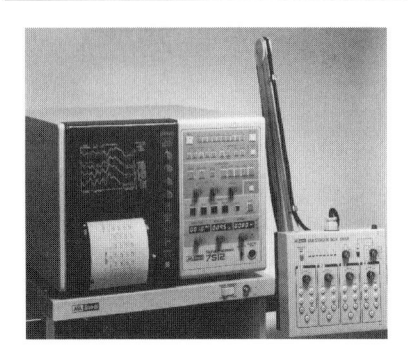

図7.13　EEG装置

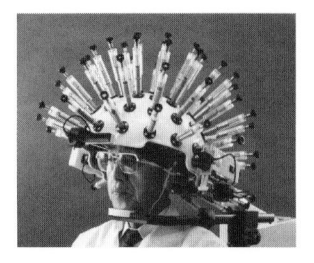

図7.14　電極位置の高精度計測
〔本間三郎：脳内電位発生源の特定，口絵，図Ⅰ-2，日本評論社（1997）〕

図7.14 はそういった開発結果の一例である．上記の活動源推定を正確に行うためには，電極の位置を正確に設定する必要がある．そこで，図に示したような装置を用いて，ヘルメットから頭皮までの距離を測ることにより，従来の方法より電極の位置精度を高めた．電極の位置計測に関しては，最近は，磁気を用いた3次元計測法によって電極の位置を簡便に計測する方法も多用されている．同装置では，同時に各電極から次々と電流を流し他の電極で電位を計測することによって，被験者個人の頭皮および頭骨の抵抗値を正確に計測し，活動源の推定をより精度良く行えることを目指している．

活動源の推定は**逆問題**といわれ，皮質，頭骨の形状を細かな3角形で近似したうえで，**境界要素法**や**有限要素法**などを用いて行われる．容積導体の影響では，特に頭骨の影響は大きく，少しの電気伝導率の誤差や形状の誤差により，推定結果は大きな影響を被るため，現状ではまだまだ十分な精度で活動源の推定が可能になったとはいいがたい．EEG の逆問題は，後章で説明する MEG の逆問題と理論的には本質的に同じであるので，今後さまざまな研究が行われ，改善されることが期待される．

〔4〕　**加算平均法**　　電極から導出され，差動形生体増幅器によって増幅された出力波形には，大きな**背景雑音**（back ground noise）が混入しているので，信号を明瞭に記録することは通常不可能である．背景雑音には，生体内部（脳波，心電図，筋電図，眼球運動図）に起因するものと，生体外部（体動，電極移動，交流電源ハム）に起因するものがある．

背景雑音を減少させて誘発電位を明瞭に記録する手法として，**加算平均**（averaging）が用いられる（**図7.15**）．誘発電位は，生の電極から導出され増幅されただけの記録では（加算回数1回），背景雑音が大きく目的とする信号はその中に埋まって不明である．EEG 信号は刺激によって一定の**潜時**（latency）で発生し，同一条件の刺激に対してほぼ同一の波形を示す．他方，背景雑音は刺激とは無関係に変動し，波形はランダムに変化する．よって，刺激の開始点を原点とした同一刺激による記録の平均波形は，図7.15 のように加算回数を増すごとに背景雑音は互いに消去されてレベルが減少し，刺激に対応する信号が明瞭化する．

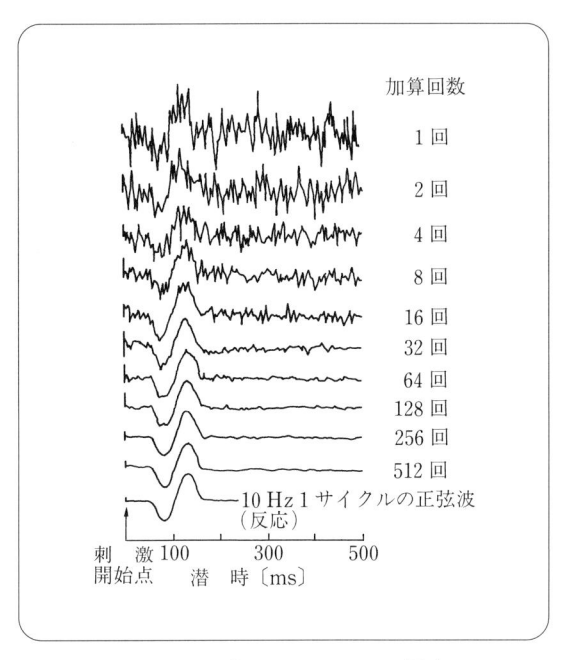

図7.15 加算平均によるノイズ除去

すなわち，信号波形は多少の変動があっても刺激の開始点に対してほぼ同じ形を持っている．一方，背景雑音は波形の位相が刺激の開始点に対してランダムな関係にある．もし雑音が，**定常ランダム雑音**と仮定されるならば**ガウス分布**に従うので，その平均振幅は加算回数 N の平方根に反比例して減少し，**SN 比**（ノイズ N に対する信号 S の比率）は加算回数 N の平方根倍（$\sqrt{N}$ 倍）で改善する．実際には誘発電位は毎回同じではなく，また背景雑音も定常ランダムに発生するとは限らないから，加算回数を無制限に増加しても SN 比は無限には良くならない．加算回数を多くすることは計測時間を長くすることになり，被験者の状態も疲労などで大きく変わる可能性がある．したがって，誘発電位の種類，背景雑音の性質を勘案して，加算回数が決められる．通常の測定では 50～200 の加算回数が選択され，信号の小さな**短潜時応答**を計測する場合には，数千から数万回の加算回数が選択されることもある．

7.2.2 応　　　用

〔1〕**視覚誘発電位**　平均輝度が一定で，図形が何らかの形で変化する刺激として，**市松模様**（チェッカーボード図形）と，縞模様が多く用いられる．市松模様の方が，縞模様よりも大きな**視覚誘発電位**（VEP：visually evoked potential）を生じるので，さまざまな視覚実験や臨床診断に用いられている．

VEP は，市松模様の一つの4角形の大きさが視角 10〜20°のときに最大強度を示し，その視角よりも大きくても小さくても，強度は低下することが知られており，強度の最大値の位置は心理物理実験の結果とも良く一致する（図 7.16）．視角 1°の図形の中にある白黒のペアの数を，c/deg（cycles/degree）という単位で表し，空間周波数と呼ぶ．前述した最大感度はほぼ 3.5 c/deg になる．空間周波数に対する VEP の感度曲線は，自覚的視力との相互関係が認められることから，乳幼児の視力の測定に応用する試みがなされている．

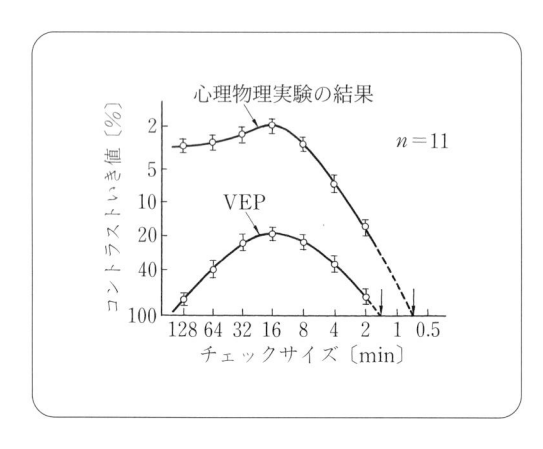

図 7.16 チェックサイズと応答強度

空間周波数を一定にして，刺激図形の全体を大きくすると，視角 6°までは VEP の強度は上昇するが，6°より大きな視覚刺激に対しては飽和傾向を示す．しかし，飽和傾向を見せた点で空間周波数を小さくすれば，振幅は更に上昇する．ただこの際，エレメントの大きさが大きくなっているので，輝度一定という最初の仮定が崩れている可能性がある．

〔2〕 **体性感覚誘発電位**　　川崎医科大学の寺尾らによる，全身性エリテマトーデス加療中に，左片麻痺及び左半身の感覚障害を生じた 28 歳女性の EEG 計測例を説明する．脳波では右半球に速波成分が少なく，軽度の左右差があったほかには大きな変化はなかった．CT では右放線冠に低吸収域を認めたため，脳梗塞と診断された．

正中神経刺激による **SEP**（somatosensory evoked potential：体性感覚誘発電位）は，著明な左右差を示し，右頭頂部では P_0 のみに出現し，これ以後の頂点はほとんど平低化していた．後脛骨神経刺激による SEP も，右頭頂部で各頂点潜時が延長し，同時に振幅も低下していた．

図 7.17 は，正中神経刺激で N_2（マイナス電位の第2ピーク），P_2（プラス電位の第2ピーク）頂点潜時における体性感覚刺激でよく使われるトポグラフィー記録を示す．左正中神経刺激（図左コラム L）による N_2 頂点の振幅は低下して分布領域が縮小し，P_2 頂点はほとんどない．右正中神経刺激（図右コラム R）による P_2 頂点の分布も異常で，中央に移動しており，明らかな左右差が認められたと報告している．このような，多チャネル EEG 計測

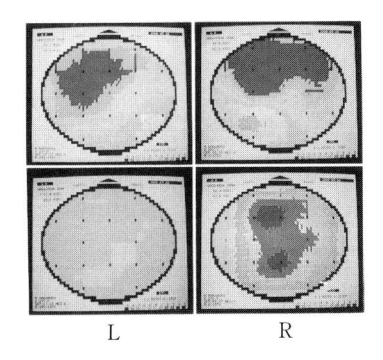

図 7.17 体性感覚の EEG トポグラフィー
(口絵 18 参照)〔寺尾章編：臨床誘発電位診断学，中西孝雄，吉江信夫，p.194，図 7，南江堂（1989）〕

をトポグラフィー表示した医療診断利用が広く行われている．

〔3〕 **文字認識誘発電位**　千葉大学の中島・下山による，犬・猫などの具体的なイメージを伴う漢字刺激による VEP を図 7.18 左側に示した．VEP 波形を見ると，この被験者では 2 本の縦線で示す潜時 200 ms 付近で，左後部側頭葉から後頭葉にかけて陰性電位が持続して発生している．この潜時での等電位図を図中央に示した．寒色系が陰性電位を，暖色系が陽性電位を示し，それぞれ色調が濃くなるに従い振幅が増していることを意味している．右側頭葉から後頭葉にかけては電位がゼロに近いことがこの等電位図から分かる．

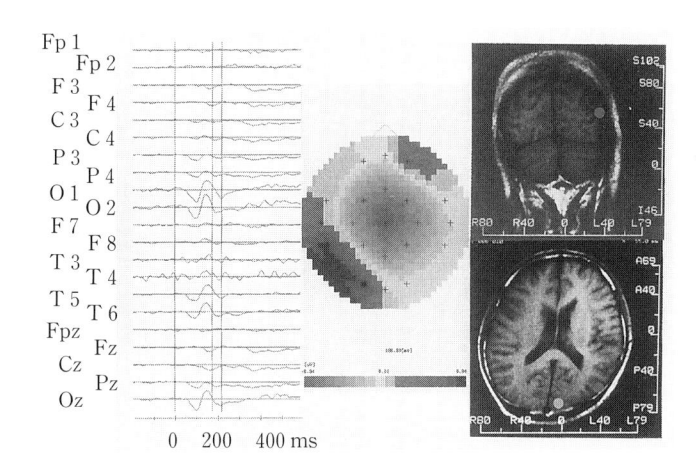

図 7.18　文字認識時の EEG と活動源（口絵 19 参照）〔本間三郎：脳内電位発生源の特定，口絵，図VI-3，日本評論社（1997）〕

　潜時 200 ms 付近での電源推定位置を，図右側に MRI イメージ（冠状断，水平断面）上に赤色の丸印で示した．文字認識にかかわる陰性電位の電源が左側頭葉と後頭葉の中間の浅層に推定されたことになる．黄色の点は，潜時 100 ms の陽性波（P 100）の推定電源位置を示す．P 100 はすべての刺激で共通に見られ，1 次視覚野に電源が推定されたが，左右の 1 次視覚野に二つのダイポールとしては分離できなかった．これは 3 層頭部モデル双極子解析法の空間分解能が不十分であることによると彼らは考えた．

このように，EEG 計測に基づく活動源推定も広く行われているが，EEG は頭骨の形状の影響を大きく受けるため，更に精度を高める研究が必要とされている．ただし，EEG は広く用いられている技術で，多くのデータの蓄積があり，被験者をあまり拘束しないで計測可能である，時間分解能が高い，512 もの多チャネル計測も可能になってきた，などの多くの利点も持っている．

本章のまとめ

❶ **分光吸収係数**　波長による光の吸収係数．短波長側で，還元ヘモグロビンが長波長側で酸化ヘモグロビンの吸収率が高い．

❷ **OT**（optical tomography：光トポグラフィー）　酸化及び還元ヘモグロビンによって近赤外光の分光吸光係数が異なることを利用して脳活動を計測する方法．

❸ **EEG**（electroencephalography）　脳細胞が活動して電気信号を相互にやり取りしているとき，被験者の頭表に貼った電極から計測した電位変化．

❹ **加算平均**（averaging）　SN 比は加算回数 N の平方根倍（$\sqrt{N}$ 倍）で改善し，信号が鮮明に見えるようになることを利用した脳計測の基本的な手法．

❺ **国際 10-20 法**　国際的に取り決められた EEG の計測場所で，頭に五つの基準点を設け，基準点間を 5 等分して全体として 20％ずつ変化した位置を計測する手法．

❻ **自発脳波**（spontaneous potential）　被験者に特別な刺激を与えないときに観測される脳波．

❼ **誘発脳波**（evoked potential）　一定の刺激を繰り返し与えて観測された電位を加算平均して得られる脳波．ERP（event related potential：事象関連電位）ともいう．

❽ **VEP**（visually evoked potential）　視覚刺激を与えて計測される EEG．

❾ **SEP**（somatosensory evoked potential）　体性感覚刺激を与えて計測される EEG．

8 MEG（脳磁計）

　米国 MIT のコーエンが，1972 年初めて脳から発生している磁気（magnetism）を，数百万回も巻いたコイルを用いて計測することに成功した．次に，超伝導技術の発達と歩調を合わせ，計測コイルの小形化，感度の向上，マルチチャネル化の進展などによって，近年では頭全体の反応を数百チャネルのセンサを用いて，一度に計測できるシステムが開発された．

　本章では，これから脳機能研究に本格的な応用が期待されている MEG（magnetoencephalography）の装置について学ぶ．

8.1 脳磁気の特性と計測の歴史

　MEG では，極めて微弱な磁場の計測を可能にするために，**SQUID**（superconducting quantum interference device：超伝導量子干渉素子）と，さまざまな信号検出コイル，計測感度を高め広い範囲の計測を可能にする零位法という計測の原理，外部ノイズの影響を軽減するためのさまざまな環境ノイズ除去法，高価なヘリウムの回収技術，という五つのキーになる技術が使われている．

8.1.1　脳磁気の発生メカニズムと強度

　神経細胞が活動すると電流が流れる．その電流によって右ねじの法則に従って磁場が生じる（**図 8.1**）．頭の内部から生じるその磁場を，MEG は頭の中に計測装置を挿入することなく，頭の外側から非侵襲的に計測する．

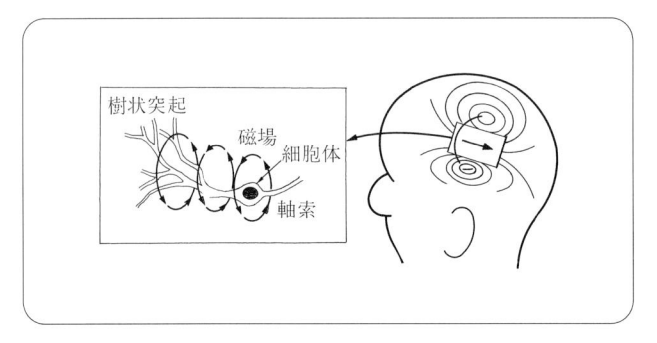

図 8.1　脳磁場の発生

　磁場の強さを表す**磁束密度**は，**テスラ** T（tesla；$T=Wb/m^2=N/A \cdot m$）の単位で測る．**図 8.2** は脳から発生する磁場の強さを，色々なものから発生する磁場と比較したものである．地磁気が約 5×10^{-5} T であるのに対し，人間に対する刺激に応じて頭から生じる磁場は，数百フェムトテスラ（数百 fT；$fT=10^{-15}$ T）であり，地磁気の 1 億分の 1 以下である．アルファ波などの特別な刺激が与えられなくて頭から生じている磁場は，それより 1 桁ほど大きく，筋電から生じる磁場は更に 1 桁大きく，心臓から生じる磁場も同レベルである．

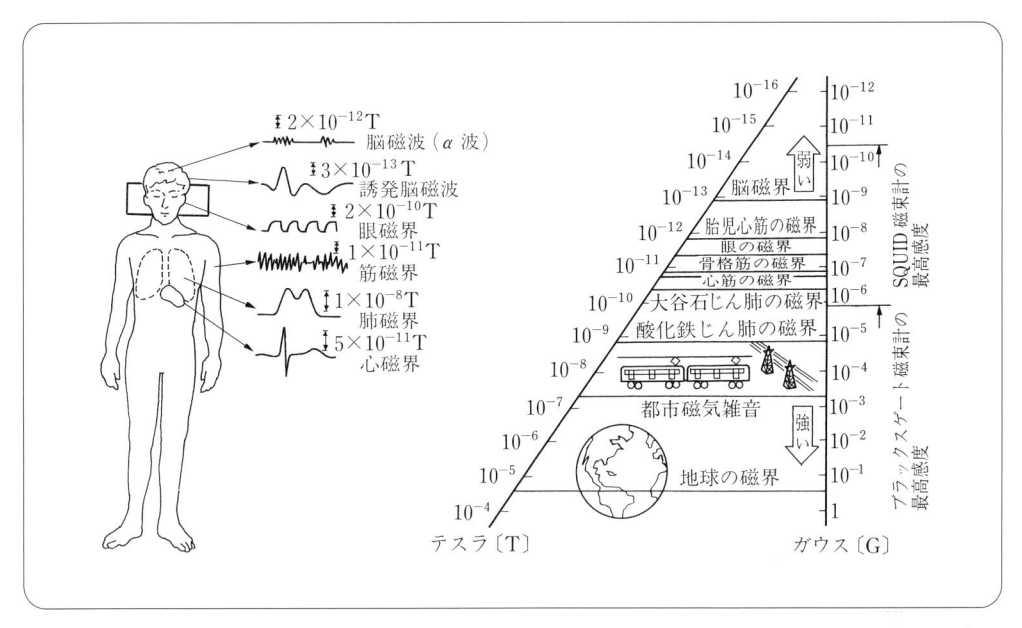

図 8.2　人体各部から生じる磁場の強さ〔小谷　誠ら：生体磁気計測, p.2, 図 1.1, コロナ社 (1995)〕

このように脳から発生する磁場は極めて微弱なため，計測することが極めて困難であった．1972 年コーエンは多重のコイルを用いて確かに磁場が頭から生じていることを確認した．次いで，次節で説明する SQUID を用いた MEG 計測が行われるようになった．

8.1.2　MEG 計測の歴史

MEG の装置は，**表 8.1** に示すように，1，3，5，7 としだいにチャネル数を増加させ，1994 年からは 64 チャネル全頭形 MEG 装置が実用化されるようになり，現在は，数百チャ

表 8.1　MEG の発達の歴史

世　代	年	チャネル数	形　式
第 1 世代	1972〜	1, 3, 5	軸勾配形, 研究室用
第 2 世代 (部分形)	1985〜	7, 14, 24	軸勾配形（商用）
	1990〜	37 (ϕ 100)	軸勾配形
	1996〜	43×3	ベクトル形
第 3 世代 (全頭形)	1994〜	64	軸勾配形
	1995〜	61×2	平面勾配形
	1996〜	143	軸勾配形
	1998〜	148	マグネトメータ形
	1998〜	60×3	ベクトル形
	1999〜	100×3	平面勾配形＋マグネトメータ
	2002〜	275	軸勾配形
	2003〜	440	軸勾配形＋一部ベクトル形

ネルのシステムが使われるようになってきた．

1984年以前は，研究室レベルの装置で，脳磁場が確かにSQUIDを用いて計測できることを確認する研究が行われていた．それを，第1世代の装置と呼ぶ．次に，1985年から米国のベンチャー会社から7チャネルのシステムが売り出され，しだいにチャネル数を増やしていった．しかしながら，それらは脳から生じる磁場の一部しか計測できないため，計測コイルの位置を色々変えて，多数の位置で計測することによって，脳磁場の分布を計測していた．計測位置を複数の場所に変えなければいけないため，計測時間が長くなるばかりでなく，計測場所の位置精度を高くして計測することが困難なため，結果的にMEGの計測精度が落ちるという限界があった．それらを第2世代の装置という．

1994年からは，頭全体を覆って頭から生じる磁場を一度に計測できる全頭形システムが商用化された（**図8.3**）．最初のシステムは64チャネルで，コイル間の平均距離は4 cm程度あったが，しだいにチャネル数が増やされ，現在は数百チャネルのシステムが使えるようになり，コイル間の平均距離は2 cm程度になってきた．

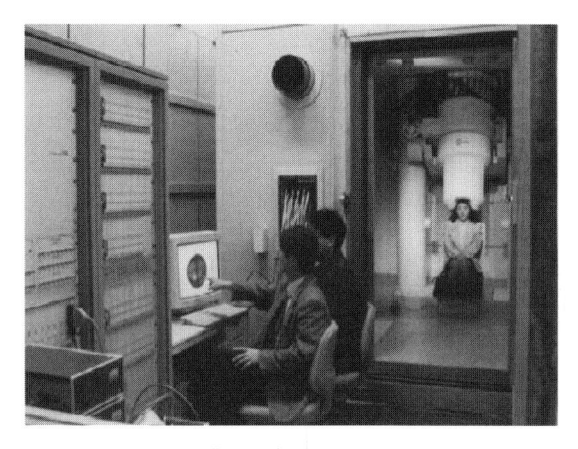

図8.3 世界初の全頭形MEGシステム

センサコイルは，最初は半径方向の磁場の傾きを計測する**グラディオメータ**（gradiometer：軸勾配形）が主であったが，1995年からは頭の表面に沿った方向の磁場の傾きを計測する**平面勾配**（planer：**プラナー**）形も使われるようになった．この形式は，センサコイルを薄膜で作れるため製作費が安くなるので，近年日本で多く導入されたが，深部にある活動源に対する感度が低いという問題を残している．また，最近では，磁場のベクトル成分を計測する装置も使われるようになってきた．これらを第3世代の装置と呼んでいる．今後，さらに多チャネル化が図られ，センサコイルはしだいにベクトル形に移行するものと予想される．

8.2 MEGの測定原理

　頭から出る極めて微弱な磁場を計測する基本技術は，**超伝導**（superconductivity）状態にある二つの物質の間を，弱い結合で接合した**ジョセフソン接合**（JJ：josephson junction）を形成し，そこに生じる量子的な現象を巧みに利用することである．本節では，超伝導，JJ 及び **dc-SQUID** の原理，零位法に基づくフィードバック測定システム，最後に検出コイルの工夫などの MEG 計測の基本技術について学ぶ．

8.2.1　超伝導とジョセフソン接合

超伝導状態の物質は，以下の四つの基本的電磁波の性質を持つことが知られている．
① 直流電気抵抗はゼロである（完全導電性）．
② 超伝導体には磁束が侵入できない（完全反磁性，**マイスナー効果**：Meissner effect）．
③ 超伝導体で取り囲まれた孔を貫く磁束はとびとびの値しかとれない．すなわち，貫通する磁束は，$\varPhi_0 = h/2e = 2.07$ fWb 単位で量子化されている．ただし，h はプランク定数，e は電子の電荷の絶対値である．
④ 超伝導状態にある二つの物質の間を，薄い絶縁体や半導体で接合したり，超伝導体を狭くくびれさせて，弱い結合状態を作ったものをジョセフソン接合（JJ）と呼び，以下に説明するジョセフソン効果という特異な電磁応答を示す．

　JJ における電流 i と電圧 v の関係は，極めて簡単な次の非線形方程式で表される．

$$i = I_0 \sin \theta \tag{8.1}$$

$$v = \frac{\varPhi_0}{2\pi} \cdot \frac{d\theta}{dt} \tag{8.2}$$

　ここで，θ は超伝導体の中の電子の振舞いを記述する**秩序パラメータ**と呼ばれる複素数の接合部における位相差である．また，$\varPhi_0$ は JJ 内部を貫く磁束で，I_0 は**臨界電流値**であり，電圧ゼロのまま JJ に流し得る最大電流値で，JJ の結合の強さに依存する．

電流値が I_0 を超えると JJ には電圧が発生する．すると，JJ には超伝導電子以外に常伝導電子も流れる．このとき，JJ における抵抗を R，接合容量を C とすると，JJ を流れる全電流 i は

$$i = I_0 \sin\theta + \frac{v}{R} + C\frac{dv}{dt} \qquad (8.3)$$

で表される．すなわち，等価回路は**図 8.4** のようになる．

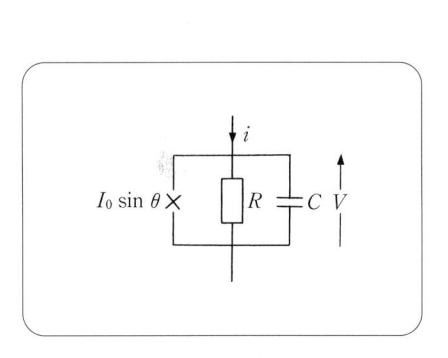

図 8.4 ジョセフソン接合の等価回路

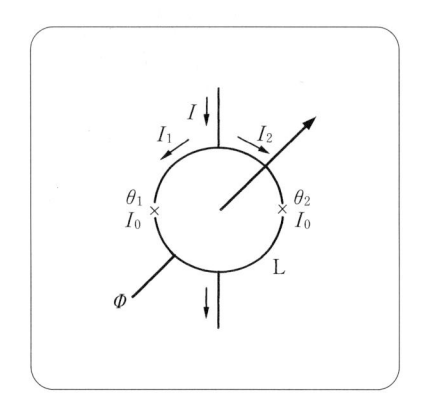

図 8.5 ジョセフソン接合を二つ持った dc-SQUID

図 8.5 に示すように，超伝導のリング L に二つの JJ を組み合わせた回路を考える．二つの JJ が同じ特性を持っていれば，この超伝導リングは，二つの JJ の並列接続回路とみなすことができるので，回路に流しうる全超伝導電流 I は次式で表される．

$$I = I_1 + I_2 = I_0(\sin\theta_1 + \sin\theta_2) \qquad (8.4)$$

完全な超伝導リングでは，内部を貫く磁束 Φ は量子化される．そのため，超伝導秩序パラメータは，定在波を表すようになり，リングを 1 周したときに位相の変化が 2π の整数倍にならなければならない．図 8.5 の回路では，位相の飛びが二つあるので，この超伝導リングの中で定在波が存在するためには次式が成り立たなければならない．

$$2\pi = \frac{\Phi}{\Phi_0} + (\phi_1 - \theta_2) = 2\pi n \qquad (8.5)$$

ここで，n は整数である．式(8.5)の条件下で，式(8.4)の電流の最大値 I_m を求めると

$$I_m = 2I_0 \left|\cos\frac{\pi\Phi}{\Phi_0}\right| \qquad (8.6)$$

となる．よって，図の並列ジョセフソン回路の臨界電流 I_m は，二つの JJ の臨界電流値の単純な和ではなく，式(8.6)のようにリングを貫く磁束 Φ に周期的に依存する．これは，波動性を持つ超伝導秩序パラメータの干渉効果が I_m に現れたものであり，SQUID の名前の由

8.2 MEGの測定原理

来になっている．一般にJJを含んだ超伝導リングをSQUIDリングと呼ぶ．

SQUIDリングを貫く磁束は量子単位になるという制約から，二つのJJを流れる電流I_1, I_2には次式のアンバランスが生じる．

$$I_s = I_1 - I_2 = I_0(\sin \theta_1 - \sin \theta_2) \tag{8.7}$$

このI_sはリングを循環する**遮蔽電流**（screening current）とみなすことができ，この電流によってできる磁束LI_s（Lは自己インダクタンス）と外部から加えられた磁束Φ_xの和が，式(8.6)に用いた磁束Φであり，ΦがΦ_0の整数倍にならなければならない．

外部磁束Φ_xと**臨界電流**I_mとの特性を調べると，図8.6のようになる．すなわち，SQUIDは外部磁束の変化に対し，周期Φ_0を単位として周期的な電圧変化を出力する．典型的な値として，SQUIDリングの面積が2 mm^{2}のとき，Φ_0は約1 nTになる．8.2.3節で説明する零位法を用いることにより，更にΦ_0の10^{-5}程度の微弱な磁束変化をSQUIDにより計測可能となる．

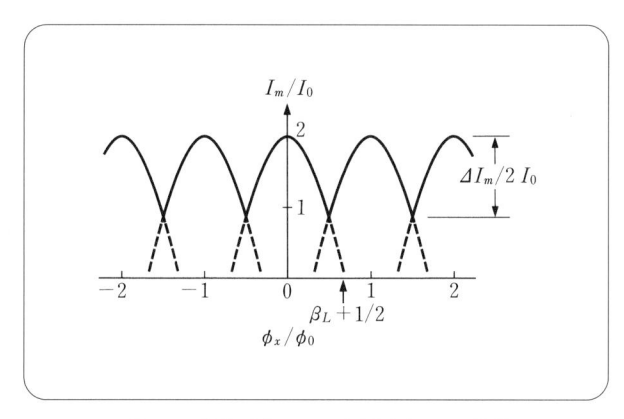

図8.6 外部磁束Φ_xと臨界電流I_mの特性

初期の段階では，式(8.1)，(8.2)で記述されるJJによる高周波特性を用いたMEG装置も研究されたが，現在のMEGは，ほとんどすべてにdc-SQUIDが使われているので，本書ではdc-SQUIDのみを説明した．

1985年に初めて発見された**高温超伝導材料**は，以後さまざまなものが発見され，現在は100 K以上で超伝導を示すものもある．高温超伝導材は，液体ヘリウムに比べ1/5程度の価格である液体窒素で冷却できるために，コスト削減の根本的な解決法であり，大きな期待が寄せられ研究されている．しかしながら，高温超伝導材を用いたSQUIDはまだ通常のSQUIDのノイズよりも10倍以上のノイズを持っているため，現状では信号レベルの高い**心磁図**の実験用計測に用いられているだけである．今後の研究の展開が期待される．

8.2.2 検出コイル

頭から生じる微弱な磁場を計測するためには，できるだけその磁場エネルギーをすべて計測する方が望ましい．このように磁場の強さをすべて計測する方式を**マグネトメータ** (magnetometer) と呼ぶ（**図8.7(a)**）．マグネトメータは，信号エネルギーを一番効率良く取り出せるが，同時に雑音にも大きな影響を受けるので，ノイズ対策を十分に施す必要があり，多くは人里離れたところで深夜に計測する必要が生じる．コーエンが最初に頭からの磁場を計測したのもこのタイプであった．

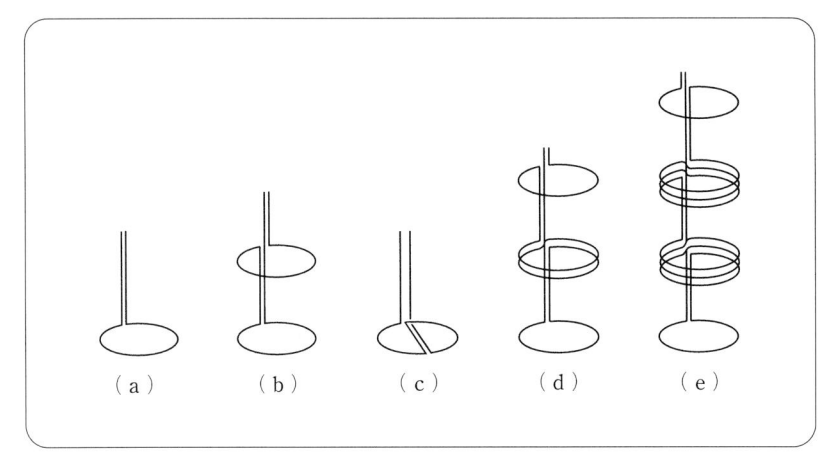

図8.7 各種のセンサコイル

頭から生じる磁場に比べて，圧倒的に大きい地磁気や地下鉄などからくるノイズの影響を少なくするために，磁場の空間的な変化，すなわち勾配を計測するコイルが工夫されてきた．空間的な傾きを計測するコイルを，1次微分コイルまたは**グラディオメータ** (gradiometer) と呼ぶ．グラディオメータには，大きく分けて**軸勾配形** (axial type)，**平面勾配斜形** (planer type)，**ベクトル形** (vector type) がある．

軸勾配形は，頭を球で近似したとき，球の半径方向に一定距離だけ離し，逆方向に巻いた1組の検出コイルである（図(b)）．脳から発生する磁場の強さは，発生源から検出コイルまでの距離の2乗に反比例する．遠くからくるノイズによって生じる電流は，大きさがほぼ等しく反対方向であるので逆向きコイルによって消去される．他方，センサの近くに置かれた脳磁場源から生じるコイルの電流は，磁場源に近いコイルの電流が大きく，遠いコイルの電流は小さくなるので，信号を検出することができる．このコイル間の距離をベース距離というが，経験的に5 cm程度が SN 比を最大にするといわれている．

このコイルは空間的な磁場の強さの変化を計測していることを意味しているので，1次微

分コイルとも呼ばれている．この1次微分コイルをいくつか縦に直列に並べることによって2次，3次微分コイルも提案され実験室的に利用された（図(d)，(e)）．空間的な微分の次数を上げれば，外部ノイズに対しては感度が低くなるが，信号に対する感度も低くなる．また，計測コイルの長さが長くなるため，デュワー（コイル，SQUIDを液体ヘリウムに浸して保持する容器）が大きくなる．最近では，ノイズの影響を他の方法で小さくすることが可能になったこともあり，2次微分以上の検出コイルが使われることは珍しくなった．

平面勾配斜形は，図(c)のように頭に平行な方向の磁場の強さの変化を計測するものである．すなわち，頭表に垂直な方向の磁場 B_r の，頭表に平行な方向への変化（$\partial B_r/\partial x$, $\partial B_r/\partial y$）を測定する．このコイルは薄膜に直接コイルを印刷することで実現できるため，デュワーの大きさを小さくしやすく，コストダウンを図りやすい，コイル面積の精度や取り付け精度を向上させやすい，などの利点がある．

簡単なシミュレーションから分かることであるが，頭表面に平行な電流双極子の作る磁場は，軸勾配形で計測すると**図8.8(a)** に示すように2峰性になる．一方，平面勾配形で計測すると図(b)のように単峰性になり電流双極子の直上で一番大きくなる．そのため，浅い位置にある電流双極子が複数あったとき，平面勾配形の方が磁場源の位置を視察で推定しやすいなどの利点が指摘されている．他方，平面勾配形は，ダイポールの位置が深くなった場合急速に測定感度が悪くなる．よって，図(b)に示されているように，同じ強度のダイポール

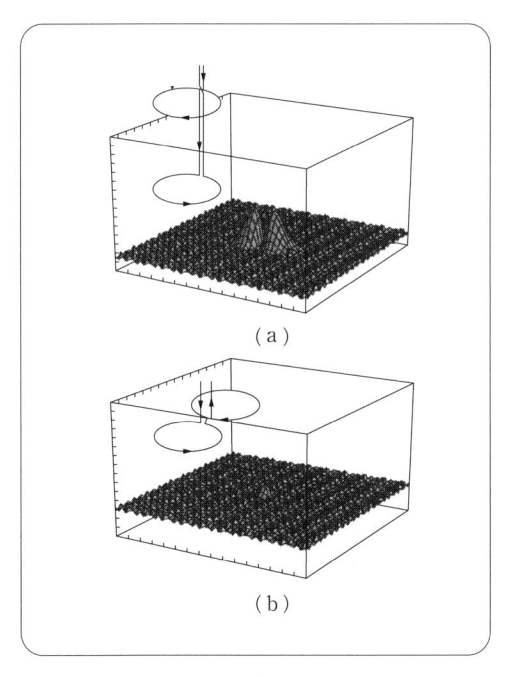

図8.8 軸勾配形と平面勾配形コイルにより計測される磁場

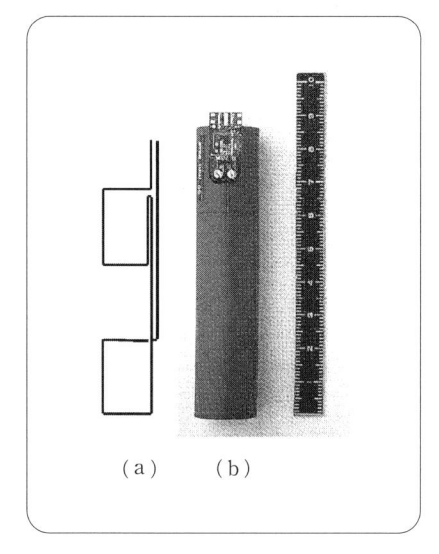

図8.9 ベクトル形センサ

を計測した MEG の強度は小さくなる．しかしながら，頭表に平行でないダイポールの作る磁場は単純ではなく，実際上は磁場源を簡単には視察で求められなくなる場合が多い．

最後に，上記二つのタイプのコイルの利点を生かし，欠点を補うものとしてベクトル形のコイルが提案されている．これは，1点の磁場を直交した三つのコイルで計測し，頭から出る磁場のベクトル場を求めようとするものである．具体的な例としては，図 8.9(a) のようなコイルを二つ直交させて，磁束の x, y 成分の軸方向 (z) の微分 ($\partial B_x/\partial z$, $\partial B_y/\partial z$) を計測するコイルと，図 8.7(b) のコイル ($\partial B_z/\partial z$) を，図 8.9(b) の円筒に収めたものがある．これは，磁場のベクトル 3 成分に関し，軸方向の 1 次微分を計測していることになる．このほかには，立方体の各面に沿って 1 次グラディオメータを三つ直交したものや，円筒や球にコイルを互いに直交させて巻きつけたものなどの方式が考えられている．

磁場のベクトル成分を求めた方がより多くの情報を得られるわけであるから，優れているのは疑いがない．しかしながら，既にいくつかの非全頭形のシステムがベクトル形のコイルを採用したが，ベクトル計測にしたことによる新たな知見はいまだ明示されていない．今後さまざまな試みがなされ，ベクトル計測の効果が検証されることが必要である．

8.2.3　計測回路

図 8.10 は，実用的な dc-SQUID の計測回路を示す．変調用の発振器により 10～100 kHz

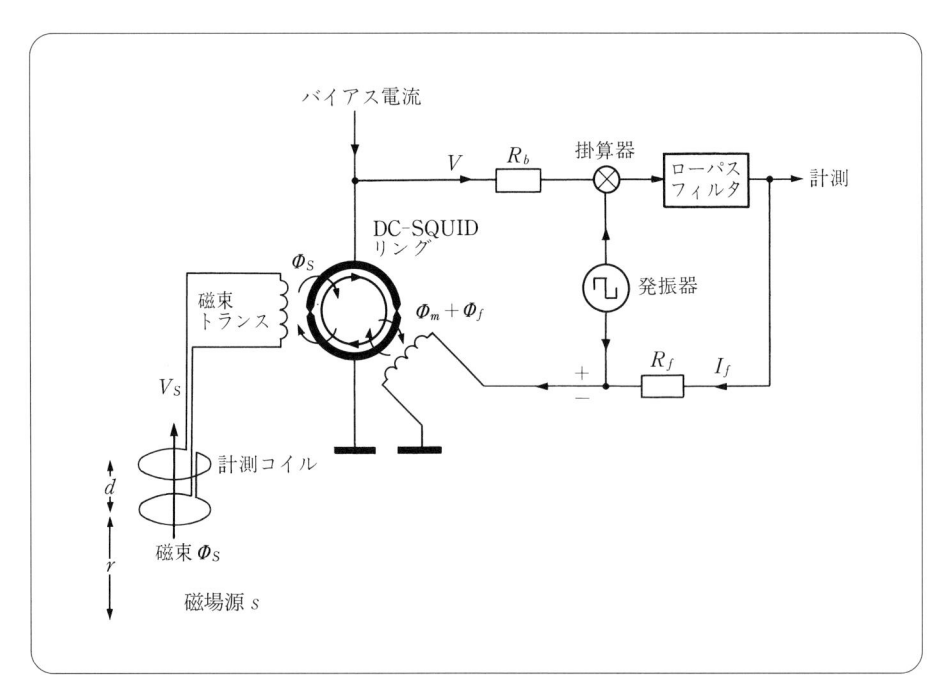

図 8.10　dc-SQUID の計測回路

8.2 MEGの測定原理

帯の交流電流を流し，変調磁束 Φ_m の振幅を $\Phi_0/4$ 程度にしてSQUIDに加える．$2I_0$ より少し大きいバイアス電流を印加したSQUIDの出力電圧は，リングを貫通する磁束によって変化する．SQUIDは測定磁場による磁束 Φ_s'，変調磁束 Φ_m 及びフィードバック磁束 Φ_f を受ける．ただし，Φ_s' と Φ_f の変化は，Φ_m の周波数よりもずっと小さいものとする．

Φ_f を加えない状態で測定磁場が加わると，変調磁束 Φ_m によるSQUIDの出力電圧 V は，Φ_s' の大きさに従い**図8.11**のように変化する．すなわち，図(a)では Φ_m と V は逆位相であり，図(c)ではそれらは同位相である．また，図(b)では V は常に正値である．よって，Φ_m と V を掛け算してローパスフィルタに通した出力は，図(d)のようになる．この出力を**ネガティブフィードバック**してやれば，積分器の出力がゼロの位置で安定し，動作点では常に Φ_s' の変化と Φ_f 変化の和は一定に保たれる．この回路は，**FLL**（flux locked loop）回路と呼ばれる．

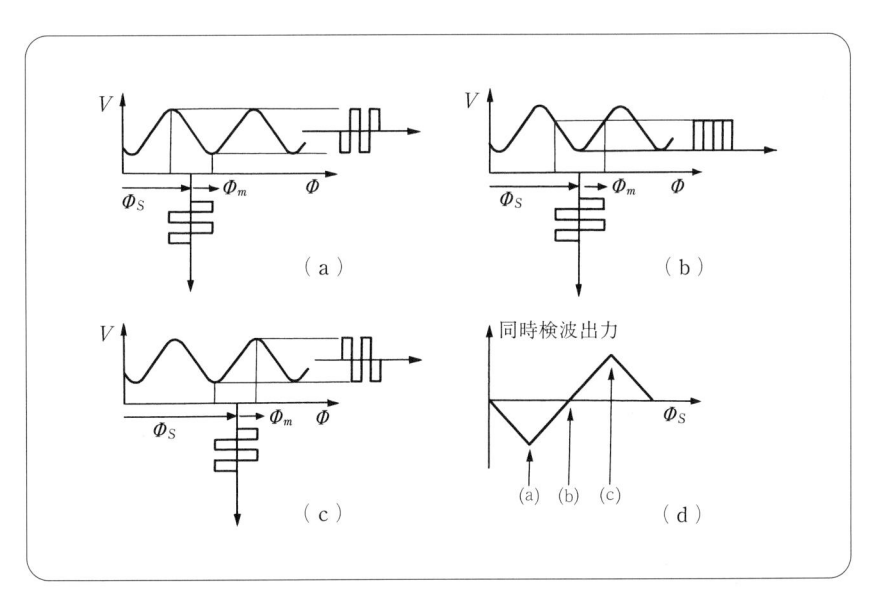

図8.11 バイアス電流によるSQUIDの出力電圧の変化

上記の方法は，**同期検波回路**の出力を常に零に保つ制御をしているので，**零位法**（zero method）とも呼ばれる．零位法は，天秤ばかりで使われている方法で，天秤のさおを長くすれば感度を上げられるように，零点を見る感度を上げるだけで容易に感度をあげられる．また，Φ_s' と Φ_f は打ち消し合っているので，測定範囲を非常に広くすることが可能である．また，動作点近傍の特性のみを使っているので，測定系の非線形性や回路のドリフトの影響を打ち消すことができる，などの優れた特性をもつ．零位法により，実際の計測系では，Φ_0 の 10^{-5} 程度までの感度を実現している．

最近では，フィードバックをセンサコイルで行うことにより，センサコイルに流す電流を

零にすることで，センサ間のクロストークを低く抑えることも行われている．

8.2.4　MEGシステム

軸形のセンサを持つシステムの一つは図8.3に示されている．平面形のセンサを持つ最新のシステムは**図8.12**のようなものである．フィンランドのメーカによって販売されており，安価にできる設計のため，日本で多くのシステムが導入されている．

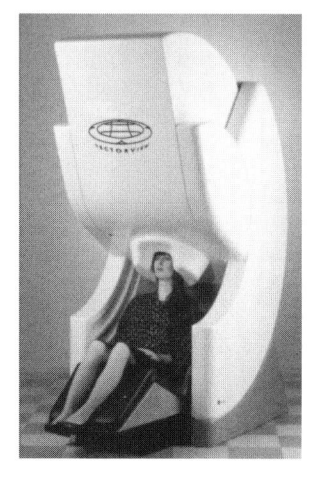

図8.12　平面形センサを持ったシステム 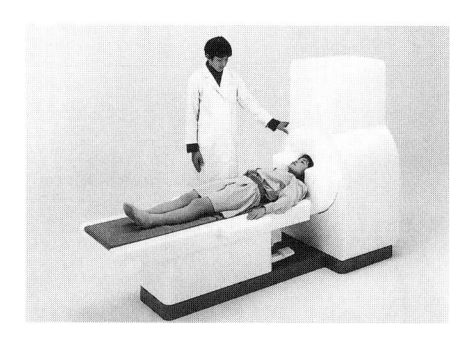　　**図8.13　軸形とベクトル形のセンサを持ったシステム**

図8.13は，日本のメーカで試作されているシステムで，軸形のセンサを有し，前者と比べて小形であることが特徴である．全頭形のシステムは普通になり，今後はいかに装置を小形化し，かつセンサ数を増やすかが課題となっている．同時に，ベクトル計測をいかに取り込んでいくかが今後の大きな課題になり，近いうちに第4世代と呼ばれるシステムが出現することになると思われる．

8.3　環境ノイズ除去法

MEG計測では，脳から出る磁場のレベルが極めて低いために，環境ノイズの混入を少なくする技術が重要である．その代表的な技術には，通常の磁気シールドルームのほか，アクティブシールド，アクティブノイズ除去，SSP，超伝導シールドがある．

8.3.1 シールドファクタ

現在，外部ノイズの影響を小さくするため**磁気シールドルーム**（magnetically shielded room）がほとんどすべてのシステムに使われている．電気シールドは銅などの導電率の高いもので覆うことによって比較的簡単に行うことが可能であるが，磁気シールドは電気シールドに比べて格段に難しい．しかしながら，磁気シールドも原理的には電気シールドと同じで，透磁率の高い金属でシールドルームを覆うことが基本であり，**パーマロイ**または**ミューメタル**と呼ばれている鉄にニッケルをまぜた金属が使われる．そのような金属を数層に分けて配置し，しかも各層間の距離を適切に配置することにより高いシールド効果が達成できる．

磁気シールドルームの性能は，**シールドファクタ**（SF：shield factor）で評価される．シールドルームの外側の磁場がシールドルームの計測点でどの程度減衰したかを示すため，前者を後者で割り算した値で定義する．また，デシベル（dB）の単位でも表される．dB＝20 log (SF) で定義されるので，SF が 100，1 000 はそれぞれ 40，60 dB となる．

各種シールド技術による SF の例を**図 8.14** に示した．図に明らかなように通常の磁気シールドは，低周波において困難である．脳磁計で計測する信号は 0.1 Hz から数十 Hz が主であるので，1 Hz におけるシールドファクタによってその性能を代表させることが多い．現状においてはシールドファクタ 1 000 すなわち 60 dB が目安となっている．

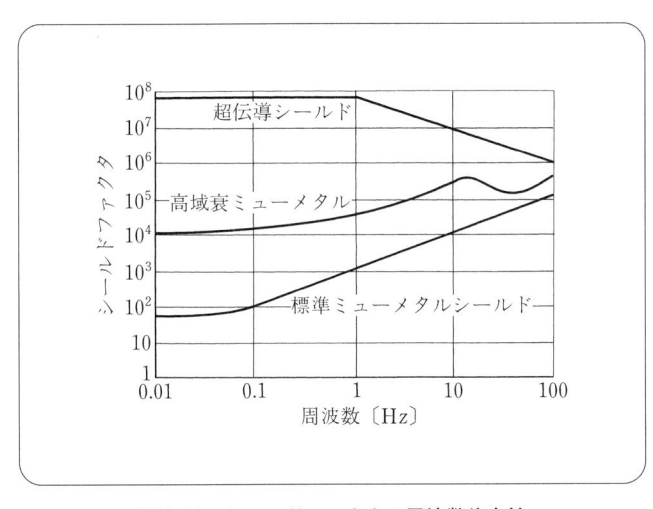

図 8.14 シールドファクタの周波数依存性

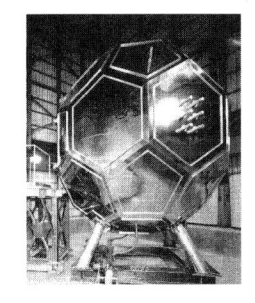

図 8.15 高い SF をもった磁気シールドルーム〔原 宏，栗城真也：脳磁気科学，口絵 3，オーム社（1997）〕

既存の金属を組み合わせる方法では，1 Hz において 60 dB から 90 dB 程度になっている．**図 8.15** に示したシールドルームは日本のセンサ研が試作したもので，通常 2，3 層であるのに対し 4 層パーマロイで 1 m の壁厚をもち，80 t ものコンクリート基礎によって振動を除去し，1 Hz において 100 dB のシールドファクタを実現した．

8.3.2 アクティブシールド

環境ノイズの影響を通常の磁気シールドルームのように受動的に除去するのではなく，外界からのノイズを計測し，シールドルームの壁に設置したコイルに電流を流して，外界ノイズ磁場を打ち消す磁場を発生させる方法を**アクティブシールド**（active shield）と呼ぶ．

図8.16に一例を示す．外界からのノイズをデュワー内のSQUIDで計測し，それを打ち消すための磁場を，シールドルームに巻いたコイルに電流を流して発生する．すなわち，センサ位置において常に外界のノイズ磁場を零にするようにフィードバック制御を行う．

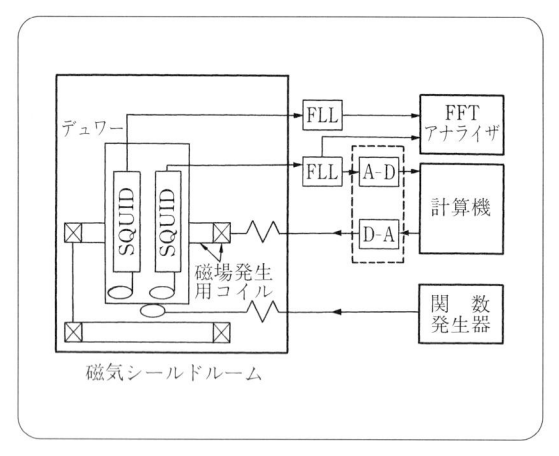

図8.16　アクティブシールドの構成図　　　図8.17　アクティブシールドの特性

制御のための時間遅れがあるため，変化の緩やかな低周波域のノイズ除去に威力を発揮しやすい．受動的シールドルームは低周波数域でシールドファクタが悪いので能動シールドは有効になる．図8.17は一例であるが，1 Hzより下の周波数帯で20 dB以上の改善が示されている．この技術はまだ新しい技術で，今後も特性が改良されることが期待される．

8.3.3 アクティブノイズキャンセレーション

MEG用のセンサコイルとは別に，頭からの磁場はできるだけ計測せず，センサコイルに入る環境ノイズを正確に測るための参照コイルを用意して，環境ノイズを計測し，そのコイルで測ったデータからノイズを除去する方法を，**アクティブノイズキャンセレーション**（active noise cancellation：能動的雑音除去）という．この技術はカナダ製のシステムに搭載され，信号エネルギーを失うことなく高次微分コイルの特性を得られ，磁場環境の悪い場所で有効であることが確認されている．図8.18は13 Hzの正弦波状の磁場を発生させるファントムヘッドを用いて計測した，生のMEG（破線）と能動雑音除去を施した波形（実

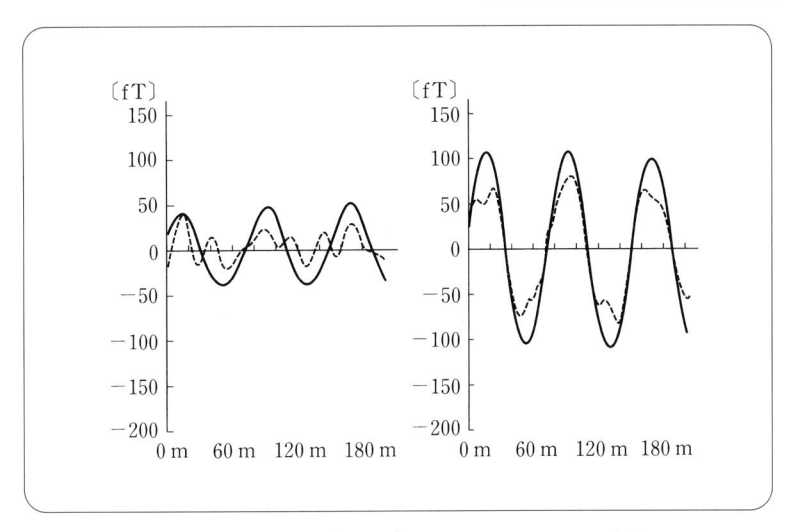

図 8.18　アクティブノイズキャンセレーションの効果

線）を示した．ノイズがかなりよく除去されていることが分かる．

シールドルームを用いると外部ノイズを減少させて計測には好ましいが，一方ではさまざまな刺激を自由に被験者に与えられなくなるという限界が生じる．磁気ノイズが直線的に侵入すれば，外部磁気ノイズの侵入は磁気シールドルームの開口部の立体角に比例することになる．図 8.3 は，磁気シールドルームの扉を開け，液晶プロジェクタを用いて広視野角の視覚刺激を実現した状態を示している．扉を閉じた状態で，1 Hz で 1 000 のシールドファクタであったものが，扉を開けた場合約 40 になると計算された．しかしながら，アクティブノイズキャンセレーションを用いるとノイズが大幅に減少し，このように磁気シールドルームの扉を開けても計測することが可能であった．将来的には，EEG 計測のように，磁気シールドルームを用いなくても計測可能にすることが望まれる．

8.3.4　SSP

MEG が置かれた環境には，常に一定のパターンを持った環境ノイズが存在することが多い．そのようなノイズは，計測前にそのノイズを MEG で計測しておき，計測データからその成分を除去してやることによって，ノイズの影響を軽減することができる．信号とノイズが独立であると仮定し，測定されたデータを信号空間に射影することになるので，**SSP**（signal source projection）と名づけられた．

この方法はソフトウェアで容易に実現されるので簡便に実行可能であるが，当然のことながら，ノイズと同じ成分をもった脳からの信号も除去されてしまう．また，近くを電車が走ったときなどに現れる時間的にパターンが変動するノイズを除去することは困難である．

8.3.5 高温超伝導シールド

より確実に磁気シールドするには，超伝導物質で覆うことであり，理想的な磁気シールドが可能になる．図8.19は高温超伝導物質を用いて通信総合研究所の大田らが開発した，全身が入る直径65 cm，長さ160 cmの磁気シールド容器である．

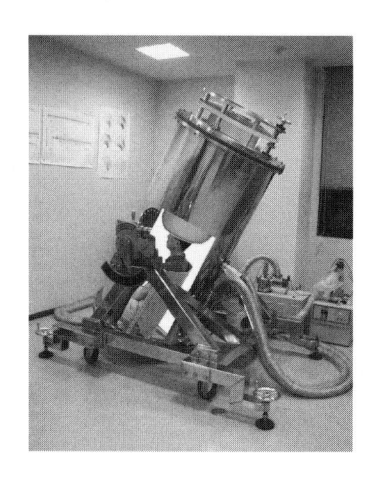

図8.19 高温超伝導シールド
〔大田 浩（通信総合研究所）提供〕

このシールド容器は，人間が出入りするために円筒状のシールド空間の片方の端を開放形にしているが，1 Hzにおいて120 dB以上のシールド特性を達成している．現在のところ高温超伝導材を鋭角に曲げることが困難であり，高温超伝導材でシールドルームを作ってしまうといった，理想的なシールドルームを作るには技術的な困難性が残されている．

8.4 ヘリウム循環装置

現在のMEGシステムは10リットル/日程度の液体ヘリウムが必要で，週に1～2回の液体ヘリウムの充填が必要になる．液体ヘリウムは価格が高いこと，液体ヘリウム充填に手間と時間がかかるため，MEGのランニングコストはかなり高価になる．

上記の問題を解決する第1の方法は，蒸発したヘリウムガスを回収することである．現在低温物性研究などでも液体ヘリウムの消費はかなり多いので，大きな研究機関では**ヘリウム回収施設**が整備されつつある．東京大学では1998年世界で初めてMEGのヘリウムを回収した．それまでヘリウム回収の実績がないために実施には色々な問題が心配されたが，装置のそばにあるサブステーションに3 m³程度のガスバックを用意して一時ガスをため，1 km

程度離れた液化センタに圧縮機で圧送する方法によって，安全に液体ヘリウムの回収が可能であることが実証された．この方式により液体ヘリウムのコストが70％程度低下した．

第2に考えられる方法は，液体ヘリウムをローカルに回収し液化する方法であるが，まだ成功例はない．小形冷凍機自体は良いものができてきているので，数台の冷凍機を用いれば10リットル/日程度の液化は可能になっている．しかしながら，蒸発したガスを単純に液化した場合，電気代が液体ヘリウムと同じぐらい必要となる．

そこで，デュワー上部からの熱侵入に対し，液体ヘリウムの蒸発熱を直接使うのではなく，冷凍機の余力のある温度（数十度K）の冷却ガスを使って，冷やすことにより効率の良い方法が提案されている（**図8.20**）．すなわち，デュワーを冷やすためには，冷凍機の第1ステージで冷やされたガスをできるだけ使う．また，SQUIDを冷やしたヘリウムガスは直ちに低温状態で回収されて再び液化される．そのため，液化に多くのエネルギーを要しない．この方法が実用化されると，ヘリウム代と充填のための時間とコストは不要になり，MEG装置の使い勝手が大幅に改善されることが期待されている．

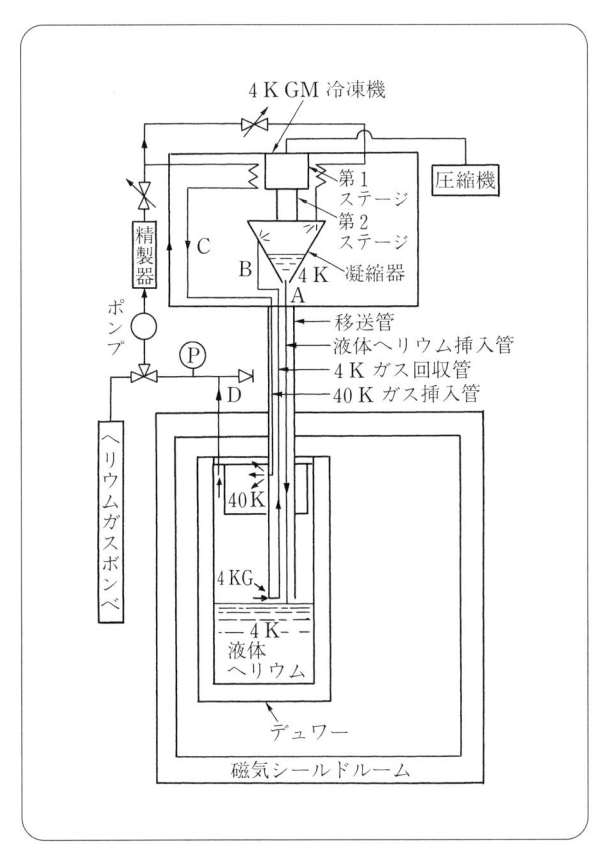

図8.20 ヘリウム循環装置

ヘリウム循環装置は，大気中の酸素や窒素などの不純物が装置内に混入し，短期間で装置が閉塞するという実用上の大きな問題があったが，最近東京大学の武田らによって長期間運転を可能にする精製器が開発された．

本章のまとめ

❶ **MEG**（magnetoencephalography：**脳磁計**）　　mgnetoencephalogram つまり脳磁図の省略形でもある．一般には，装置：脳磁計，手法：脳磁計測，計測結果：脳磁図の三つの意味を文脈の中で使い分けられている．

❷ **超伝導**（superconductivity）　　低温で電気抵抗がゼロになり，磁束が侵入できなくなる現象．超伝導になる温度は，ニオブなどの合金では 10 K 程度である．

❸ **ジョセフソン接合**　　超伝導状態にある二つの物質の間を，薄い絶縁体や半導体で接合したり，超伝導体を狭くくびれさせて，弱い結合状態を作ったもの．

❹ **SQUID**（superconducting quantum interference device：**超伝導量子干渉素子**）ジョセフソン回路の臨界電流がリングを貫く磁束に周期的に依存する性質を用いて，微弱な磁場を計測する素子．

❺ **高温超伝導**　　数十 K 以上で超伝導になること．100 K 程度で超伝導状態になる多くの酸化物半導体や，金属系の高温超伝導体が発見されている．

❻ **零位法**（zero method）　　計測信号をフィードバック信号と釣り合わせて，広い範囲で高精度に計測できるようにする技術．

❼ **グラディオメータ**（gradiometer）　　磁場の空間的な傾きを計測するため逆向きに巻いた一対のコイル．

❽ **磁気シールドルーム**（magnetically shielded room）　　パーマロイまたはミューメタルと呼ばれている透磁率の高い金属で覆い磁場が侵入しづらくした部屋．

❾ **アクティブシールド**（active shield）　　外界からのノイズを計測し，シールドルームの壁に設置したコイルに電流を流して，外界ノイズ磁場を打ち消す磁場を発生させる方法．

❿ **ヘリウム循環装置**（helium circulation system）　　蒸発したヘリウムを，ガスバックなどに一時保存し離れた場所にある冷却システムで再液化したり，装置のそばにある小形冷凍機ですぐに液化して，デュワーに戻す装置．

9 MEGにおける逆問題

　生理学的に機能が局在していると分かっている，聴覚，視覚，体性感覚など1次感覚野の反応では，活動源をダイポールと仮定することによって，MEGは数mm程度の推定精度を達成できることが明らかになっている．

　しかし，高次脳機能に関する反応においては，多数の部位が同時に活動することが多くなるため，ダイポール推定法を用いることが妥当でなくなり，活動源推定は困難となる．よって，どのような場合でもMEGから活動源を信頼性高く推定する手法の開発が緊急かつ本質的に重大な課題となっている．

　本章では，MEGにおける逆問題の性質と，逆問題解法の現状と課題について学ぶ．

9.1 逆問題の特徴と課題

すべての計測において，計測結果から元の信号源を推定するという逆問題が存在する．温度を熱電対で計測しある電圧を得たとき，温度と電圧には1対1対応があるため，その関係がたとえ単純な線形関係でなくても，校正表を用いれば簡単に温度を求められる．しかしながら，MEGによる脳計測では事態は大きく異なる．信号を発する脳細胞は，数百億個もあるのに対し，最新のMEGでもセンサチャネルは高々数百である．数百の独立な情報から数百億の神経細胞の一つひとつの働きを推定するのは原理的に不可能である．

しかしながら，脳の働きを調べる立場に立つとき，我々は必ずしも一つひとつの脳細胞の細かな変化を知りたいわけではない．脳機能をマクロ面から調べたいという要請からは，活動度の高いある領域が，他の活動度の高い領域といかにして協調して活動しているかを知りたい．その観点から，いくつかの領域の活動を，いくつかの**等価電流双極子**（ECD：equivalent current dipole；以下では単に**ダイポール**と呼ぶ）で代表し，そのほかには活動源がないとして解析しようとするやり方がある．

この方法では，計測された磁場データと，仮定したダイポールから発生すると計算される磁場との，誤差の2乗を最小にするような探索が行われる．すなわち，測定データを $m_i (i = 1 \sim m)$ と表し，仮定したダイポールによって作られる磁場を $m_{i,c} (i = 1 \sim m)$ と表し

$$e = \frac{\sum (m_i - m_{i,c})^2}{\sum (m_i)^2} \tag{9.1}$$

で定義される，正規化した2乗誤差 e を最小化するダイポールを探索する．本書では，この方法を**探索形推定法**と呼ぶ．探索形推定法は，多くの場合大域的な最小値に収束せず，局所最小値になってしまう．よって，いかに効率よく最小値を探索し局所解に陥らないようにするかが重要になる．また，ダイポールの数を増やせば増やすほど誤差は少なくなるので，何らかの基準でダイポールの数を決める必要があるが，現在のところ信頼のおける方法はない．

探索形推定法に対し，頭部を十分細かな格子点で分割し，格子点上の全てにダイポールがあると仮定し，計測結果を最もよく説明するダイポールの分布を求めるやり方がある．この場合，計測データによる拘束式の数よりパラメータの数が多くなるために，可能な解が多数あり解が一意に求まらない．これは，一般に**不良設定問題**（ill-posed problem）と呼ばれ

ている．そこで，更になんらかの評価関数を設定し，それを最適化するというやり方で解を求める方法がある．本書では，それらを**最適化推定法**と名づけて分類し，本章の後半で学ぶ．

最適化推定法では，ダイポールの数を仮定する必要性がなく，評価関数を最小することによって，自動的にダイポールの分布が求まり，分布の変化により脳内の活動の変化が分かることになる．しかし，現在のところ推定の妥当性を検証する手段が十分ではなく，またその解釈は個人に委ねられるという欠点を内包している．

9.2 ダイポールによる磁場

神経細胞に流れる電流は，2章で示したように，神経細胞が興奮するとき細胞膜に膜電位が生じ，この電位差により細胞膜にあるナトリウムチャネルが開き，細胞外からナトリウムイオンが細胞内に流れ込むことにより生じる．このイオンの移動は電流と考えてよく，電流密度 J_i 〔A/m^2〕で表される．細胞内へナトリウムイオンが流れ込むと電流の連続性によって，細胞外の導電体に電流が誘導される．この電流を**体積電流**または**帰還電流**と呼ぶ．このとき，細胞内のイオン電流と細胞外の体積電流により外部に磁場が発生する．

体積電流 $J_v(r)$ は考えている場所の電場 $E(r)$ と導電率 $\sigma(r)$ とで決まる（$J_v = \sigma E$）．生体内物質の誘電率は比較的低いため，ここでは変位電流を無視した準静的近似が使える．よって，これらの全電流 $J_{total} = J_i + J_v$ による磁場の磁束密度は次式で表される．

$$B(r) = \frac{\mu_0}{4\pi} \int_v \frac{J_{total}(r') \times (r - r')}{|r - r'|^3} d^3r' \tag{9.2}$$

ここで点 r' は J_{total} の流れている位置，r は磁束密度 B の測定点である．いま均質な媒体で，無限遠方では全電流 J_{total} が零になる場合を考えると，式(9.2)は式(9.3)のように書き換えられる．

$$B(r) = \frac{\mu_0}{4\pi} \int_v \frac{\nabla' \times J_{total}(r')}{|r - r'|} d^3r' \tag{9.3}$$

細胞膜を通って細胞内に流れ込む電流を表すものとして電流双極子モデルが用いられる．一般に電荷が非常に短い距離 ds だけ動いた場合，これを電流双極子と呼ぶ．**電流双極子のモーメント Q** の大きさは電荷の移動により生じる電流 I と距離の積 $Q = Ids$ 〔A・m〕で与えられる．ここで，モーメントの向きは ds の向き，すなわち電流の向きである．イオンの

細胞内への流入は場所によって，向きも大きさも異なる．また同時に興奮する神経細胞も多数あると考えられる．そこで体積電流を電流双極子の集合であると考えると，単位体積当りの電流双極子の密度の単位は〔A•m/m³〕すなわち〔A/m²〕となり，イオン電流密度 J_i と同じ単位となる．

ところで，電流双極子は生化学的反応によって負電極から正電極へ内部電流を流す小さな電池のような電流源とみることができる．導体中に電流源が置かれると，正極から電流（体積電流）が流れ出て，導体中を通って負極へと流れ込む．この体積電流は，均質無限媒体中では，正極から球対称に流れ出す電流と負極で球対称に流れ込む電流の重畳であると考えられる．

次に，体積電流のつくる磁場を考える．その対称性から球対称な電流は磁場の打ち消し合いから磁場を発生しないので，電流双極子の正極と負極に生じる二つの球対称電流の重ね合わせも磁場をつくらない．すなわち，均質で無限に広がった媒体中では，体積電流は磁場をつくらない．このとき，磁場は電流双極子のみによって発生し，その磁場は式(9.2)をベクトル表現した**ビオサバール**（Biot-Savart）の式(9.4)によって表される．ここで r_0 は電流双極子の位置を表すベクトル，r は磁場を計算する点の位置ベクトルである．

$$B(r') = \frac{\mu_0}{4\pi} \frac{Q \times (r - r_0)}{|r - r_0|^3} \tag{9.4}$$

生体内に流れる体積電流は，上で考えた無限均質導体中の体積電流と異なり球対称ではない．球対称からずれることによって体積電流による磁場が現れてくる．一般に体積電流のつくる磁場は，体積電流が流れる導体の形状に依存し，導体内に異なる導電率を持つ m 個の区域が存在し，各項界面を s_j とすると式(9.3)は式(9.5)のように表される．ここで V は電位，$n(r)$ は境界面に対する単位法線ベクトル，σ' と σ'' は境界面の内側と外側の導電率である．

$$\begin{aligned}B(r) &= \frac{\mu_0}{4\pi} \int_v J_i(r') \times \nabla' \frac{1}{|r - r'|} dv' \\&\quad - \frac{\mu_0}{4\pi} \sum_{j=1}^n (\sigma_j' - \sigma_j'') \int_{s_j} V(r') n(r') \times \frac{r - r'}{|r - r'|^3} dS_j\end{aligned} \tag{9.5}$$

導体が特殊な形状のときには $B(r)$ は解析的に計算でき，均質球体の場合は，式(9.6)のようになることが**サーバス**（Sarvas）によって導かれている．

$$\begin{cases} B(r) = \dfrac{\mu_0}{4\pi F^2}(FQ \times r_0 - Q \times r_0 \cdot r \nabla F) \\ F = a(ra + r^2 - r_0 \cdot r) \\ \nabla F = (r^{-1}a^2 + a^{-1}\boldsymbol{a}\cdot\boldsymbol{r} + 2a + 2r)r - (a + 2r + a^{-1}\boldsymbol{a}\cdot\boldsymbol{r})r_0 \end{cases} \tag{9.6}$$

ここで，$a = r - r_0$ である．

式(9.6)から，球形均質導体の中に電流双極子が存在するとき，もし双極子が法線（半径）方向を向いているときには（**radial dipole**），導体の外に磁場は現れない．また式(9.5)から分かるように，双極子が球面に平行な方向を向いているとき（**tangential dipole**），体積電流は球体の法線方向磁場成分に寄与しない．

任意の生体内の電流双極子は，ベクトル的に分割してradial dipoleとtangential dipoleに分けることができる．以上のことから，脳の活動によって発生する磁場測定では脳を球体と考えることができるなら，tangential dipoleの作る磁場だけが計測されることになる．逆問題における**球体モデル**では，脳が球体であるとの仮定をおくことによって，電流双極子の作る磁場を簡単に計算することができる．

実際の脳は球体でないため，球体モデルによる計算では誤差が生じる．一般には頭骨が複雑に変化している前頭葉以外は，球体モデルで近似しても誤差はそれほど大きくないと考えられているが，モデルによる誤差の正確な評価は，いまだ確定していない．将来的に正確な推定を行うためには，頭の形と頭骨などの電導度を考慮した**実体モデル**を使う必要があるが，計算量が大きくなるためにまだその手法は定着していない．以下本書では，球体モデルを仮定した話に限定する．

9.3 探索形推定法

9.3.1 等磁場線図法

測定面に平行なダイポールからは，右ねじの法則によって，一対の磁場の湧き出しと吸い込みの**等磁場線図パターン**が形成される（図9.1：図の実線は磁場の湧き出し，破線は磁場の吸い込みを表す）．この磁場パターンのピーク間の距離をdとすると，ダイポールの位置は，二つのピークを結んだ直線の中点の下$d/\sqrt{2}$にあることが知られている．よって，図のようなパターンが現れたとき，グラフィカルにダイポールの位置を求めることができ，単純な1次感覚野の応答の計測結果の解析では有効な方法である．この方法では，MEGのパターンを用いて，人間が直感的に探索していることになる．

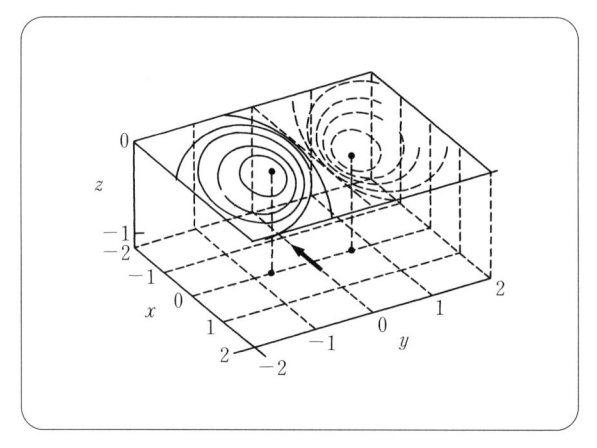

図 9.1　等磁場線図による推定

9.3.2　最急降下法

式(9.1)の誤差の値が最も減少する方向を何らかの方法で計算し，その方向にダイポールの位置を変化させていく方法である．この方法は多くの問題に適用されているが，MEGのダイポール推定の場合，評価関数の勾配を求めることが容易ではないためあまり実用化されていない．また，MEGのデータはノイズを含み，極めて多くの局所解を持つものと考えられるので，単純な**最急降下法**（steepest descent method）では問題が多い．

関連する方法として**やきなまし**（simulated annealing）探索法がある．これは，局所解に陥るのを避けるために，時々パラメータを変えてやることによって，大域的な最小値に到達させようとする方法である．**GA**（generic algorithm）を用いた方法も，考え方は同じである．しかしながら，いずれの方法も，大域的な最小値到達を保障するものではなく，それを求めれば求めるほど計算時間が膨大になるというジレンマがある．

探索をニューラルネットを使って行う方法も試みられている．単純な**パーセプトロン**では，なかなか正解を探すことが容易ではないので，**ホップフィールド形ニューラルネット**や**ボルツマンマシン**を用いたダイポール探索法が提案され検討されているが，ニューラルネットの一般的な欠点である収束性の悪さから，実用的ではないとの指摘が多い．

9.3.3　シンプレックス法

この方法も，大域的最小値の探索を保障しているわけではないが，計算効率が良いため多く利用されているので，少し詳しく説明する．n次元実数空間（R^n）上の$(n+1)$個のアフ

ィン独立な点の凸包を**単体**（simplex）という．この凸包内での以下の探索法を**シンプレックス法**（simplex method）という．

単体の頂点を $x^i \in R^n$, $i = 1, \cdots, n+1$ とし，次の性質を持った点を定義する．

$$x^h = \arg \max_i f(x^i) \tag{9.7}$$

$$x^s = \arg \max_{i \neq h} f(x^i) \tag{9.8}$$

$$x^l = \arg \min_i f(x^i) \tag{9.9}$$

$$\bar{x} = \frac{1}{n} \sum_{i \neq h} x^i \tag{9.10}$$

それぞれは，上から，e の最大値を与える頂点と 2 番目に大きな値を与える頂点，最小値を与える頂点，そして最大値を与える頂点以外の点の重心である．また，x^i は位置およびダイポールの方向と大きさからなるダイポール一つにつき五つのパラメータを持つベクトル変数である．このとき，シンプレックス法は以下の四つの基本操作を行いながら，最小値を探索する．

鏡映（reflection）：$x^r = 2\bar{x} - x^h$, $\bar{x}$ と x^h から鏡映点を作る．

拡張（expansion）：$x^e = 2x^r - \bar{x}$, x^r 方向に拡張をする．

収縮（contraction）：$x^c = 0.5x^h + 0.5\bar{x}$, x^h を $\bar{x}$ の方向に収縮させる．

縮小（reduction）：すべての頂点を x^h の方向へ縮小する．

四つの操作は，**図 9.2** に示されるようなものである．

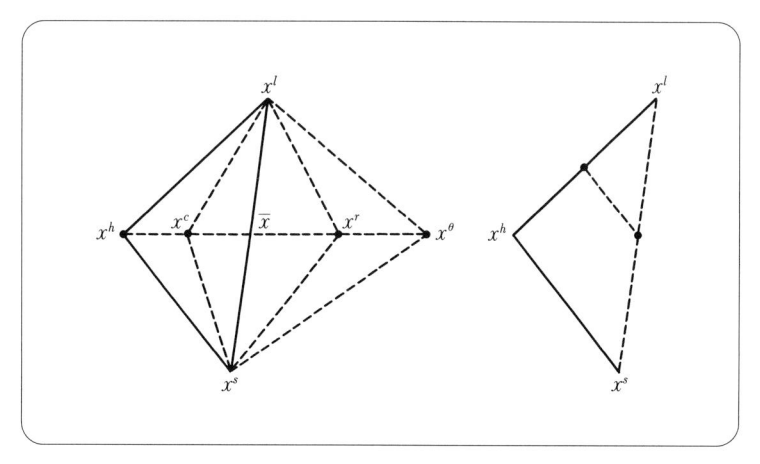

図 9.2　シンプレックス法における変数の定義

2 次元の場合に適用された一例を**図 9.3** に示したので，この例にそってどのように探索するかを説明しよう．ただし，曲線は e の等高線を示し，内側の小さな曲線が一番小さく外側に行くほど大きくなっているものとする．

9. MEGにおける逆問題

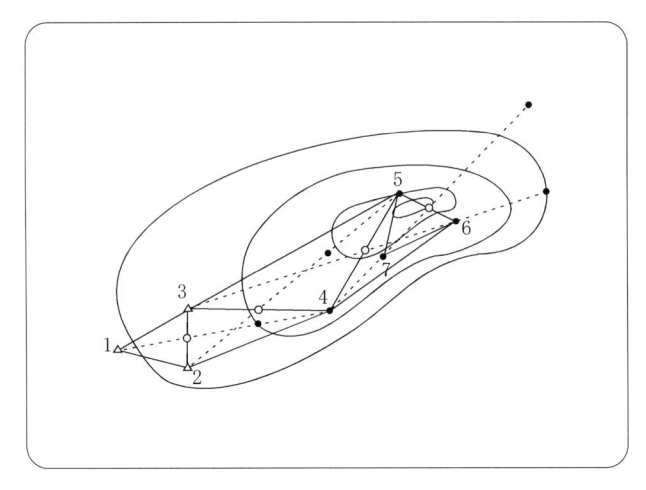

図9.3 シンプレックス法による探索の例

図において，初期状態で x^h, x^s, x^l がそれぞれ点1，2，3にあったとする．まず，線分23に対称に1を鏡映し，黒丸での評価値をうる．その評価値は，最小であるので拡張を行う．点4における評価値も最小値になるので，これを新たに x^l とし，x_2, x_3 の評価値を x^h, x^s とする．

次に，線分34に対称に x_2 を鏡映して，黒丸の点の評価値を計算する（白丸は中点を示す）．最小値なので再び拡張し，点5の評価値を計算する．するとやはりこれも最小値になるのでこれを新たな x^l とし，x_3, x_4 を新たに x^h, x^s とする．

今度は，線分45に対称に点3を鏡映して黒丸の点の評価値を計算する．すると，黒丸における評価値が増加したので，4，5に関し収縮を行い，点6を得る．この点の評価値は新たな最小値なのでこれを新たな x^l とする．前と同じ変数変換をした後，線分56に対称に点4を鏡映した黒丸での評価値は最大値になるので，点4を5，6に対して収縮して点7をうる．このような操作をすることにより，最小値にしだいに収束していくことが分かる．

以上の操作で分かるように，シンプレックス法は評価関数の減少が速ければ大きく移動し，減少が小さければ移動を小さくすることにより，極小点を求めている．通常，できるだけ最小点に近づけるため複数の初期値から探索を行い，最小の評価値を与えた点を採用する．

シンプレックス法によるダイポール推定がどの程度の精度を持っているか調べた報告はあまりない．産総研の山口らは，ファントムヘッドを用い，シンプレックス法で色々な初期値から10回推定を繰り返し推定精度の確認を行い，以下のような傾向をまとめている．

① 頭表から離れるほど誤差は大きいが，頭表から40 mmまでならば誤差は2 mm以下になる．

② 推定ダイポールは，深くなるに従い，深め・大きめになる．

③ ダイポールが二つある場合，活動時間がずれているほど推定が容易であるが，同期している場合は，測定値だけから個数を推定することは困難である．
④ 2乗誤差の指標は感度はあまり良くなく，同程度の誤差を与える多くの解が存在する．

9.3.4　MUSIC 法

MUSIC (MUltiple Signal Classification) は，時系列信号の相関行列を**主成分分析**してダイポールの個数を推定し，それによって決まる自由度で2乗誤差 e を最小化し，可能な限り測定磁場をフィットできるダイポールの位置と方向を探索する推定法である．これは，信号処理の分野において，電波の到来方向が未知の推定問題を解く過程で考案された手法で，さまざまの改良版がある．

まず，各ダイポールの時系列信号が互いに線形独立で，雑音が白色であると仮定し，k 個 ($k > m$) の時系列サンプリング測定磁場データ $\boldsymbol{b}(t_1)$, $\boldsymbol{b}(t_2)$, $\cdots$, $\boldsymbol{b}(t_k)$ を並べた行列

$$\boldsymbol{B} \equiv (\boldsymbol{b}(t_1), \ \boldsymbol{b}(t_2), \ \cdots, \ \boldsymbol{b}(t_k)) \tag{9.11}$$

の**自己相関行列** BB^T の固有値 $\lambda_1, \lambda_2, \cdots, \lambda_m$ を求める．ここで，m はセンサの数である．

$$\frac{1}{k}\boldsymbol{B}\boldsymbol{B}^T = [\boldsymbol{\Phi}_s \ \ \boldsymbol{\Phi}_n] \begin{bmatrix} \lambda_1 & 0 & \cdots & 0 \\ 0 & \lambda_2 & \cdots & 0 \\ \vdots & \vdots & \ddots & \vdots \\ 0 & 0 & \cdots & \lambda_m \end{bmatrix} [\boldsymbol{\Phi}_s \ \ \boldsymbol{\Phi}_n]^T \tag{9.12}$$

ただし，固有値は大きい順に並べ

$$\lambda_1 \geq \lambda_2 \geq \cdots \geq \lambda_r > \lambda_{r+1} \cong \lambda_{r+2} \cong \cdots \cong \lambda_m \tag{9.13}$$

となっているものとする．また，大きい方から r 番目までの固有値に対する固有ベクトルからなる $m \times r$ 行列を $\boldsymbol{\Phi}_s$，残りのほぼ同じ値の微小な固有値に対する固有ベクトルからなる $m \times (m-r)$ 行列を $\boldsymbol{\Phi}_n$ と書く．前者を**信号空間**，後者を**雑音空間**と呼ぶ．

次に，細かく空間離散化した各格子点 j において，雑音空間に直交し，最小2乗誤差解の意味で計測データを最適に説明できるダイポールの場所を，方向可変ダイポール成分と方向固定ダイポール成分に分けて探す．この探索法は，従来の2乗誤差最小化を行っていることに相当するが，アルゴリズムはかなり複雑であるので，本書では割愛する．

一時，MUSIC は脳活動を解析する有力な手法であると期待され，多くの応用がなされたが，他のダイポール推定と比べて格段の利点があるという結果を示すには至っていない．

以上のように，現在利用可能な探索法には問題が多いが，生理的に活動源の数やおおよその場所が限定でき，活動源が十分に離れていて，頭表に近い数個のダイポールで近似可能で

あれば，数 mm の誤差でダイポールを推定可能であると判断される．

9.4 最適化推定法

　脳を空間的に格子点で離散化し，すべての格子点上にダイポールを仮定したうえで，なんらかの評価関数を最適化して，脳内の電流分布を推定する方法である．この手法は，まだ新しく十分に実証されたものではないが，将来的には MEG 解析に必須の手法になる可能性が高い．

9.4.1 ミニマムノルム法

MEG の逆問題は以下の式を満たす q を求める問題である．

$$m = Lq \tag{9.14}$$

ただし，m は $m \times 1$ の計測ベクトル，q は $n \times 1$ のダイポールの分布を表すベクトル，L は $m \times n$ の行列で，$n \gg m$ である（m, n は整数）．$n \gg m$ の場合，いわゆる不良設定問題であるので，一意解を持たない．しかし，よく知られている，ムーア-ペンローズ（Moore-Penrose）の**一般化逆行列**を用いると

$$q = L^T(LL^T)^{-1}m \tag{9.15}$$

という一意解をを得ることができる．

　これは多数ある式(9.14)の解のうち，q の 2 乗和の平方根すなわちノルムを最小化して得られる解になっているので，**ミニマムノルム**（minimum norm：MN）**法**と呼ばれている．同時に，この解は推定解と真の解との 2 乗誤差を最小にする解にもなっている．

　しかしながら，この解を MEG データの推定問題に適用してみると，推定された磁場源の位置が真の位置よりもどうしても浅めに推定されることが判明した．すなわち，計測された MEG データを説明しうる q は無数にあるが，浅い位置にある q は小さくても大きな磁場をセンサに与えられるので，q のノルムを最小にするするためには，浅い場所にあるダイポールを使った方が有利になるからである．よって，単純な MN 法では，真の解を推定できない．

9.4.2 L_2 ノルム最小化法

MN 法を改良するさまざまな方法が提案された．ここでは，それらを統一的に解釈できる理論を紹介しよう．まず，ノルムの定義を明確にする．p ノルムは，以下のように定義される．

$$\left(\sum_i |x_i|^p\right)^{1/p} \tag{9.16}$$

すると，**L_2 ノルム**の一般化，すなわち解の 2 次形式を最小化する問題は，以下のように定式化される．

$$\hat{q} = \arg\min_q \{q^T \Sigma^{-1} q \mid m = Lq\} \tag{9.17}$$

ここで，arg は引数という意味であり，$m = Lq$ という計測データを説明しうるすべての q のうち，$q^T \Sigma^{-1} q$ を最小化する q を最適な推定値 $\hat{q}$ とするという意味である．Σ は $m \times m$ 次の正定対称行列で q に対する 2 次形式の重み付けをするパラメータである．この問題の解は，談話室に示したように変分法によって

$$\hat{q} = \Sigma L^T (L \Sigma L^T)^{-1} m \tag{9.18}$$

と求まる．

本節末の談話室の導出法から分かるように，真の値を q と表記し $e = \hat{q} - q$ としたとき，$\hat{q}$ は $e^T \Sigma^{-1} e$ を最小化している．すなわち，$\hat{q}$ は推定誤差の 2 次形式評価関数の最小化を行った解でもある．また，式 (9.18) は，$\Sigma = I$ の場合，MN の結果式 (9.15) と一致することから，これは MN の一般化になっていることが分かる．

$\hat{q}$ はどのような性質を持っているであろうか．P. Menendez らは，この推定誤差を更に一般化した重み付けをした方法を WROP (weighted resolution optimization) と名づけた．彼は WROP と MN，そして MN を改良した Buckus & Gilbert (B & G) 法とを，以下のように比較した．

x 軸上に 101 個のダイポールを置ける位置があり，その上の半球上に 11 個のセンサが配置された計測空間において，点 A ($x = -9$) に一つのダイポールがある場合について推定を行った（**図 9.4**）．その結果は**図 9.5** に示されたように，ダイポールは 1 個しか存在しないにもかかわらず，真のダイポールの周りに，大きさが振動する多くのダイポールが存在するものと推定された（ここでは，便宜上ダイポールの大きさを連続値のように表示してあり，負のダイポールは逆に向いていることを意味する）．しかも，最大値の位置は，MN ではほぼ真のダイポール位置と一致したが，B&G と WROP では真の位置と推定された位置

9. MEGにおける逆問題

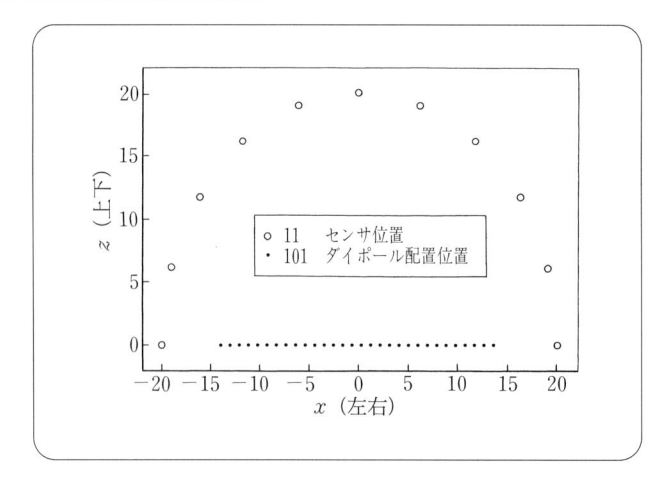

図 9.4 センサ位置とダイポールの位置

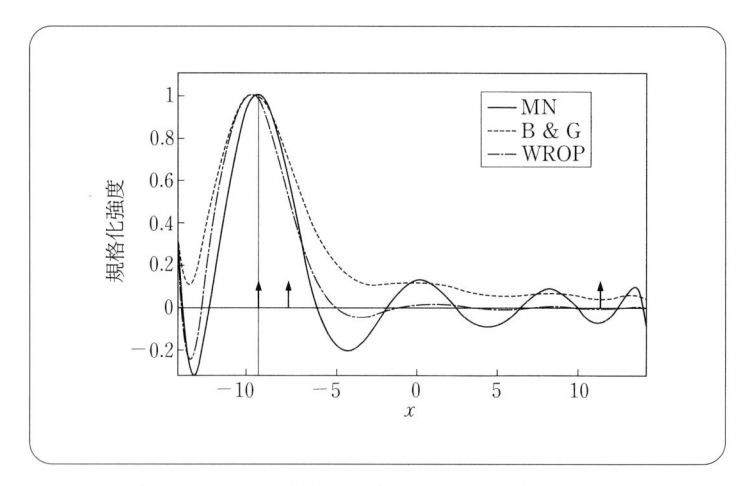

図 9.5 三つの方法によるダイポールの強度推定結果

に無視できない誤差があった．

このように，2次形式評価関数を最小化する基準でダイポールの位置を推定する方法では，真のダイポールが集中して存在する場合に対し，広く分布したものを推定し，しかもそのピーク値は真のダイポールの存在する位置と異なることが明らかになった．これは，この方法の本質的な問題であると考えられる．

ところで，カナダの Robinson らは，観測データ $m(t)$ の分散行列 C を用いて

$$C = m(t)m^T(t) \tag{9.19}$$

を最小化して $\hat{q}$ を求める手法を，**合成開口**（synthetic aperture）計測の連想から，SAM (synthetic aperture methodology) と名づけて提案している．上述の議論で明らかなように，SAM の推定解は，やはり実際のダイポールの分布よりも広く分布したものになり，分布の中心も真の位置よりもずれたものになってしまうという欠点を持っている．

9.4.3 　L₁ノルム最小化法

東京大学の松浦らは，L₂ノルム法が実際の分布よりも広い分布を推定してしまうことを改善する方法として，**L₁ノルム最小化法**を提案した．すなわち，式(9.20)の $\hat{q}$ を求める．

$$\hat{q} = \arg \min_{q} \{ \Sigma |q| \mid m = Lq \} \tag{9.20}$$

この場合，L₂ノルム最小化のように解析的に最適解が求まることはないが，**線形計画法**の問題になり，内点法などにより高速に最適解が求められることが保証されている．

解析学では，L₁ノルム最小解は，いわゆる**スパース**（疎）な解を与える性質を持つことが知られている．すなわち，L₂ノルム最小化による解は，ダイポールの数は問題にせず，できるだけ誤差を小さくする解になっているのに対し，L₁ノルム最小化による解は，できるだけダイポールの数を少なくして説明できる解を与える．この性質から，L₁ノルム最小化の解は，真のダイポールの数が少ない場合は良い推定法になっているが，逆にダイポールの数が多い場合は，少なすぎるダイポールを推定解にするという欠点を持っている．

9.4.4 　合　　併　　法

そこで，東京大学の寺園らは，L₂およびL₁ノルム最小化の双方の利点を併せ持つ方法を考えた．すなわち，以下の定式を行った．

$$\hat{q} = \arg \min_{q} \{ \sqrt{(\lambda \|q\|_1^2 + (1-\lambda) \|q\|_2^2} \mid m = Lq \}, \quad 0 \leq \lambda \leq 1 \tag{9.21}$$

ここで，$\lambda = 0$ では L₁ノルムになり，$\lambda = 1$ では L₂ノルムになる．この最適解は，2次**凸錐体最適問題**になり，線形計画法のようには容易には解けないが，最適解を高速に求める手法が種々開発されているところである．

この手法の性質をシミュレーションで示そう．図9.4と同じ条件において合併法で求まった解を**図9.6**に示した．a，bの最上段に真のダイポールを示したが，図(a)はただ二つのダイポールがあり，図(b)では連続するダイポールが分布している場合である．それぞれの2段目のグラフは，L₂ノルムであるMNによる推定，3段目はL₁ノルム法による推定解，3段目は $\lambda = 0.1$，4段目は $\lambda = 0.5$，6段目は $\lambda = 0.9$ に設定した合併法によって推定されたダイポールの分布を示している．

この例の場合，L₁法は図(a)の場合がよく，L₂法は図(b)の場合に優れているが，それぞれ他の場合には真のダイポール分布とはかなり異なった推定を行っている．それに対し，

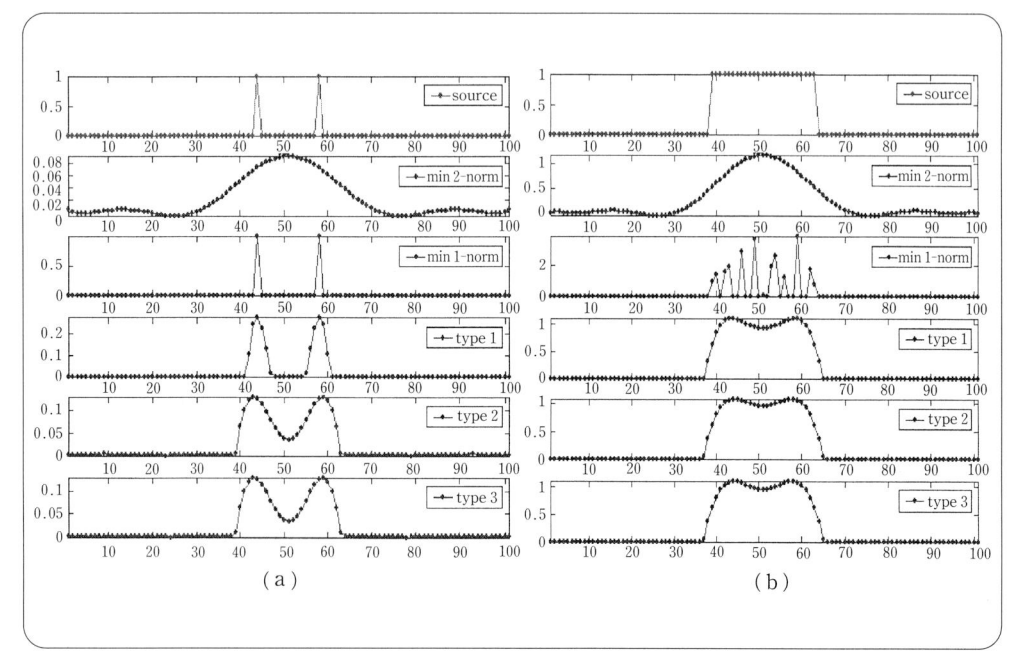

図 9.6 合併法による推定

併合法は，$\lambda = 0.1$ で双方の真の分布をかなり良く推定していることが分かる．

しかしながら，新たに導入したパラメータ λ をいかに設定したらよいかは，いまのところこの理論からは決定できない．また，計算機速度が急速に向上していることから本質的な問題ではないが，2次凸錐体問題を解かねばならないという計算負荷上の問題が残されている．更に，実際の問題では，頭部が3次元形状をしているために，深さ方向の推定精度が問題になるが，深さ方向でシミュレーションのように良い結果が保証されるか否かがまだ判明していない．実用的な手法として確立するために，今後の進展が望まれる．

☕ **談 話 室** ☕

ラグランジュ法による最適推定　ラグランジュの未定乗数法を用いて，式(9.17)を最適化して，式(9.18)を求めてみる．

$m = Lq$ を満たすという条件の下に，$q^T \Sigma^{-1} q$ を最小化する問題を考える．すなわち

$$f = q^T \Sigma^{-1} q + \lambda^T (m - Lq) \tag{9.22}$$

の f を q に関し最小化する．すると

$$\frac{\partial f}{\partial q} = 2\Sigma^{-1} q - L^T \lambda = 0 \tag{9.23}$$

を得るので，最適値 $\hat{q}$ は

$$\hat{q} = \frac{1}{2} \Sigma L^T \lambda \tag{9.24}$$

となる．よって，m は次式となる．

$$m = \frac{1}{2} L \Sigma L^T \lambda \tag{9.25}$$

これから未定乗数 λ が求まり，最適な $\hat{q}$ は式(9.26)となる．

$$\therefore \quad \hat{q} = \Sigma L^T (L \Sigma L^T)^{-1} m \tag{9.26}$$

このようにして，ラグランジュ法を用いて，ある拘束条件の下である評価関数を最小化するという意味の最適化が，制御理論をはじめとして多くの分野で行われている．

9.5　Wavelet と ICA

　事象関連 MEG は，信号が弱くノイズの影響を大きく受けるため，通常 50～100 回程度の加算処理をしないと十分な解析ができない．MEG の時間分解能自体は ms のオーダで優れているにもかかわらず，加算処理によって実質的な時間分解能は悪くなってしまう．また，加算処理をすることによって，計測時間が長くなり，被験者の慣れ，疲れ，集中力減退などの計測目的以外の要因の影響が，計測結果に混入することになる．

　そのため，加算回数を少なくして解析できる手法の開発が強く望まれている．本節では，Wavelet と ICA を用いた二つの有力な方法を学ぶ．

9.5.1　Waveletの利用

　フーリエ変換が信号に含まれている定常的な周波数成分を求めるのに対し，**Wavelet** 変換は信号の周波数成分の時間的な変動を求めることができる．もし，真の信号の周波数成分の時間変動を正確に知ることができれば，計測に際し，信号成分だけを通す可変フィルタを用いて，ノイズの影響を軽減し，加算回数を減らせる可能性がある．慶応大学の本多らは上記手法を開発し，ダイポール性が良く，活動部位もよく分かっている聴覚関連 MEG に適用した．

　両耳への聴覚刺激を 603 回加算した多チャネル MEG のうち一番大きく変動したチャネルのデータの **RMS** (root mean square) を図 **9.7**(a)に示した．加算回数が十分多いため刺

激提示時間である時刻 0 の前の成分にほとんどノイズ変動が見られない．これを仮に真のデータとみなした．図（b）が Wavelet 変換された結果である．縦軸が周波数で横軸が時間であり，白味が強いほど強度が高いことを示している．一定レベル以上の強度を持つ信号だけを通すために，2 値化して図（c）のようなフィルタ（テンプレート）を作った．

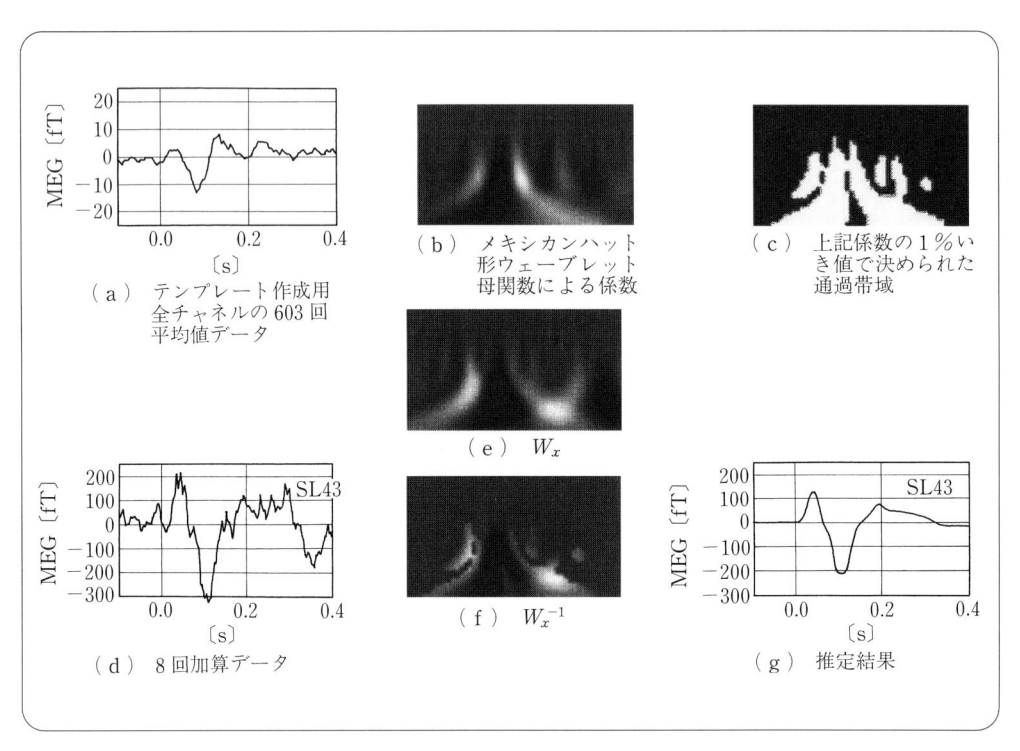

（a）テンプレート作成用全チャネルの 603 回平均値データ
（b）メキシカンハット形ウェーブレット母関数による係数
（c）上記係数の 1 ％いき値で決められた通過帯域
（d）8 回加算データ
（e）W_x
（f）W_x^{-1}
（g）推定結果

図 9.7　Wavelet を用いた MEG データのフィルタ

聴覚反応を 8 回加算した例を図（d）に示した．このデータは多くのノイズを含んでいる．このデータを，Wavelet 変換した結果を図（e）に示した．これに対し，図（c）のテンプレートを作用させると図（f）の結果を得て，それを逆変換したところ図（g）を得た．この結果は，ノイズの影響がほとんど見られず，図（a）の形にかなりよく似ているといえる．すなわち，Wavelet 変換による信号の**アダプティブフィルタ**（適応フィルタ）を設計することにより，加算回数を大きく減らすことができる可能性が示された．

9.5.2　ICA の利用

ICA（independent component analysis）は，ノイズ成分と分離して計測データの中の独立な信号成分をできるだけ忠実に抽出しようとする手法で，さまざまな分野で利用が試みられている．埼玉工業大学の Cao らは，これを用いて MEG データの中のノイズを除去し，

9.5 Wavelet と ICA　**143**

信号成分だけを抽出して少ない回数のデータから，真の信号を見つけ磁場源推定を可能にする手法の開発を試みている．

まず初めに，ファントムヘッドを計測したデータから，信号成分である 13 Hz の正弦波信号とノイズ成分の信号を抽出して，手法の信頼性を確認した．用いた信号は 64 チャネルデータで信号は 60 s と十分に長いものであった．通常よくやられているように単純に ICA を適用したところ，ICA は 64 個の独立な成分にできるだけ分割しようとするため，信号自体も分割され，計測データに含まれているはずの 13 Hz の正弦波信号がうまく抽出できなかった．そこで，主成分分析をしたところ四つの成分で 99％以上の寄与率があることが判明したので，その成分だけをまず抽出し次に ICA を適用したところ，きれいに目的の 13 Hz の正弦波信号が抽出でき，逆変換した信号を用いて 1 ダイポールモデルで磁場現推定をしたところ，1 mm 以内の精度で推定が行えた．

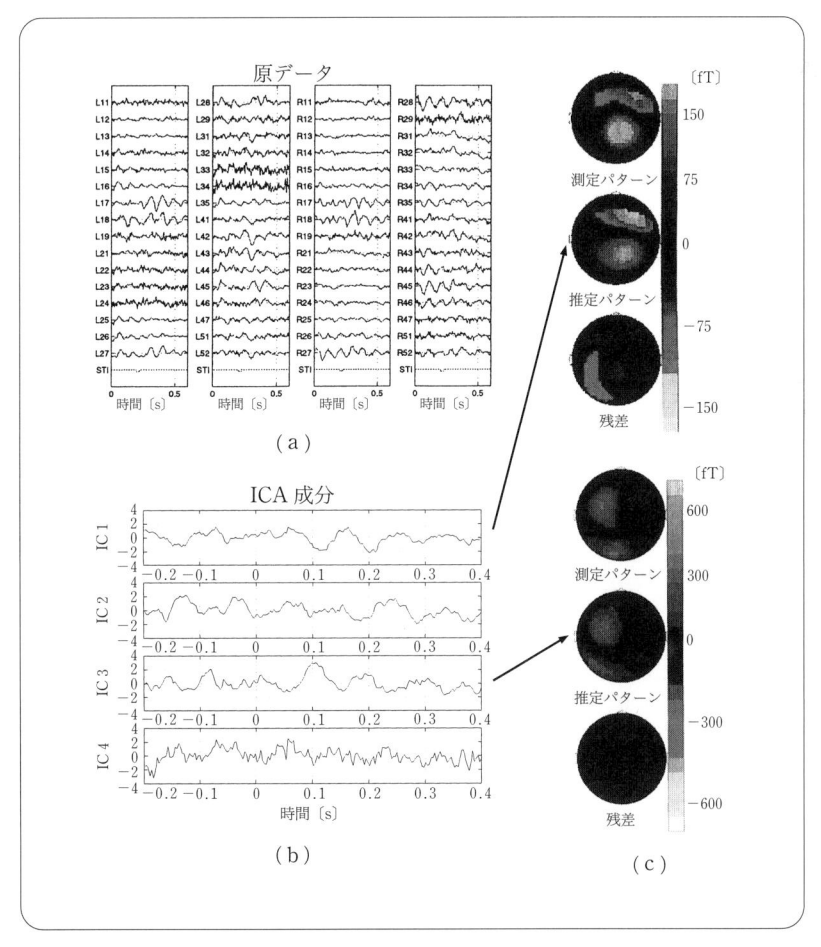

図 9.8　ICA による磁場源推定（口絵 20 参照）
〔Cao, J. *et al.*, 2000〕

次に，Wavelet変換で用いたものと同じ聴覚関連MEGデータを用いて手法を適用してみた．同じように，四つの成分に制限した図9.8(a)のデータに，ICAを適用したところ，図(b)のような独立成分を得た．図(b)の2番目はおそらくα波であり，4番目はノイズ成分とみられることから，1番目と3番目が信号成分と考えられた．それらを独立に抜き出し，64チャネルデータに再変換したデータに対し1ダイポールモデルで磁場源推定したところ，図(c)の三つ組みのパターンのそれぞれ真中にあるパターンを出すダイポールが推定された．残念ながら聴覚野にあるダイポールから出てくると思われるパターンとは，微妙に異なるので更なる改良が必要であるが，将来有効な手法となりうるものと考えられる．このように，ノイズ成分をICAによりうまく推定できれば，計測は容易になり，加算回数を少なくできる可能性も出てくる．

本章のまとめ

❶ **ダイポール**　等価電流双極子（ECD：equivalent current dipole）ともいう．頭の中の活動している領域をいくつかのECDで代表し解析する．

❷ **探索形推定法**　測定値と仮定したダイポールが作る磁場の2乗誤差を正規化した値eを最小化するダイポールを探索する方法．

❸ **シンプレックス法**　探索形推定法の一つで，凸体における効率の良い探索法．

❹ **最適化推定法**　頭部を十分細かな格子点で分割し，格子点上すべてにECDあると仮定し，次に何らかの評価関数を設定し，それを最適化したECDの分布を求める方法．

❺ **ミニマムノルム法**（minimum norm）　解の2乗和の平方根すなわち2ノルムを最小化して得られる解．一般化逆行列の解として求まる．

❻ **L_2ノルム最小化**　計測データを説明できるECDの組のうちL_2ノルムを最小化する解を得る方法．

❼ **L_1ノルム最小化**　計測データを説明できるECDの組のうちL_1ノルムを最小化する解を得る方法．

❽ **合併法**　L_2およびL_1ノルム最小化の双方の利点を併せ持つ方法．

❾ **Wavelet法**　信号の周波数成分の時間的な変動を求めることができるWaveletを用いて加算回数が少なくても真のデータを計測できるようにした方法．

❿ **ICA**（independent component analysis）　ノイズ成分と分離して，計測データの中の独立な信号成分をできるだけ忠実に抽出し，少ない加算回数のデータから妥当な信号源推定を行う方法．

10 MEG 計測の応用 I

　MEG 計測は，特定の刺激を与えなくても観測される自発脳磁場計測と，決められた刺激を繰り返し加えたときの反応を加算平均して，刺激に関連する反応を見る誘発脳磁場計測とに大別される．

　誘発脳磁場計測には，人間の五感の基本特性に関連した計測と，記憶，注意，連想，言語など，人間に特徴的に見られる脳の高度な性質を調べる高次脳磁場計測がある．

　本章では，自発脳磁場とその臨床応用，人間の五感の基本特性に関連した誘発脳磁場のうち，体性感覚と痛覚，運動と体性感覚，聴覚，味嗅覚などに関連した MEG 計測の現状と展望について学ぶ．

10.1 自発脳磁場計測

　自発脳磁場（spontaneous magnetic field）は，誘発脳磁場よりも強度が1桁以上大きいので，加算平均することなく計測可能である．自発脳波は，EEG計測で長く研究されており，周波数成分に着目して色々な解釈がなされてきた．そのことから推論して，自発脳磁場も，さまざまな人間の精神状態によって変化することは，確実なことと思われる．しかしながら，果たしてどのようにして自発脳磁場が生成され，本当に何を示しているかはまだ明確でない．

10.1.1 自発脳磁場の周波数成分

　脳波および脳磁場の周波数成分への分割は，δ，θ，α，β，γの5成分に分けることが広く行われているが，具体的な周波数は研究者により異なり，確定的な分割法があるわけではない．本書では，ディジタルフィルタなどの設計の便利さを考え，できるだけオクターブで分割することを目指した，δ（0.5～4 Hz以下），θ（4～8 Hz），α（8～16 Hz），β（16～32 Hz），γ（32～64 Hz）の分割法を採用する．

　δ波は，睡眠第II期に計測される振幅の大きな鋭波であり，その波の形から**K-complex**とも呼ばれる．深い睡眠に関係することから，脳幹の活動との関連が予想される．δ波に関し，皮質での活動源を明らかにするMEGによる研究がいくつかなされている．

　九州工業大の伊良皆らは，脳波と7チャネルのSQUIDセンサMEGを用いてK-complexの活動源推定を行い，**聴覚誘発反応**の磁場源より5 mm内側に推定した．Luらは，24チャネルSQUIDセンサのMEGを用いてK-complexの計測を行い，その磁場源を**下頭頂葉**（聴覚誘発反応の磁場源に比べて数センチ頭頂寄り）に推定した．

　θ波は，暗算などの課題を集中して行わせると，EEGによって前頭葉中央部の電極に大きな徐波が計測され，前頭中央部にあるθ波という意味で，**Fmθ**とも呼ばれている．暗算などの集中した精神活動に関連することから，その発生源や大脳機能との関連が注目されている．MEG計測においても，同様な課題を被験者に課すと，前額面に特徴的な波形が観測されることが報告されている．両者の関連を探ることによって，人間の精神作用に関連する反応が同定され，精神作用のより深い理解につながる可能性がある．

10.1 自発脳磁場計測

α波は，閉眼安静覚醒時に後頭部優位に現れる8〜16 Hzの基礎律動である．EEG計測では，多くは8〜12 Hzとされてきたが，8〜16 Hzとしても本質は大きく変わらないと思われる．EEG計測では，α波の振幅の大きいことが精神の安定に強く関連するとされ，心理学，医学関連の研究者により広く研究されてきた．

α波は，ChapmansCら，Hariら，CiullaらなどがMEG計測を行い，頭頂後頭溝，鳥距溝近傍にα波の磁場源を推定している．図10.1は，生命研のCuillaらの計測結果であり，図(a)は図(b)のバーに示された時点での等磁場線図パターンで，1.67 sから1.75 sまでの短い間にMEGパターンが大きく変化することが示されている．図(c)にはそれぞれの時点でのダイポールの位置（x, y, z），方向（a, d, q）と大きさ（E）が示されている．

このように，α波の出現は定常的ではなく，感覚刺激を加えると減少することが計測されている．Williamsonらは，後頭葉を起源とするα波がパターンを弁別するタスクを与えることにより減少すること，Barkleyらは，片頭痛の患者の発作時の脳磁場を計測し，α波などの自発脳磁場が抑制されることを報告した．

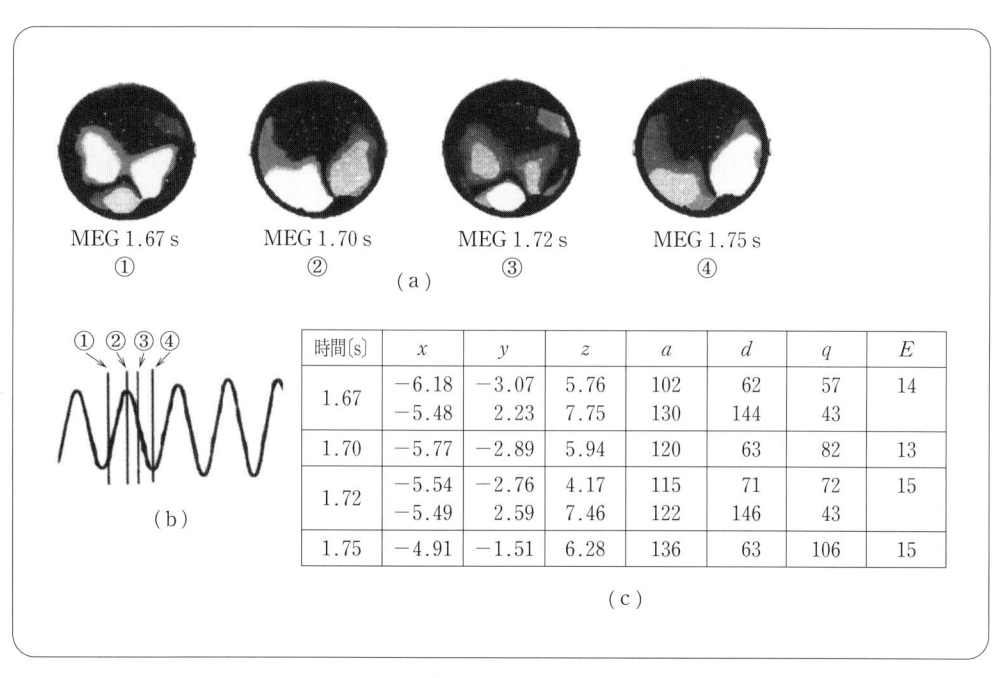

時間[s]	x	y	z	a	d	q	E
1.67	−6.18	−3.07	5.76	102	62	57	14
	−5.48	2.23	7.75	130	144	43	
1.70	−5.77	−2.89	5.94	120	63	82	13
1.72	−5.54	−2.76	4.17	115	71	72	15
	−5.49	2.59	7.46	122	146	43	
1.75	−4.91	−1.51	6.28	136	63	106	15

図10.1 α波の計測と磁場源（口絵21参照）〔Ciulla, C. *et al.*: MEG characterization of spontaneous alpha rhythm in the human brain, Brain Topography, **11**, 3, pp. 211-222 (1999)〕

α波が目を閉じて安静にしているときに多く出るのに対し，β波は通常の精神活動をしているときに多く観測される．したがって，活動源はあまり集中していないために，MEG計測からその活動源を言及した報告はほとんどない．

Ribaryらは，γ波を計測して，それが脳幹と皮質の間の基本的な情報のやり取りに起因

すると推定している．**図10.2**は，37 CH システムで計測された MEG を示し，起きているとき及びレム睡眠のときに γ 波が多く見られることを示している．

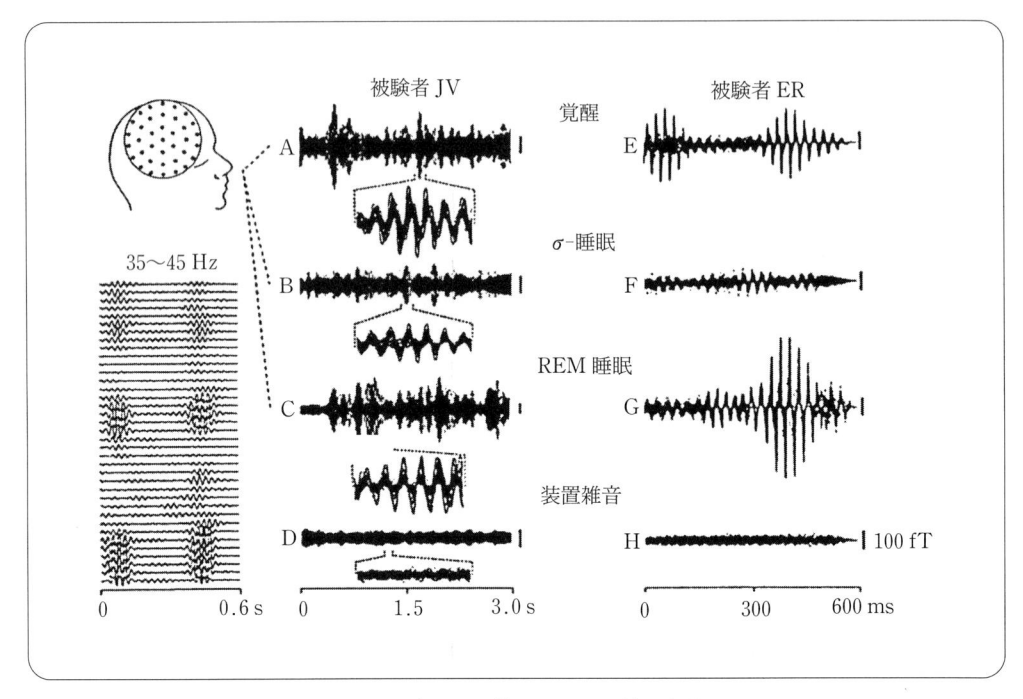

図10.2 色々な状態のときの γ 波の出現

μ 波は，中心溝付近から発生する 10, 21 Hz が優位な自発波であり，手を強く握り締めると抑制されることから，α 波とは異なる体性感覚に関連するリズム波であろうとされている．

また，**τ 波**は，聴覚領に近い側頭葉付近から発生する 8～10 Hz の自発波で，音を聞かせると抑制される．α 波は眼を開けたりすると抑制されるが，τ 波は眼を開けても影響されないので，聴覚に関連するリズムであろうとされる．いずれの波も，分解能の悪い EEG 計測では，優勢な α 波に隠されて気づかれなかった波であるが，MEG によって初めて観測された．まだ測定報告数も少なく，それぞれの波がどういった意味をもつものかは現在のところほとんど推察の域を出ていない．

以上の種々のリズムが何を意味しているか，現在のところ明確ではないが，脳の「アイドリング」状態を示しているとか，多数の脳細胞の同期した活動を表しているとの解釈がある．こういった，自発的なリズムの本態が明らかにされ，それによって，人間の精神状態が計測可能になれば，脳の基本的な働きに対する，より深い理解が得られる可能性を秘めている．

10.1.2 てんかん計測と臨床応用

本項では，MEG が臨床応用として最も利用されている**てんかん**（epilepsy）と，将来的な夢としての**アルツハイマー病**（Alzheimer disease）などへの応用について述べる．

てんかんは，脳神経細胞の異常な電気的興奮によって発作が引き起こされる疾患で，その突発性異常脳磁波は，ピコテスラ（pT）オーダの強さを持つので，直接計測できる．てんかんに由来する MEG には，頭の限局した部分が異常活動しているものと，頭全体が異常活動しているものがあり，前者を**焦点性てんかん**，後者を**全般性てんかん**という．

MEG は頭皮に平行な活動源すなわち脳溝の活動を測定するのが得意であり，逆に EEG は頭皮に垂直な電流源すなわち脳回の活動を計測するのが得意である．**図 10.3** は MEG（上）と EEG（下）を同時計測した例であるが，図のように同一の電気現象を計測しても測定される波形には大きな違いがある．

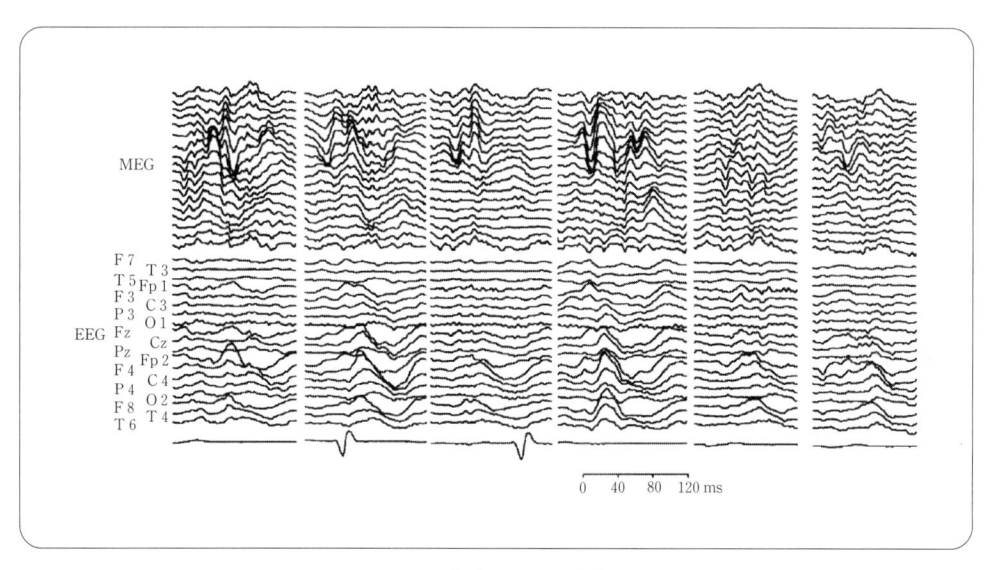

図 10.3 てんかん発作時の MEG（上）と EEG（下）

表 10.1 は医師が動作所見から，てんかんと判断した患者の EEG 及び MEG 計測データにおいて，てんかん特有の棘（spike）が見られた回数を示している．90％近くで双方の計

表 10.1 てんかん発作時の EEG と MEG による所見

EEG	MEG		合計
	spike（＋）	spike（－）	
spike（＋）	245	7	252
spike（－）	11	11	22
合計	256	18	274

測に同じように棘が見つかっているが，5％程度はどちらか一方の計測では棘が見つかっていないことから，MEGとEEGは相補的であることが分かる．

MEGは，EEGに比べて焦点性のてんかんの診断に威力を発揮する．すなわち，焦点性であるか全般性であるかの診断においては大きな差はないが，焦点性の場合，MEGではEEGよりも発生源の位置を精度良く同定できるので，切除手術の際，正常な部分の皮質を誤って切除しないですむという大きな利点を持っている．

このように，焦点性てんかんの磁場源がEEGより正確に同定され，手術に際し有用との報告が多くなされており，てんかんはMEG計測の臨床応用の牽引車的役割を果たしそうな形勢である．そのため近年MEGを導入する病院が増えてきている．ただし，てんかんそのものの原因は不明で，脳の一部を切除することの是非は議論の分かれるところである．

世界的に高齢者の人口が増加するとともに，老人性痴呆の多くを占めるアルツハイマー病が大きな社会問題となってきている．アルツハイマー病の発生原因はまだ研究段階でよく分からないが，脳細胞の機能が老化とともに劣化していることは間違いない．それが進行すれば，脳細胞の死滅が起きMRIなどの画像計測で頭皮質の空洞化が確認できる．しかしながら，画像で確認できるほど脳細胞が劣化してから発見したのでは手遅れである．

病態はまだよく分からないが，たぶんアルツハイマー病になる前に，脳細胞が一部分損傷し，そのことが脳機能の劣化として現れる段階があるものと推定される．そのような脳機能の劣化を，自発脳磁場の変化とか，なんらかの刺激に対するMEG応答の変化によって計測できるようになれば，社会に対する貢献ははかりしれないものがある．MEG応用の一つの大きな夢である．オランダのベレンズ（Berrendse）は，このような応用について先駆的な取り組みを報告しているが，まだまだ成果があがったとはいいがたい．

MEGによる脳機能診断は，アメリカでは既に保険適用がなされ，日本においても近い将来保険が適用されるものと予測される．保険適用がMEG計測に大きな影響を与えることは疑いのないところである．

10.2 誘発脳磁場計測

前節に学んだ自発脳磁場計測は，さまざまな人間の精神状態に関連する可能性があるため興味深い研究であるが，計測されたデータと精神状態の対応づけはなかなか困難で

ある．その困難性を回避するため，被験者になんらかの刺激を与えたときの脳反応のMEG計測が行われる．得られる誘発脳磁場は，自発脳磁場よりも1桁以上小さく，与えられた刺激に対応する脳の活動ばかりでなく，並行して活動している脳の反応も含まれているので，単一の計測データから目的の刺激に対する応答を解析するのは困難である．そこで通常，刺激が与えられた時間に同期させ，数十回から数百回の応答を**加算平均**することによって解析する．これを**誘発脳磁場**（evoked magnetic field）計測という．これは，**事象関連脳磁場**（event related magnetic field）ともいう．

計測に含まれている**環境ノイズ**（environment noise）は，EEG計測で示したように，加算回数の平方根に比例して小さくなること，刺激に関連のない脳の活動はランダムに出現する可能性が高く，平均するとやはり同様に減衰することによって，刺激に関連する応答が得られる．

MEG計測は，極めて微弱な磁気信号を計測する必要があるため，いかにSN比の良いデータを得るかが第一のポイントになる．そのため，測定機自体の開発と同時に，良い刺激装置の開発及び巧みな実験パラダイムの工夫が大切になる．本節および次章では，後者に関連した誘発脳磁場の現状について学ぶ．

10.2.1　体性感覚と痛覚

カナダの医者**ペンフィールド**は，1960年代に頭骨を開いた患者において，覚醒状態でさまざまな部位を電気刺激して患者の反応を記述した．そして，**頭頂葉中心溝**にいわゆる**ホモンクルス**といわれている体と位相的には同じ形で感覚野が並んでいる運動・感覚野を発見した（2章参照）．

MEG計測によって，このホモンクルス的体性感覚野の分布が非侵襲的に確認されている．体性感覚の刺激装置としては，初め刺激が容易な強い電気刺激が用いられ，次いで，より自然な刺激を出すピエゾ素子による振動刺激などが用いられている．正常な人間の**体性感覚野**が，MEGによりかなり正確に同定できるので，腫瘍などによって体性感覚野が変形したときにMEGを計測することにより，どの程度まで腫瘍を切除しても感覚や運動に支障をきたさないかが推定できる可能性が示され，実際の手術に応用されつつある．

体性感覚野を，機械的に強く刺激したり，高温または低温で刺激したり，電気やレーザで強く刺激すると，痛みを感じる．**図10.4**はBTi社の37 CH装置で，センサ位置を国際10-20法のC3及びC4に設定して計測した結果である．そのとき，約20，30，40，60 msにピークを持つ成分が現れるが刺激強度による変化はほとんどない（図左）．まず80 ms前後に刺激された部位に相当する1次体性感覚野が反応する．そして，更に潜時110 msと250

152　10. MEG計測の応用 I

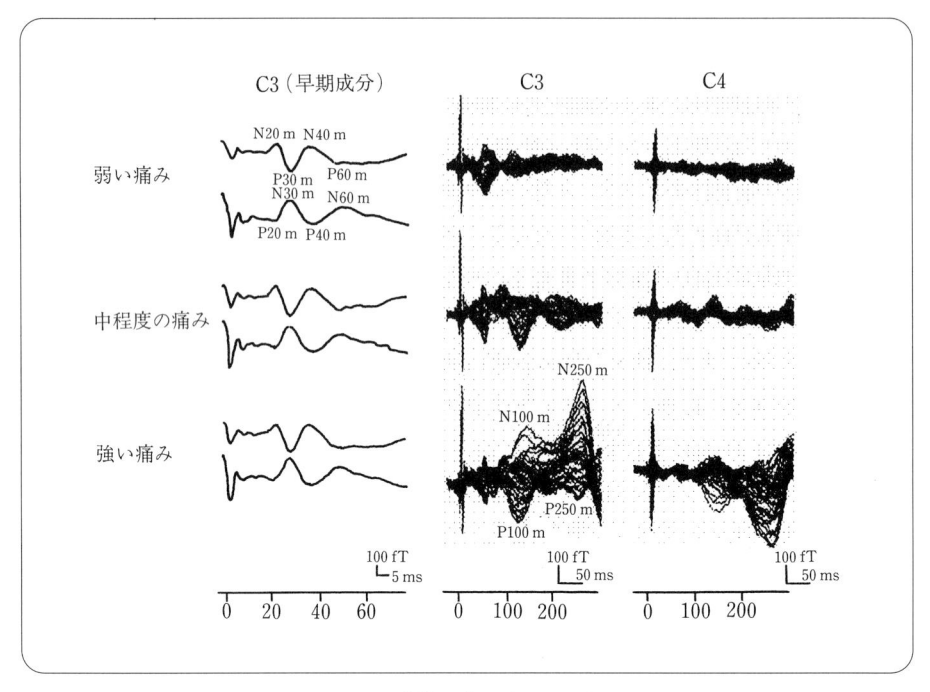

図10.4　痛覚関連脳磁場と発生源

msに明瞭な反応が記録されている（図中，右）．特に潜時250 msの成分は痛みが感じられるほどの強さの刺激に対して特異的に反応が現れ，2次体性感覚野にダイポールが推定される．よって，2次体性感覚野が痛み知覚の中枢であるとの考え方が支配的である．

しかしながら，痛みに関しては，その解剖学的な神経支配関係が明確でないこと，fMRIの研究では，1次，2次体性感覚野ばかりでなく，前頭葉，側頭葉などの活動が見られることなどから，まだ痛みの中枢がどこであるこという一致した見解は形成されていない．MEG計測でも，1次体性感覚野が痛みを知覚していると主張する論文もある．痛みは，いろいろな場面で人間に耐えがたい苦痛を与えるので，痛みの制御は大きな課題であるが，MEG計測によってこの課題に貢献する成果が出ることが期待されている．

人間の脳の**可塑性**は大きな関心事であるが，体性感覚野における脳の可塑性に関して，興味深い結果がアメリカのモギルナー（Mogilner）らによって報告されている．生まれつき手の指が分離されずに生まれた患者に対して，後天的に指を分離する手術を施した．手術前，人差し指，中指，薬指指に対する刺激に対してMEG計測をしたところ，**図10.5(a)**左に示すように，極めて接近した位置に磁場源が推定された．指の分離手術の結果，同図右に示されたように，磁場源の分布が広くなり正常な人の分布に近くなったことが計測された．更に興味深いことに，そのように反応部位が拡大する変化に要する時間は，数週間という極めて短期間であったことが報告されている（図10.5(b)）．

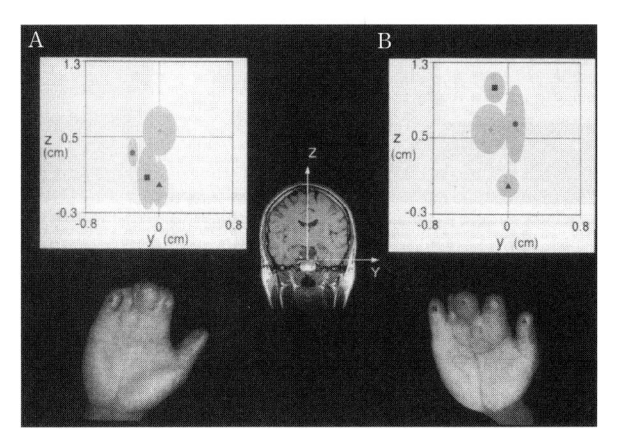

(a) 指の分離手術前後のそれぞれの指の感覚野

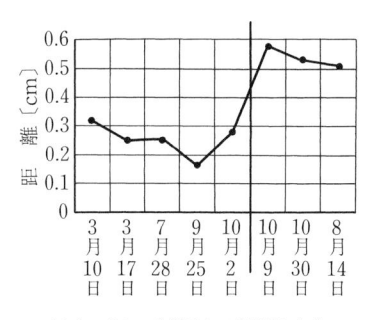

(b) 指の感覚野の時間的変化

図 10.5 〔Mogilner, A. *et al.*：Somatosensory cortical plasticity in adult humans revealed by magnetoencephalography, Proc. Natl. Acad. Sci. USA, pp. 3593-3597, Vol. 90, Fig. 3 (1993)〕

　手足が切断されているにもかかわらず，その手足が残っていて痛みを感じるといった特異な症状が，幻肢痛と名づけられ多く報告されている．そのような痛みを脳はどこでどのように感じているのであろうか．興味深い話題である．

　筋紡錘による**筋感覚**は，人間の運動機能に関連する感覚であるので，重要な研究課題であるが，やはり刺激を正確に行うことが困難であるため，現在のところ見るべき報告はない．

　平衡感覚に関するMEG計測は，MEGがノイズを避けるため被験者に強い姿勢拘束を要求するため，三半器官を適切に刺激することが極めて難しく，現在までこの感覚をMEGで研究した報告は見当たらない．

10.2.2 運動と体性感覚

〔1〕 **運動の実行に関連した脳磁場**　これまでに指の運動の実行に関係した MEG 計測が色々報告されている．自分のペースで運動を開始する**随意運動 SPM**（self-paced movement）の場合には，運動開始の 1～0.5 秒前から左右両側の 1 次運動野でゆっくりと立ち上がる**運動準備の活動 RF**（readiness fields，**運動準備磁界**）が，運動開始前後には運動部位と左右反対側の運動野で優位な活動 **MF**（motor fields，**運動磁界**）が観測され，運動開始の約 100 ms 後には運動によって誘発された感覚野の反応 **MEF**（movement evoked fields，**運動誘発磁界**）が観測される（**図 10.6**）．図は指を動かす筋肉から計測した**筋電**（**EMG**：electromyogram）の立ち上り時間に同期加算して計測した．また，外部刺激を用いた反応時間課題では，刺激後急激に立ち上がる運動野の活動 MF と運動後の感覚野の活動 MEF が観測される．

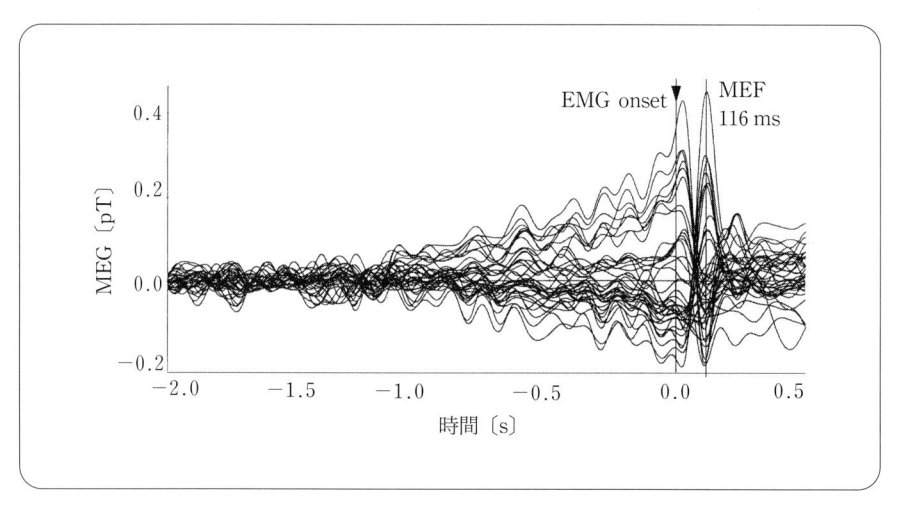

図 10.6　指の随意運動による脳磁場

EEG 計測でも同じような活動が記録されるが，EEG 計測は MEG 計測よりもより多くの部位からの活動を計測していると考えられ，**1 次運動野**，**運動前野**（1 次運動野の前の領野）そして**補足運動野**（運動前野の内側で大縦裂に落ち込む領野）での活動をすべて反映した結果と推定されるので，各運動野の寄与の程度ははっきりしない．

MEG 計測でも，補足運動野は，左右半球の活動が近接して向かい合い，更に活動量が同程度なため，左右の補足運動野で発生した磁界が打ち消し合い，計測が困難とされている．また運動前野も脳回での活動が主であるという理由から計測が困難であり，運動に関していえば，MEG 計測では 1 次運動野の活動が主として計測されるものと推察される．

カナダの Cheyne らは，足関節運動から舌運動までの SPM の MF に対して，活動してい

る脳の場所の推定を行い，Penfield らが侵襲的に示した **somatotopy**（体脳部位対応：体性感覚/運動野における体部位と脳活動部位との 1 対 1 の関係）を非侵襲的に示すことに成功している．このように，MEG 計測を用いれば，1 次運動野の活動を非侵襲的に詳しく記録することが可能である．

〔2〕 **運動と他の感覚野との関連**　視覚野，運動野，体性感覚野の活動の関連を産総研の遠藤らが計測した例を**図 10.7** に示した．まず初めに，単純視覚刺激と SPM の MEG から，視覚，運動，体性感覚の被験者特有の反応部位を求めておく．次に，LED を光らせたときに，できるだけ早く右手人差し指を動かすことを被験者に求め，LED の点灯時間を基準にして 100 回の MEG を計測し加算平均した．先に求めた視覚，運動，体性感覚の部位にダイポールを置き，計測された MEG データをできるだけよく説明できるダイポールの大きさの変化を求めた．

すると，図下部に示したように，視覚野の二つのダイポールは，同じような大きさで LED 点灯後約 90 ms 後に立ち上がり，130 ms 前後にピークを迎えた．ただし，左のダイポ

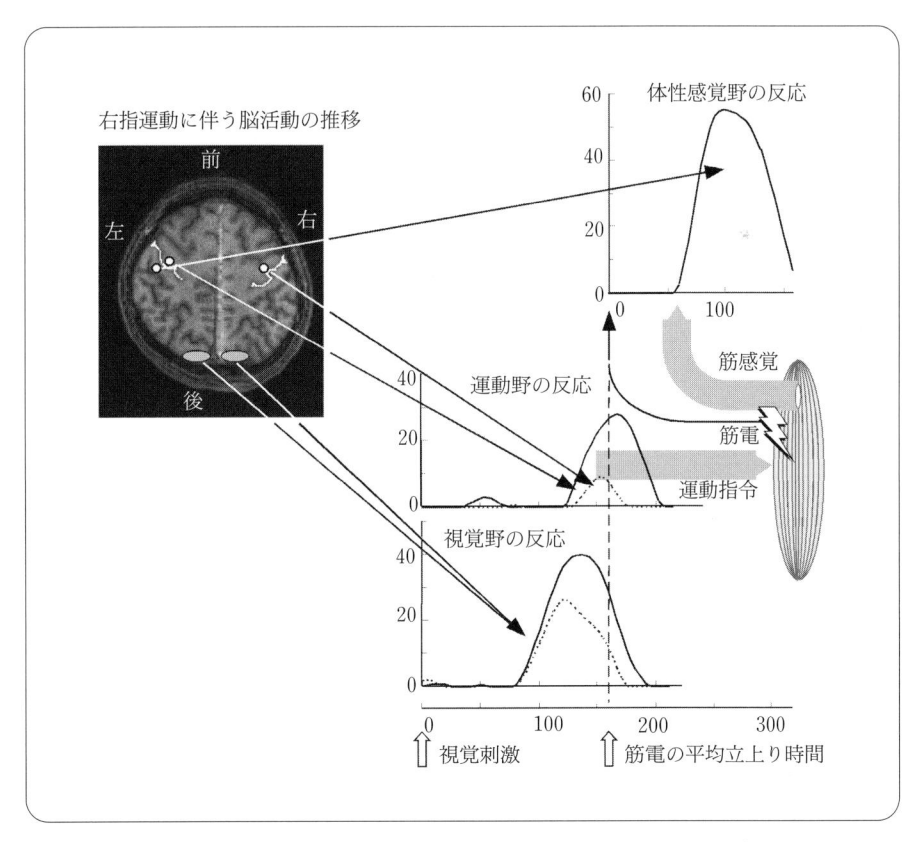

図10.7　視覚始動性運動における視覚，運動，体性感覚野の活動強度変化〔Endo, H. *et al.*: Automatic activation in the human primary motor cortex synchronized with movement preparation, Cognitive Brain Research, **3**, pp. 229-239 (1999)〕

ールの大きさ変化を実線，右を破線で示し，縦軸はダイポールの強さで n・Am 単位であり，以後表示は同様である．運動野も左右二つのダイポールが明らかに活動したが，右指を動かしたので，左側優位な活動を見せ，視覚野がピークを迎える少し前に立ち上がり，150 ms くらいでピークを迎えた．

　実際に指の運動が起きるのは 100 ms 以上のバラツキがあるので，指が動いたことによる体性感覚野の活動は更に同期が悪くなり，活動は MEG 波形上では鮮明ではなくなる．そこで，指から計測した筋電の立上りをトリガとして，体性感覚の加算平均を取り直すと，体性感覚野の応答も明確に現れ，かなり大きな反応が見られた．筋電の立上りの平均時間は LED 点灯から 160 ms であったので，その時間と体性感覚野の加算平均時間を重ね合わせると，体性感覚野は，図右上に示したように平均で 200 ms 前後に立ち上がり始め，250 ms でピークを迎えることが分かった．ここで示した**潜時**は，被験者によって大きく変わるが，相互の時間関係は大略同じであった．このように，MEG によって，脳内において視覚野，運動野，体性感覚野に情報が伝達され次々と処理される過程が見事に示された．

10.3　聴　覚

　聴覚関連脳磁場（**AEF**：auditory evoked field）は，小形のスピーカで発生した音を樹脂性チューブでガイドし聞かせることにより，聴覚刺激が比較的容易にできること，姿勢に関する拘束が少ないことなどから，MEG では一番多くの研究がなされている．初期には，脳波 EEG では同定が難しかった **tonotopy**（音の周波数順に対応して脳の活性部位が順序付けられていること）に関する研究が行われ，MEG 計測の優位性が示された．

　人間は，多くの感覚で，刺激に対して反対側の脳が反応することが古くから知られている．この反対側反応は，片耳聴覚刺激に対してきわめて明瞭に見られる．**図 10.8** は，呈示間隔を 2～3 s でランダムにとって，左耳に 1 000 kHz の純音を 100 ms だけ聞かせて，100 回の刺激をしたときの反応を加算平均した反応の，刺激時点から 83 ms（図（a）），100 ms（図（b））経過したときの脳磁図パターンを示している．上が鼻，左右が耳で頭を上部から見ている．周囲を展開して表示してあり，実際の耳の位置は左右端のセンサの内側あたりである．＋が磁場の湧き出し，－が吸い込みを意味している．図（a）では右側頭葉だけが反応し，左側頭葉はほとんど反応していないが，図（b）になると右側頭葉の情報が左側頭葉にも伝達され，両側頭葉で聞いている様子が明瞭に分かる．

83 ms　　　　　100 ms
(a)　　　　　　(b)

図10.8　左耳刺激に対する等磁場線図パターンの変化

　上記の反応は，**長潜時反応**と呼ばれている．耳から頭皮質への距離は高々数十 cm であり，聴覚信号の伝達速度は 1～数十 mm/s 程度であり，途中数個のシナプスを介しても，数十 ms しかかからないはずである．しかし，上記の反応は刺激から 80～100 ms もかかっている．よって，上記の反応は，聴覚信号が脳皮質に到着した直後の反応とは考えられなく，もう少し高次な反応を反映していると考えられる．

　そこで，上記より早い時点で反応しているものを**短・中潜時反応**という．それらは，聴覚信号が脳皮質に到着した時点近傍の反応であると考えられるが，反応のレベルは極めて小さいので，通常数千回から数万回の反応を加算平均してようやく計測できる．ノイズ成分が加算回数の平方根に反比例して小さくなるためである．

　そのようにして測った結果，北海道大学の栗城らは，10 ms 近辺に聴覚の最初の信号到達に関連すると思われる MEG を計測した（**図10.9**）．早い時間での応答を計測するため，刺

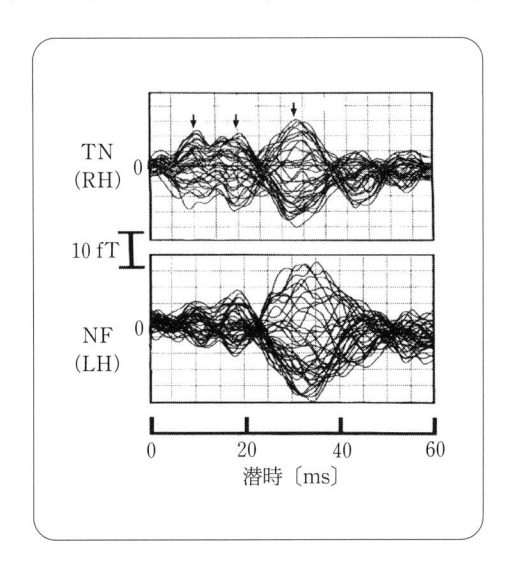

図10.9　聴覚の短・中潜時反応
〔原　宏，栗城真也：脳磁気科学，p.209，図 4・3・2，オーム社（1997）〕

激音は鋭い立上り部（0.3 ms）を持つパルス幅 0.7 ms のクリック音であった．音圧は 85 dB, 刺激間隔は 100～140 ms であった．図は 2 人の被験者（TN, NF）の反応を 37 CH の MEG 装置で計測したものである．前者は右半球の反応（上），後者は左半球の反応（下）を計測した．いずれも，10, 18, 30 ms 近傍に明瞭な反応が計測された．

標準刺激（standard stimuli）の中に，まれに出現する**偏奇刺激**（deviant stimuli）に対する反応が注目を浴び研究されている．この課題を**オドボール**（oddball）課題, 反応を**ミスマッチ磁場**（MMF：mismatch field）と称する．音の周波数，強さ，長さ，音色，音程の並びなど，さまざまな偏奇刺激に対し，刺激後 100～400 ms に特異的な大きな反応が現れ，これが認知に関連する反応を表していると推定されている．

フィンランドの Aulanko らは，高頻度刺激として /jæ/, /wæ/, 純音（tone），低頻度刺激 /gæ/, /bæ/ に対する MMF 反応を計測した．**図 10.10**（a）は，MMF の反応波形を示し，図（b）上は低頻度音 /gæ/ に対する MEG のパターンとダイポールの位置を示す．図（a）の反応波形では高頻度刺激に対する反応を実線で示し，低頻度刺激に対する反応を点線で示した．影をつけた部分が MMF に相当するが，/gæ/ でも /bæ/ でも潜時約 170 ms で反応が現れた．図（b）上のダイポールの位置は，N 100 m の活動部位とほぼ同じであった．図（b）下には，低頻度刺激を無視した場合（ignore）とその出現回数を数えた（discrimination）ときのダイポールの大きさと標準偏差を示している．いずれも，低頻度刺激に注意し出現回数を数えた場合，有意にダイポール強度が大きくなった．

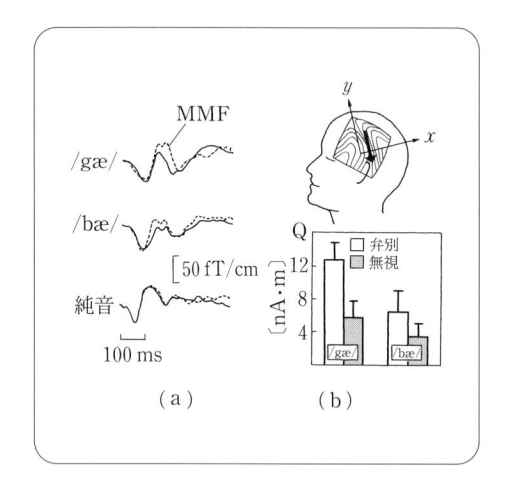

図 10.10　MMF による MEG 波形の変化と磁場源〔原著 Aulanko, 原宏，栗城真也：脳磁気科学，p.231, 図 4・5・2, オーム社（1997）〕

刺激条件が複雑なため，MMF に関してはまだ十分なデータが集積されたとはいえない．多くの研究は活動場所を聴覚領付近に推定しているが，より深い視床から側頭葉付近に活動域が移動するという報告もあり，場所の特定，反応の本態を解明することなど，今後の重要な研究課題になると思われる．

産総研の原田らは，雑音の出る間隔を一定間隔からしだいにランダムに変えて被験者に長時間聞かせたとき，どのような間隔でも慣れが起きて，MEG の反応強度は時間とともに減少していくが，全くランダムな間隔で聞かせたときのみ他の条件で聞かせたのとは異なり，反応強度の減衰の仕方が，有意に他と異なっていることを示した．このように，MEG は**慣れ**（habituation）といった従来は定量化が難しいとされていた人間の特性についても，客観的な指標になりうる可能性を秘めている．

10.4 味嗅覚

味嗅覚は，原始的な感覚であり，化学反応を伴った感覚なので，いまだに十分な研究がなされていない．また，その感覚中枢についても生理的な知見は十分でない．MEG 計測においても，反応が遅いこと，刺激を作ることが困難であることなどから十分に研究がなされていない．

嗅覚（olfaction）は，眼球の後方・大脳新皮質下方にある**嗅球**でまず処理されたのち，大脳皮質に送られる．また，嗅覚を刺激するためには，匂いを含んだ気体を精度良く制御して被験者に提示する必要がある．したがって，SN 比の良いデータを取ることは難しい．ド

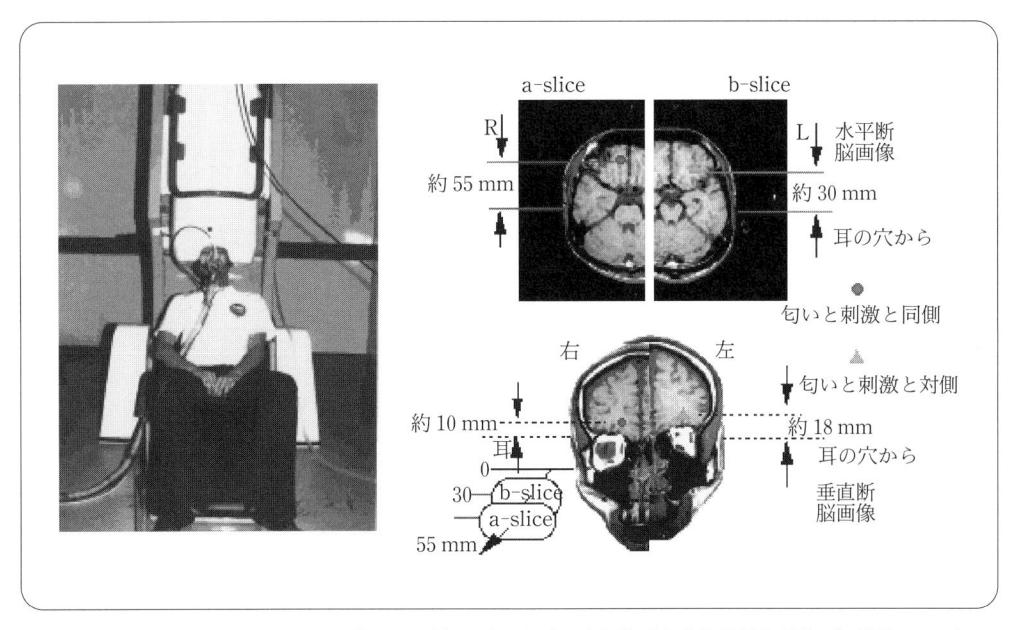

図 10.11　嗅覚の計測装置と計測結果（口絵 22 参照）〔外池光雄〔産業技術総合研究所〕提供，2001〕

イツの G.Kobal らのグループや産総研の外池らが精力的に研究している．

外池らは，独自に刺激装置を製作し，呼吸とともに刺激を与える方法によって，嗅覚の1次感覚野を前頭下部に同定しているが（**図 10.11**），上記結果と Kobal らの結果とは多くの違いがあるので，今後更なる研究が必要になると思われる．

味覚（gustation）は，味物質を液体に含ませて舌の刺激部位に提示する必要があるので，嗅臭覚よりも更に刺激のコントロールが困難であるため，現状では信頼に足る報告は少ない．産総研の小早川らは，水に味物質を溶解させ，チューブを用いてランダムに舌の上に流すことによって，味刺激を被験者に与えた（**図 10.12**）．結果的に，味覚の1次感覚野が，**島**（insula：側頭葉聴覚野の内側部）近傍にあること，甘味よりも塩味の方がずっと早く知覚されるなどの知見を得ている．

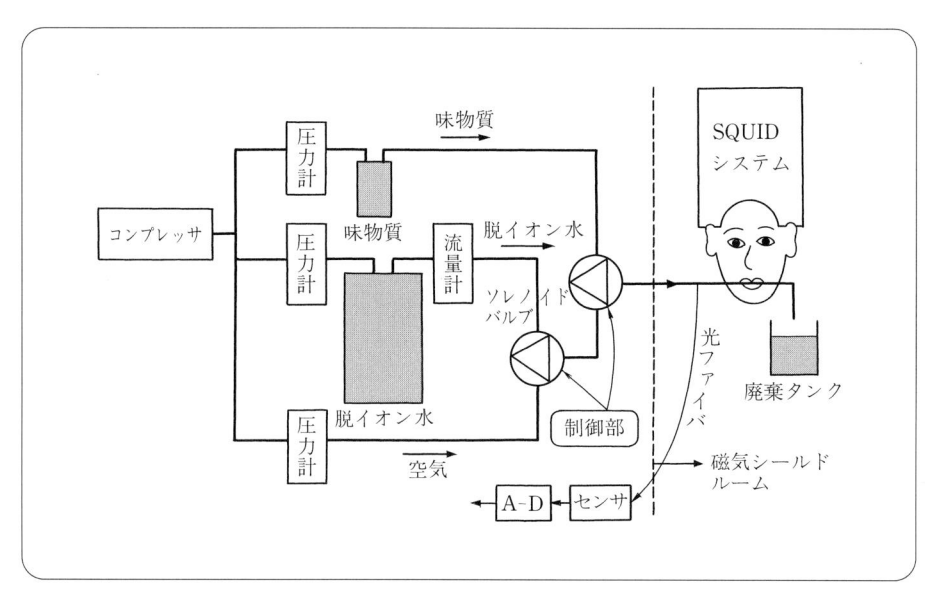

図 10.12　味覚刺激装置

11 MEG 計測の応用 II

　本章では，人間の脳に入る情報量の 90 % 以上を占めるといわれる視覚に関する誘発脳磁気計測と，高次脳機能に関連する MEG 計測の現状について学ぶ．

　視覚情報がどこでどのように，どんな時間関係で処理されているかについて，明るさ，色，運動，立体視などから，焦点調節に関連した最新の MEG の測定結果について学ぶ．次に，より高次の脳活動として，記憶，計画，言語などに関する MEG 研究の現状について学ぶ．MEG 研究は始まったばかりなので，今後その内容は急激に変化するものと予想される．

11.1 視覚反応

11.1.1 レチノトピー

市松模様の刺激を反転させたり点滅させて刺激することによって,解剖学で知られている網膜と1次視覚野V1にトポロジカルな関係,**レチノトピー**(retinotopy)があることを,MEGによっても確認できることが報告されている.しかし,人間の視覚野は大変複雑な構造をしており,V1のある**鳥距溝**(calcarine suleus)は**図11.1**のような十字形の溝を形成しているために,複数のダイポールから生じる磁場の打ち消し合いが起き,正確なレチノトピーがMEGで計測できているかどうかについては,まだ不明な点が残されている.果たして,市松模様の刺激によってV1だけが活動しているのか,より高次な部位も同時に活動

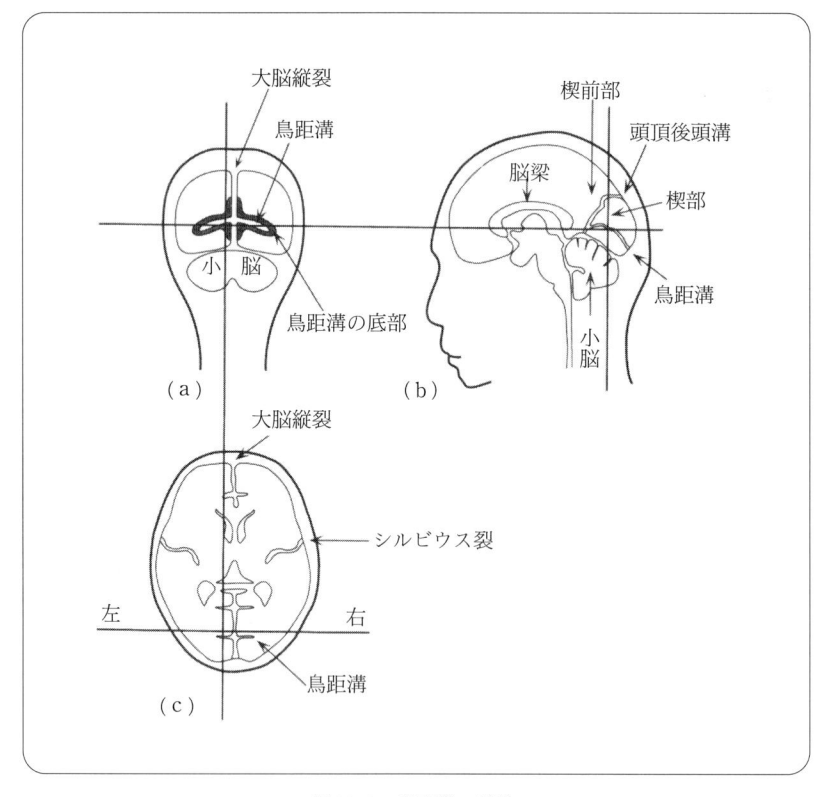

図11.1 鳥距溝の構造

しているのかどうかという点については，まだ議論の残るところである．

レチノトピーを詳しく調べるためには，多くの視覚部位を独立に刺激して計測する必要があるため，計測時間がかかり，なかなか正確なデータが集めづらかった．最近，擬似ランダム系列を発生させる **M系列法** を用いて，分割した視野を同時に刺激しながら，それぞれの部位に独立した刺激を与えることにより，1度に多くの部位の反応を分離して計測できる方法が提案され注目されている．今後，このような手法の開発により，より確実なデータが次々と蓄積されることが期待される．

11.1.2　色覚反応

人間の**色覚**は，心理物理によって大まかな性質が，電気生理によってミクロな細胞の活動が，PET，fMRIによって活動部位の画像化が研究されてきた．その結果，色覚情報は，1次視覚野から**腹側経路**（視覚情報が腹側の下側頭葉に伝達される経路）に伝達され，サルのV4に相当する**大脳底部**（大脳の底で小脳と接する部分）に色覚中枢があることが，しだいに明らかになってきた．

しかしながら，複雑に近接した視覚野の反応が混在するため色覚中枢に関するMEG研究はなかなか進展しなかった．NTTの栗木らは，刺激の輝度，形などを一定にして，色情報のみを変えて被験者に提示できる刺激を，視覚心理物理的手法で作り提示することによって，初めて人間の色覚応答をMEGによって計測することに成功した．

液晶プロジェクタから，被験者の眼前1.2mに置いたスクリーンに刺激を提示した．被験者は固視点を見つめ，その左半視野に ① 緑と赤，② 黄色と青，③ 灰色，の3種類の縦縞を提示し，各々の刺激を100回反転して刺激した．縦縞の視角は，横20°，縦30°で，2〜2.5s間隔で反転させた．

図11.2は刺激①を見たときの，MEGの全チャネルの重ね書きである．0.1sと0.15s近辺に大きな同期した活動が見られる．刺激②でも同じような反応が得られたが，刺激③では2番目の反応が見られなかった．

二つの反応のピークである縦線を引いた時点で，**球体モデル**を使ってダイポールを推定したところ，**図11.3(a)**のようなところに推定された．上段が第1のピーク時のダイポール推定結果で，鳥距溝に推定されている．下段は，第2のピーク時の推定結果で，**大脳底部副側溝**に推定された．

できるだけ同じような刺激を作成し，fMRIでも色知覚に関連する活動を調べたところ，図(b)に示したように，ほとんど同じところに活動が同定された．したがって，人間の色覚中枢が大脳底部副側溝にあることがMEGでも確認され，しかもその場所は1次視覚野V1が活動してから約50ms後に活動することが分かった．このような知見は，将来色覚異常

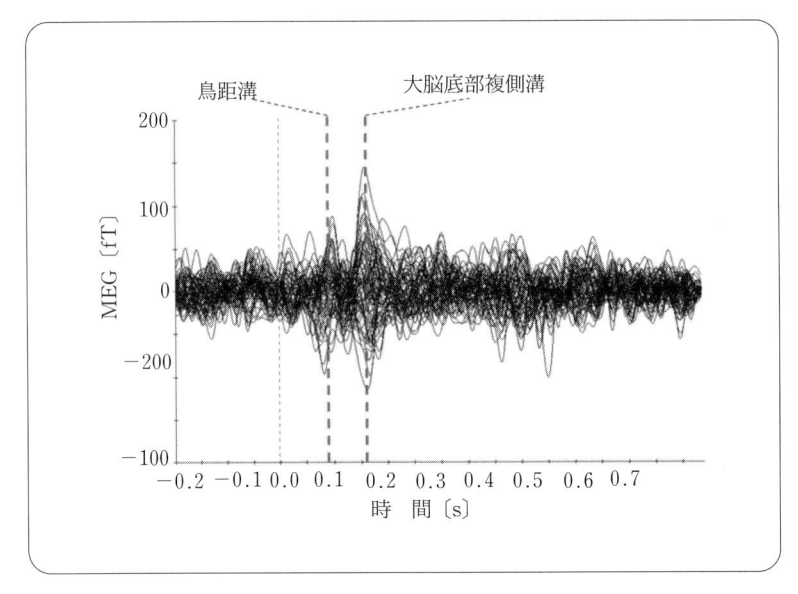

図 11.2 等輝度色刺激に対する MEG 応答〔Kuriki, I. *et al*.: MEG recording from the human bentro-occipital cortex in response to isoluminant color stimulation, Visual Neuroscience, **22**, pp. 283-293 (2005)〕

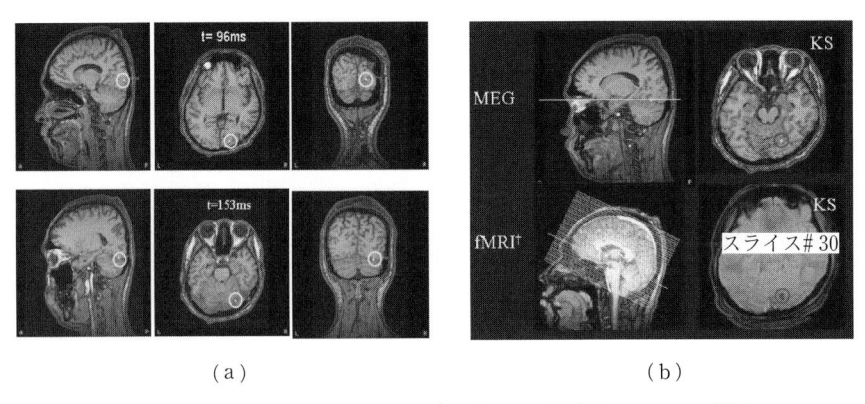

図 11.3 二つのピーク時におけるダイポール推定結果と fMRI の結果

者の検出などに有効となるものと考えられている．

11.1.3 仮現運動

　左右に離して置いた二つの LED を右，左の順に点灯してみる．そして，その点灯間隔時間をしだいに短くしていくと，最初はハッキリ二つに分かれて点灯していた LED がしだいに右から左に動くように感じられる．そして，更に点灯時間間隔を短くすると，二つの LED は同時に点灯したように感じられる．このように，実際は動いてもいないのにあたかも連続して動いているように感じられる現象を，**仮現運動**（apparent motion）と呼ぶ．こ

れは，心理学で広く研究されて，点灯間隔が 100〜360 ms 程度において，仮現運動が感じられることなどが明らかにされている．

では，そのような刺激は脳においてどのように処理されて仮現運動を知覚するのであろうか．電気生理，PET，fMRI の研究によれば，**運動知覚**に関連する領域は，**V5/MT**（middle temporal）であるとされているが，情報処理の詳細はよく分かっていない．

産総研の Bakarjean らは，仮現運動の速さをしだいに速くしたときの MEG 応答を計測した（**図 11.4**）．その結果，ピーク潜時は約 150 ms で速度に対して有意な差が生じることはなく一定であるが，速度が速くなるに従い，速度の log 値にほぼ比例して MEG の強度が増加することが分かった．仮現速度が速くなることによって，処理すべき情報量が増えていることが推定される．こういった研究から，仮現運動に対する脳の反応特性が明らかにされることが期待される．

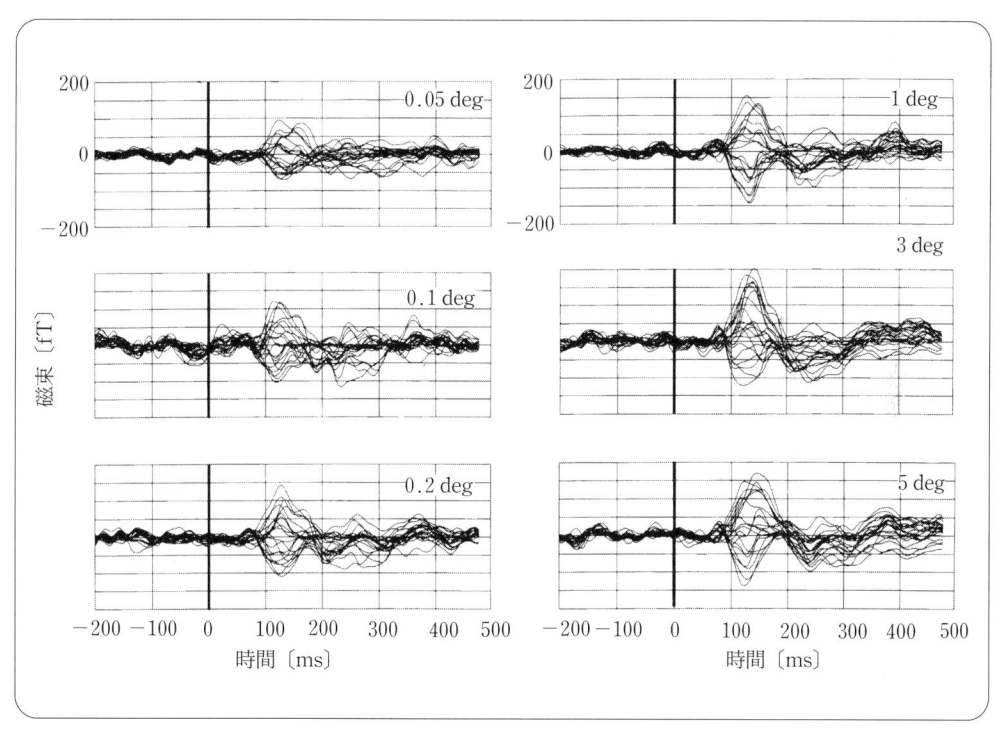

図 11.4 仮現運動の速度をしだいに速くしたときの MEG 応答〔Bakardjian, H. *et al*.: Magnetoencephalographic study of speed-dependent responses in apparent motion, Clinical Neurophysiology, 113, pp. 1586-1597 (Dec. 2002)〕

11.1.4　運 動 残 効

運動している物体を一定時間見つづけると，物体の運動に対する順応が生じ，知覚される

運動速度の絶対値が低下する．また，順応後に静止刺激を観察すると，いままでの運動とは反対方向にゆるやかな運動を知覚する．この現象は，**運動残効**と呼ばれ，より一般的には滝の錯視として古くから知られ，その持続時間や知覚速度が心理物理学的研究によって詳細に調べられてきた．

近年では，非侵襲脳機能計測法を用いた，運動残効の脳内基盤に関する研究が進められている．米国のTootellらはfMRIを用いた研究で，運動残効によって静止刺激に対する運動を知覚する際に，背側経路に属する**MT野**（middle temporal area）における有意な活動が見られることを報告しており，この活動と錯視運動の知覚とが密接に関係していることを主張している．また，京都大学の芋坂らはMEGを用いた運動残効に関する研究において，潜時170～200 ms付近の応答成分を報告している．

東京大学の天野らは，順応の影響を運動残効における知覚と脳活動の対応を正確に評価するため，一定時間の順応ののちに，錯視運動を知覚する場合と知覚しない場合の脳活動をMEGによって計測した．視覚刺激は，液晶プロジェクタを用いて被験者から約 1.2 m の距離にあるスクリーン上に，視野サイズ幅40°，高さ30°で提示した．刺激パターンは，視野角0.5°の固視点を中心とした半径5°の半同心円で，輝度を正弦波状に変調させたものである（**図 11.5**）．刺激の平均輝度と背景輝度は共に $50\,\mathrm{cd/m^2}$ とし，空間周波数は $1.1\,\mathrm{c/d}$（cycle per degree）とした．

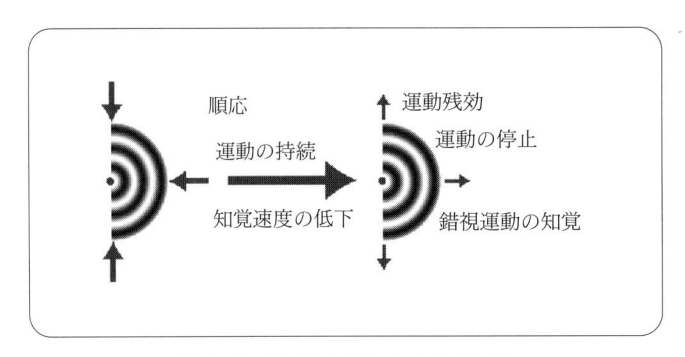

図 11.5 運動残効実験のための刺激

左右それぞれの半視野刺激に関して，①0.6 s間の収縮運動ののち，刺激が物理的に静止，②5 s間の収縮運動ののち，刺激が主観的に静止，③5 s間の収縮運動ののち，刺激が物理的に静止する場合の脳磁界応答を計測した．①はコントロール条件で，視覚刺激が物理的かつ主観的に静止している．②の条件では，錯視運動を知覚しないよう，脳磁界計測に先立ち被験者に運動残効のナリングを行わせた．ナリングとは，錯視運動と逆向きに刺激を運動させ，刺激を主観的に静止させることである．③の条件では，運動残効によって静止刺激に対する錯視運動を知覚している．いずれの条件においても，収縮運動終了時に

MEG 計測のためのトリガを出力した．

図 11.6 に，刺激を左視野に提示したときの応答波形を示した．左右各視野に上記三つの条件で刺激を提示したところ，コントロール条件では明瞭な応答が見られなかったが，他の二つの条件では潜時 200 ms 付近に応答のピークを生じ，ピーク強度は，錯視運動を知覚する ③ の方が，知覚しない ② に比べて明瞭に大きくなった．条件 ① と条件 ② の比較から，順応，非順応条件間で知覚が等しい場合にも（静止知覚），脳活動の大きさは順応条件において大きくなることが明らかになった．

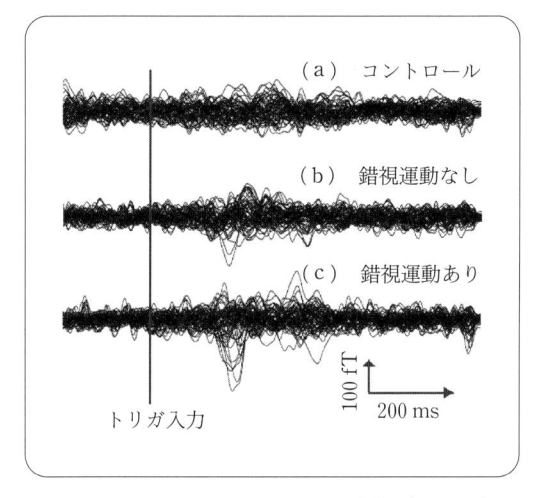

図 11.6 運動刺激に対する MEG 応答〔天野　薫ほか：運動残効における脳内過程の脳磁場解析，医用電子と生体工学, **3**, 39, pp, 213-224 (2001)〕

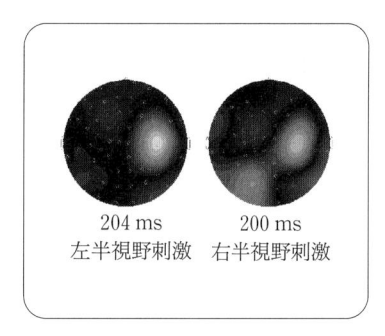

図 11.7 運動錯視に対する MEG 等磁場線図（口絵 23 参照）

刺激の提示視野にかかわらず，波形のピーク時のパターンは安定して観察でき，右半球優位に右頭頂前部近傍において強い吸い込みが見られた（図 11.7）．単純な単一のダイポールから生じる双極形のパターンではなく，しかも吸い込みのパターンがハッキリ優勢に見られる，といった特徴ある反応が安定して得られたことは，珍しくかつ興味深い．MEG パターンが複雑なため，信頼の置けるダイポールの推定には成功していないが，側頭から頭頂付近にかけて複数の活動源が存在するものと推察される．

この実験から，運動残効時の脳活動は，① 右半球優位であること，② 知覚速度の大きさだけを反映したものでないこと，③ 順応による活動量増大の効果が大きいことが示唆された．今後運動視のメカニズムの解明に寄与する研究に発展することが期待される．

11.1.5　立 体 視

両眼視差は，ヒトが奥行きを知覚する際に用いる重要な手がかりの一つである．1960 年

11. MEG計測の応用 II

Juleszが考案した**ランダムドットステレオグラム**（RDS：random-dot stereogram）により，奥行きの手がかりとして両眼視差のみを被験者に与えることが可能になり，RDSを用いて多くの研究がなされている．両眼視差を手がかりとした奥行き知覚の過程には，局所的な両眼視差の検出・両眼の網膜像の対応関係の検出，それに基づく大域的な視差の検出・奥行き感の知覚など，さまざまな脳機能が関与していると推測される．

両眼視差の提示に誘発されるヒトの脳活動と被験者の主観的な奥行き知覚過程との対応関係はまだ十分明らかにはなっていない．この対応関係の時間的な側面を調べるためには，MEGおよびEEG計測が有効である．EEG計測による両眼視差関連誘発電位に関する多くの研究は，潜時100〜500 msにピークを持つような，後頭部及び頭頂部の誘発電位を報告しているが，奥行き知覚過程の推移と脳活動の変化との間の時間的な対応関係については調べられていない．またその発生源については，電気生理学的知見から両眼視差検出細胞の活動を推定しているものの，脳内の活動部位については言及されていない．

東京大学の大脇らは，RDSを提示し，奥行きの知覚を拇指のボタン押しにより確認する課題を課すことによって，脳磁場応答と同時に反応時間計測を行った．反応時間計測は，ボタン押しの時刻と同時に拇指の筋電の立上りでも計測した．その結果，視覚刺激に同期した脳磁場応答においては，6名の被験者中5名について潜時80〜168 msにおける鳥距溝近傍の活動を推定した．これらの活動のほとんどは反応時間に先行しており，奥行き知覚過程の初期段階におけるV1やV2の両眼視差選択性ニューロンの情報処理を含む立体視処理に関するニューロン活動を反映していると推測される．また，被験者ごとに活動部位は異なるものの，これまで電気生理による研究などで奥行き知覚過程に関与することが示唆されてきた，後頭葉から頭頂葉にわたる領野における複数の部位の活動も推定された．

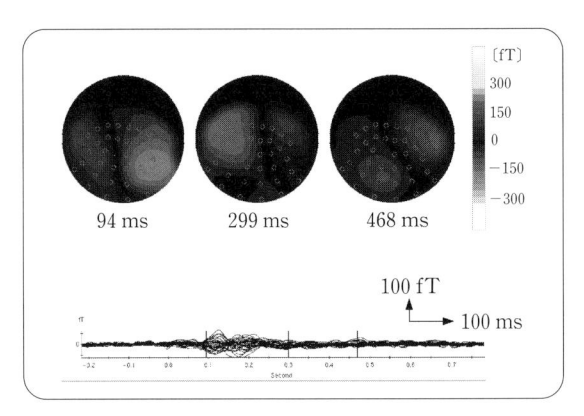

図11.8 RDS刺激に対するMEG応答（口絵24参照）〔大脇崇史，武田常弘：両眼視差刺激時の脳磁場応答と反応時間，医用電子と生体工学, **41**, 4, pp. 250-261 (2003)〕

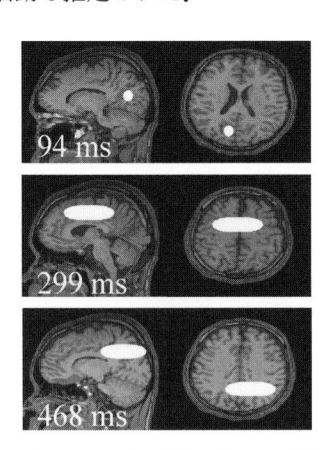

図11.9 RDS刺激に対するM2のダイポール推定結果

図 11.8 は代表的な被験者の反応を示す．図の下部には，MEG の前頭部を除いた 35 チャネルの波形の重ね書きを示し，上部に頭脳活動の局在性が高い三つの潜時（縦線で表示）における磁場強度分布パターンを示す．最大ピーク潜時は，図 11.8 で示した応答では 118 ms であり，被験者および課題の種類によってばらつきがあったが（108～177 ms），一般的な**パターンリバーサル**刺激の最大ピーク潜時よりも遅い傾向があった．

単一ダイポールモデルを用いて，10 ms 以上に渡って誤差が 15 % 以内で推定が可能であったものを採用して，1 人の被験者について示したのが**図 11.9** である．ここでは，後頭葉と頭頂葉の深部及び帯状回に活動源が推定されている．

立体視では広い範囲の大脳皮質が賦活されるので，それに関連する MEG 反応は，多くの場合単純なダイポールパターンを示さない．よって，分布形の推定法を用いて解析する必要があると考えられる．もし立体視メカニズムを MEG で解析することができれば，将来の立体テレビの開発などにおいて貴重なデータを提供することになると期待される．

11.1.6 焦点調節制御

眼は視覚情報の入力端であるとともに，昔から「眼は口ほどに物をいい」という諺があるように，眼の動きによって脳内の無意識な判断までも推定できるとされてきた．東京大学の武田らは，**アクティブノイズ除去法**を有効に使い，シールドルームの扉を開けて MEG 計測を行うことが可能であることを確認するとともに，特別な**リレーレンズ系**を試作し，眼の焦点調節の動的反応と MEG 反応の同時計測を可能にした．その結果，調節刺激後 100 ms（M 1）及び 200 ms（M 2）付近に同期性の良い，特徴的な MEG 反応を見い出した．

すなわち，**動的屈折力計**（眼の焦点調節の動特性を計測できる装置）内で作られるステップ状調節刺激を，磁気ノイズを避けるために導入したリレーレンズ系を介して被験者に与えた．被験者の眼の実像を，リレーレンズ系によって磁気シールドルームの外に作り，それに対して動的屈折力計で反応を計測した．

MEG 反応は，全頭形脳磁計（CTF，64 CH）により計測し，同時に，調節反応を動的屈折力計で計測したのち，A-D 変換して MEG 装置に取り込んだ．被験者は，近視以外に視覚的に問題のない男女計 10 名を用い，できるだけ速く明瞭に視標を見るように指示した．計測は，すべて右目で行い，左目はアイパッチで視覚刺激を遮蔽した．視標は，4 ± 0.5 s の間でランダムな提示時間間隔になるようにした．視標がいき値を超した時点でトリガを発生し，トリガ前 1 s からサンプリング速度 250 Hz で 2.5 s 計測した．瞬きによる大きなアーチファクトが見られるとき，自動的に計測データを除去したうえで，120 回以上の反応を平均した．計測データからソフトウェア的にノイズ除去し，1 s のトリガ前データを用いて

オフセットを取り，次に位相遅れのない10次**バターワースバンドパスフィルタ**（0.5～40 Hz）で処理した．

図11.10は，焦点調節の刺激・計測装置とMEG装置の一例を示している．

被験者HK（男，38歳，-5 Dの近視）が，-5 D（眼前20 cm）と-8 D（眼前12.5 cm）の間をステップ状に視標が遠方から近方に動いたときの，視標・調節反応，及び全MEGセンサ信号の重ね合わせが**図11.11**に示されている．

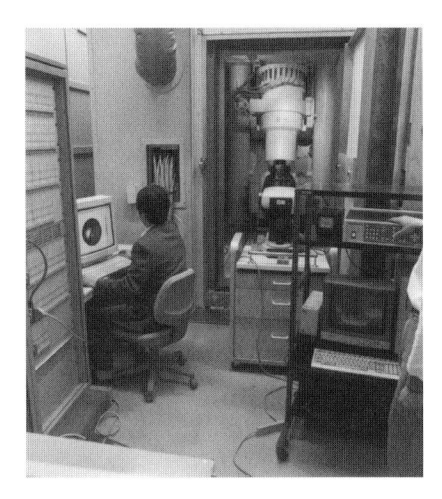

図11.10　焦点調節の刺激・計測装置とMEG装置

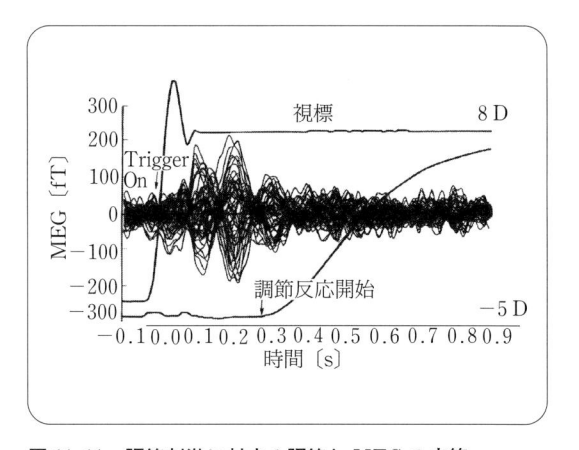

図11.11　調節刺激に対する調節とMEGの応答
〔Takeda, T. *et al*.: Cerebral activity related to accommodation: A neuromagnetic study, Electroencephalography and clinical Neurophysiology Suppl., **47**, 1, pp. 283-291 (1996)〕

図11.11から100 ms（M 1）及び200 ms（M 2）近傍に明らかな脳活動が記録されていると判断される．そして，二つの活発な脳活動ののち，M 2に約100 ms遅れて調節反応が開始され，その反応は刺激後約900 msで終了していることが示されている．**図11.12**は

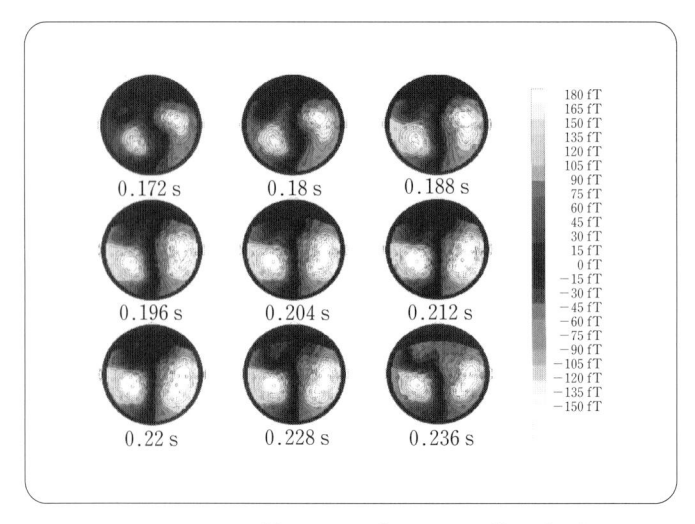

図11.12　M 2近傍のMEGパターン（口絵25参照）

11.1 視 覚 反 応

M2前後のMEGの等磁界線図を示すが，非常に単純できれいな安定した磁場分布が見られている．

M2に関して，1DPを仮定して推定すると誤差約10％で頭表から約40 mmの深部に，約100 nA·mのDPが推定された．しかし，100 nA·mを超すDPは生理学的に受け入れがたいこと，そのような深部に活動源があることは不自然なこと，**主成分分析の結果**から第2成分が第1成分の約13％もあることから，1DPの仮定は不適当と判断された．

そこで，次に2DPによる推定を行うと，1DPよりも小さな誤差の解を多数得ることができた．すなわち，1DPの推定結果に酷似したDPと残差を補正するための小さなDPを組み合わせた解が多く得られたが，上記と同様な理由から採用されなかった．さまざまな初期値から探索をした結果，大きさ数十nA·mで安定した2DP推定が誤差約7％で得られた．その結果，焦点調節を制御する中枢が，**図11.13**に示した視覚及び運動情報を統合する領域として知られている**頭頂後頭溝近傍**に推定された．

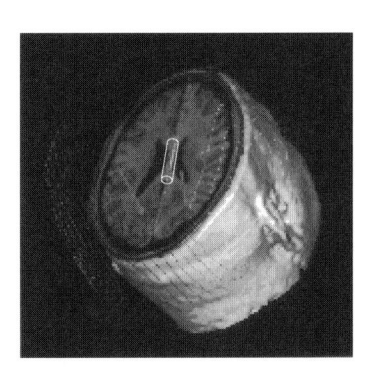

図11.13　M2のダイポール推定結果

以上のように，調節刺激に対するMEG及び調節反応の同時計測の結果，調節刺激後100 ms（M1）及び200 ms（M2）のちに，極めて同期性の良い二つの大きなMEG反応が発見され，M1が視標の1次知覚に，M2が焦点調節制御に関連する反応を現していること，その活動源が，頭頂後頭溝近傍にあることが示された．眼の焦点調節の制御を司る大脳皮質は，覚醒時の調節反応を計測することが困難なため，猫や猿においても明確な実験結果が報告されていなかった．したがって，この実験の知見は，まだよく知られていない人間の焦点調節の本態を明らかにするうえで大きな意味を持つといえる．

11.2 高次脳機能

本節では,記憶や人間特有の脳機能である言語などの大脳の高次機能に関するMEGについて学ぶ.

11.2.1 ワーキングメモリ

フランスのCroizéらは,**ワーキングメモリ**(working memory)の時間特性について調べた.10人の被験者に,十字の固視点を中心に45°ずつ異なる8方向に二つの輝点を提示し,その2点が対称の位置にあるか否かをキーボードで答えさせた.提示間隔は3秒であった.

輝点は2点一緒か1点ずつ提示された.2点が提示される条件(D:double)では,被験者は提示されるたびに対称性を判断して答えた.一方,1点だけ最初に提示された条件(O:open)では,被験者はOであることを答えたうえでその位置を3秒間記憶することを求められ,3秒後に他の1点が提示されたとき,記憶に基づき対称性を判断して答えた(C:close).被験者の応答は,151 CHのMEGと同時に64 CHのEEGで計測され,同様な刺激に対する応答をfMRIでも計測した.

図11.14(a)は,MEGとEEGの全チャネルの平均値の重ね書きである.上からO,C,D条件に対するMEGとEEGの応答である.MEG応答には,M1(120〜220 ms),M2(220〜280 ms),M3(280〜350 ms),M4(350〜550 ms)の四つの活動が見られ,EEG応答には,N1(120〜240 ms),P3a(260〜400 ms),P3b(400〜600 ms)の三つの活動が見られた.O条件のみに大きなはっきりとしたM4が見られ,EEGには対応する応答がなかった.

図(b)上に示したように,M1(左)は後頭葉に,M2,M3(中)は頭頂葉に二つダイポールが推定されたが,M4(右)では,運動前野と背側頭頂葉に推定された.それぞれの位置は,同図下に示した対応する刺激に対するfMRIの活動領域とよく合っていた.このことから,視覚的**短期記憶**は400 ms頃に運動前野で行われると推定された.なお,M4の活動がEEGに現れなかったのは,運動前野のダイポールが頭皮に平行な成分であり,軸性(頭皮に垂直)でなかったためであり,同様に,EEGのC条件のP3a活動がMEG計測に

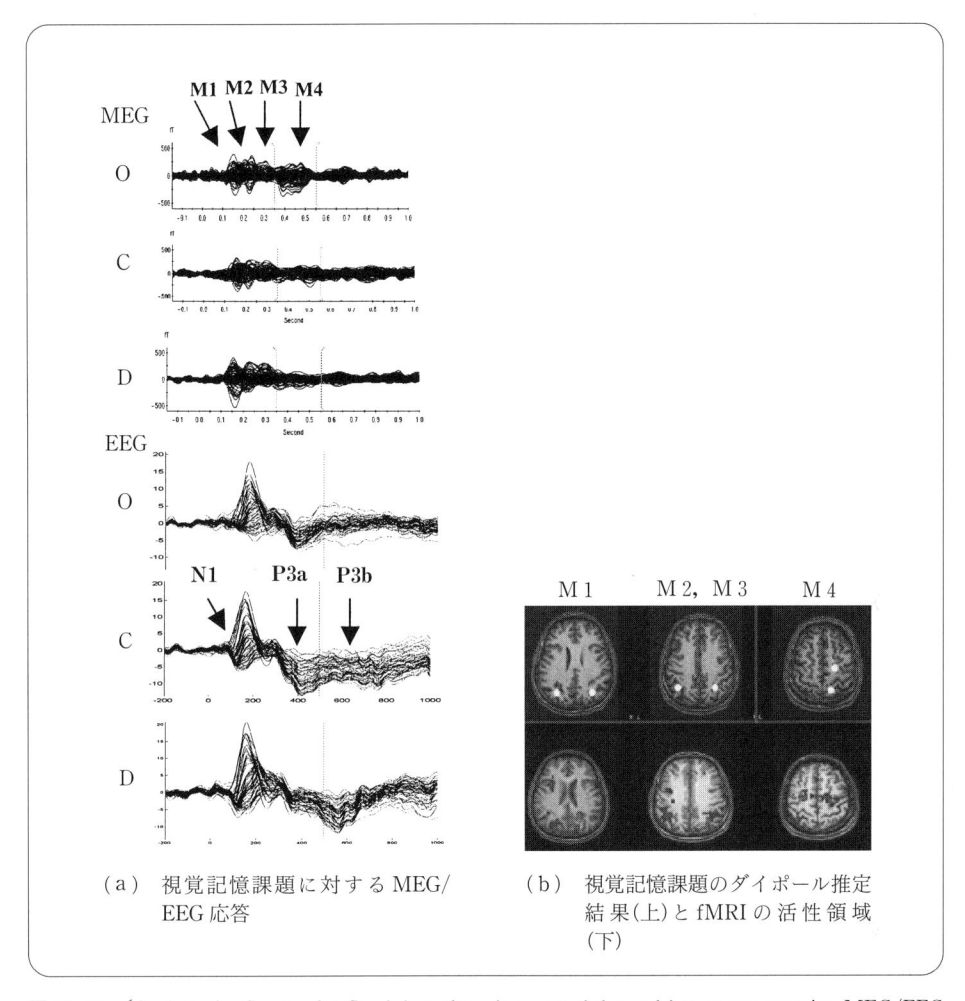

(a) 視覚記憶課題に対する MEG/EEG 応答

(b) 視覚記憶課題のダイポール推定結果（上）と fMRI の活性領域（下）

図 11.14 〔Croizé, A. C. *et al.*: Studying the visuo-spatial working memory: An MEG/EEG experiment, Proc. 12th Int. Conf. Biomag. p. 335 (2000)〕

現れなかったのは，この活動が軸方向を向いていたためと推論されている．この研究は，MEG と EEG 計測が相補的なデータを出すことを見事に示した先駆的研究といえる．

11.2.2 運動計画

Nishitani らは，手の運動の模倣と計画に関連する領域を BA 44 に同定した．図 11.15 (a) に示されるような 2 枚の板を人差し指と親指でつまむ動作を行ったときの MEG を計測した．計測は次の 4 条件で行った．

E（execution）：被験者が自分のペースでつまむ．

I（imitation）：傍にいる実験者が別の 2 枚の板をつまむのを見ながら真似てつまむ．

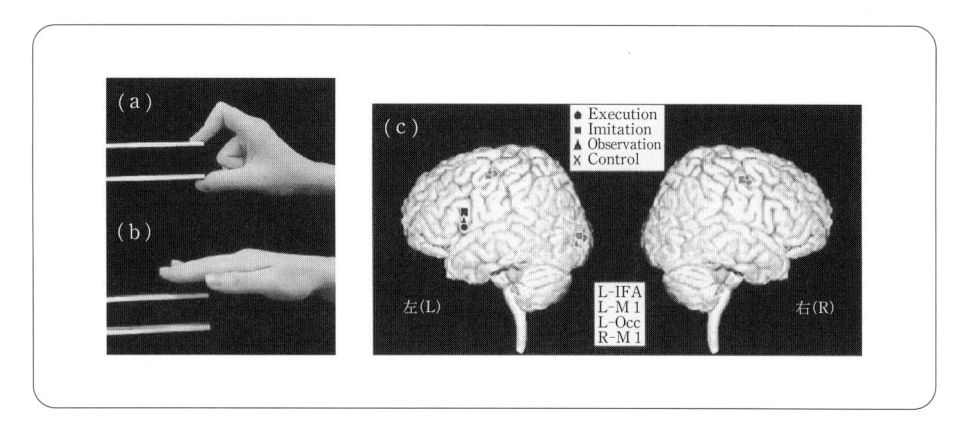

図 11.15 指の運動計画課題と MEG による活性部位の推定結果〔Nishitani, N., Hari, R.：Temporal dynamics of cortical representation for action, Proc. 12th. Int. Conf. Biomag. p. 331 (2000)〕

O（observation）：実験者がつまむのを見るだけで何もしない．

C（control）：図（b）のように板に手を近づけるが手のひらを開いたままでつままない．

このとき，被験者の脳は，図（c）に示された 4 カ所の部位で活動を示した．すなわち，左半球**下前頭葉**（BA 44），左右の 1 次運動野（LM 1，RM 1），そして**左後側頭後頭葉**（V 5）であった．**図 11.16** に示したように，E においては，BA 44（黒），LM 1（赤），LM 2（緑）の順に活動したが，I 及び O では，その三つの活動に先立ち，V 5（水色）が活

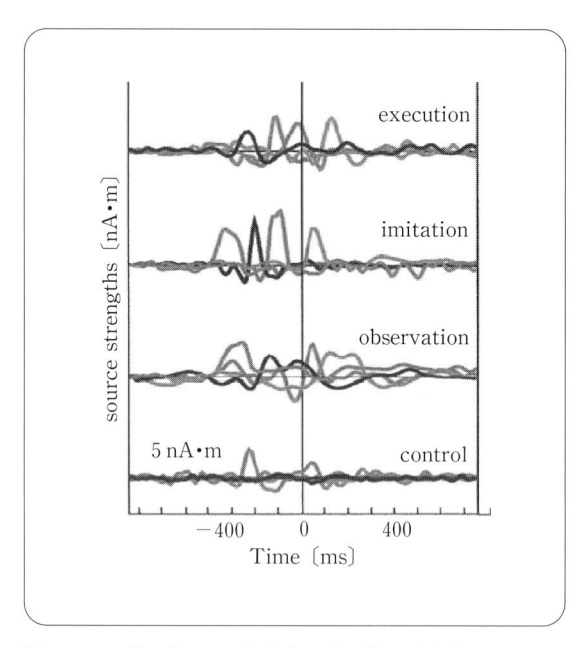

図 11.16 ダイポールの強度変化（口絵 26 参照）
〔Nishitani, N., Hari, R.：Temporal dynamics of cortical representation for action, Proc. 12th Int. Conf. Biomag. p. 331 (2000)〕

動し，特にIではBA 44とLM 1の活動が顕著に大きかった．また，Cでは，V 5だけの活動が見られた．

　この結果は，動作をまねたり，つまむという，行動に関連する動作を単に見るだけでも，BA 44が強く活動していることを示している．これは，人間においても電気生理計測でサルの前頭葉に見つかった，**ミラーニューロン**と呼ばれている細胞の活動であることを示唆する．

　このデータが真であれば，発話に関連するブロッカの言語野として有名なBA 44, 45野は，手のまねにも深く関連していることになる．このことは，言語とジェスチャーが深く関連すること，手話によって会話が成立することなどと関連して，人間の脳の高次機能の興味深い性質を示していると考えられる．今後，色々な側面から研究されることと思われる．

11.2.3　言　　　語

　北海道大学の砂盃らは，言語に関連するMEGを計測している．Neuromag社製204 CHのMEGを用いて，**図 11.17**のような刺激を8人の被験者に与えたときの脳内の活動を計測

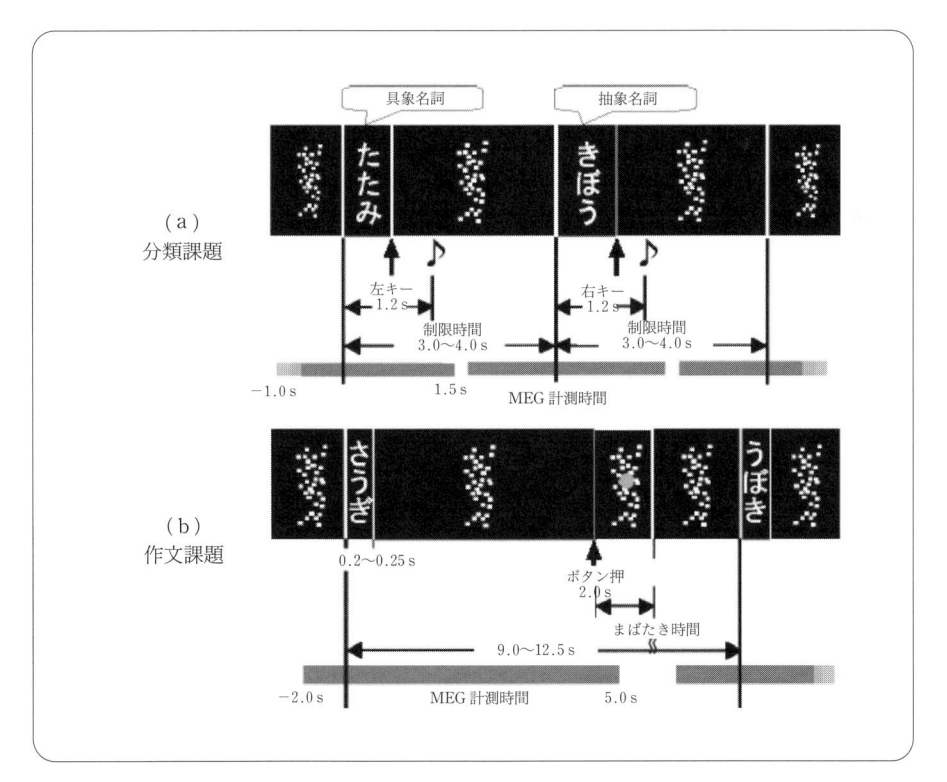

図 11.17　言語課題とその対照刺激〔Isahai, N. *et al*.：Whole brain MEG study on word processing, Proc. 12th Int. Conf. Biomag. p. 367 (2000)〕

した．すなわち，図(a)では，ひらがな3字からなる具象名詞と抽象名詞を提示し，できるだけ速くどちらに属するかを被験者にキーを押させて答えさせた．図(b)では，名詞の順番を入れ替えた無意味な三つのひらがなを提示し黙読させたのち，できるだけ早く意味のある正しい名詞を見つけさせ，発音せずに読ませ，そのあとに完了合図のキーを押させた．すなわち，二つの実験によるMEGの違いの比較によって，無意味語を意味のある語彙に変換する機能が脳のどの部分にあるかを見つけようとした．

二つの条件によって活動した被験者の脳部位を，**標準脳**（標準的な構造を持つ仮想的な脳）の表面に描画したものを**図11.18**に示した．上下が二つの実験条件に対応している．各潜時で信頼性の高いダイポールのみを，活動時間をダイポールの模様で表して示した．

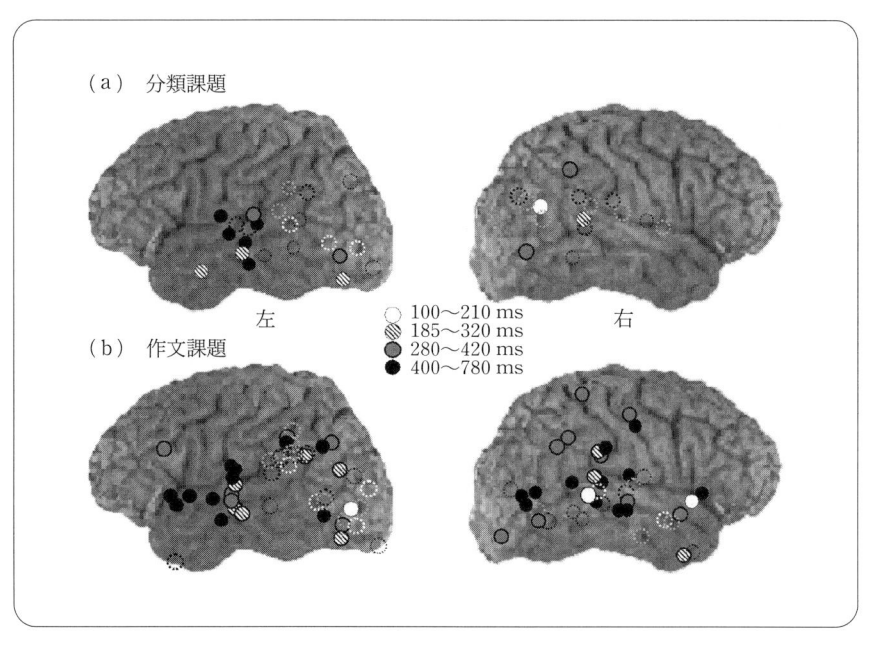

図11.18 言語課題に対する活動部位

全体として，処理する領域が後頭葉から側頭葉，更に前頭葉に移動していることが見て取れた．更に，図(b)に特徴的に現れているように，このような言葉の変換が，左の上側頭と左の頭頂側頭接合部に特徴的に現れることが見られた．このことから，言葉の記憶に関連して，音韻的な変換過程がそのような場所と時間で行われることが示された．

言語のような，高次機能では，活動場所を1ダイポールモデルで推定することはなかなか難しいことで，更に詳細な研究が必要とされるが，MEGで言語の処理過程が大まかにでも推定可能であることが示された意義は高い．

☕ 談 話 室 ☕

筋磁図計測　脳機能計測とは異なるが，MEG 装置の変わった応用として筋磁図の計測がある．筋肉活動を起こさせる電気信号は**筋電図**（EMG：electromyogram）としてよく知られている．EMG による**筋磁気**（MMG：magnetomyogram）は，脳磁気よりも 1 桁以上大きいので計測が容易だが MMG 用の計測装置はないので，MMG の報告はなかった．

産総研の増田らは，**図 11.19** のようにして，膝関節の MMG を計測して報告した．彼らは，多数の電極アレーを用いて，独自に筋電の筋肉上での走行を計測していたが，MEG 装置を用いて 3 次元的な筋電の伝搬の計測に成功した．

図(b)のように内側広筋に張った電極から図(a)のようにして計測した．図(c)，(d)に示したように MMG は EMG の立上りに同期して活動はしたが，EMG に比べかなり複雑な応答を見せた．すなわち，活動開始から 20 ms 程度までは $0.5\,\mathrm{pT_{p-p}}$ の振幅

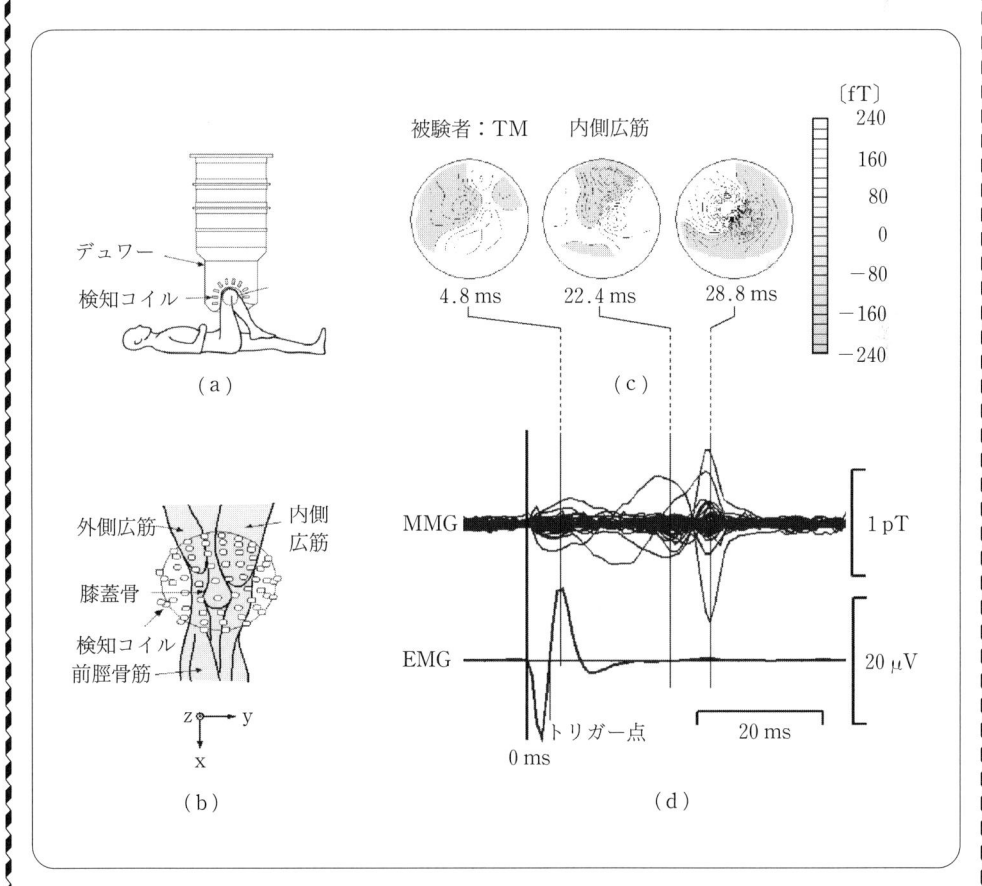

図 11.19　筋磁図の計測〔Masuda, T. *et al.* : Magnetic fields produced by single motor units in human skeletal muscles, Clinical Neurophysiology, 110, pp. 384-389 (1999)〕

の波形が，30 ms 近辺で急激に大きくなった．そこで彼らは，神経筋接合部から始まった筋電が筋肉に沿って伝搬していく様子を，四つのダイポールが伝搬するとした筋電伝搬モデルを構築して解析した．その結果，筋電の発生場所，伝達速度，筋繊維の数などが推定できるようになり，筋電の解析ばかりでなく，加齢や怪我による筋繊維の脱落や萎縮を非侵襲的に計測可能なことを示した．

12 脳計測手法の比較

 前章までに，脳工学において一番の基礎になる最新の脳計測法を学び，脳を知ることを通じて脳の機能を工学的に利用するための基礎を学んできた．本章では，これまでに説明したさまざまな脳計測法を，色々な側面から分類し特徴づけた上で，各種の脳計測法の長所，短所を比較検討し，将来的な脳計測法のあるべき姿について述べる．

 人間の高次脳機能を解明するうえで，MEGは，時間・空間分解能の優位性，非侵襲・非接触という取り扱い上の優位性を持つ．現状において，脳機能解明で最も重要な手段の一つであるMEG計測の特徴・課題を深く学ぶことによって，将来の非侵襲計測法のあるべき姿，脳工学研究のあるべき方向を探る．

12.1 脳計測法の分類

12.1.1 侵襲計測と非侵襲計測

計測のために，開頭して計測手段を脳の中に設置したり，開頭しなくても計測によって脳に何らかの危害を人間に与える可能性のある計測手段を，**侵襲計測**（invasive measurement）という．逆に，そのような危害を与える恐れのない計測法を，**非侵襲計測**（non-invasive measurement）という．

計測技術が未発達の場合，計測上の色々な制限からどうしても侵襲計測に頼らざるを得ないが，生体を傷つけないという人道的な見地，できるだけあるがままの正確な計測を実現するという観点からは，非侵襲計測が望ましい．

本書で紹介した計測法では，MEM と OR が明らかに侵襲計測法に分類される．生体に何らかの危害を加える恐れがあるという意味では，X 線 CT，PET，高磁場 MRI なども侵襲計測に分類されるべきかもしれないが，現在一般的には非侵襲計測法に分類されている．OT，EEG，MEG は非侵襲性において優れている．

また，あるがままの状態を計測すべきであるという立場からは，**非拘束性**すなわち被測定者が自由に動いている状態で計測できることが望ましい．OT，EEG は非拘束性が高い．

12.1.2 能動計測と受動計測

能動計測（active measurement）とは，生体になんらかの計測エネルギーを加えて，生体によってその計測エネルギーが透過・反射・散乱してきたものを計測するする方法であり，**受動計測**（passive measurement）とは，生体自体が発する何らかの信号を計測する方法である．

一般に，能動計測は計測する側の条件を変えることにより，よりフレキシブルな計測が可能になる利点を持つが，X 線 CT のように強いエネルギーによって生体を傷つける問題が生じる．他方，受動計測は測定対象の性質に全面的に依存する限界もあるが，測定対象を人為的に傷つける心配がないという利点がある．

本書で紹介した計測法では，能動計測に CT，MRI，PET，fMRI，OR が分類されるの

に対し，MEG，EEG，OT，MEM は受動計測に分類される．特に，MEG，EEG，OT には人間に危害を加えるという危険性は全くないという利点を持つ．

12.1.3 形態計測と機能計測

計測対象の構造・形態を計測するのが**形態計測**（structural measurement）であり，その働きを計測するのが**機能計測**（functional measurement）である．

多くの場合，機能は形態に規制されるので，この分類は深く見ると渾然としてくる．細胞構築学は，染色による構造分類が機能を反映しているとの信念でなされ，100年以上たった現在，それは概ね正しかったと認められている．逆に，19世紀流行した**骨相学**は，頭の形によって人間の性格などを判断できると信じて行われたが，現在は根拠がないと考えられている．

本書で紹介した計測法では，X線CT，MRI が形態計測に分類され，その他の計測法 MEM，OR，PET，fMRI，OT，EEG，MEG が，機能計測に分類される．脳の計測と同じように，多くの計測は，形態計測から機能計測へと発展する．

12.1.4 血流計測と電磁気計測

脳は，脳細胞が電気的な活動を行うことによって，感覚の知覚・判断，運動・制御などを行っている．脳細胞が活動すると，脳細胞は大きなエネルギーを消費し，そのために酸素を要求する．すると，酸素を供給するために，脳細胞が活動した所には，多くの血流が流れることになる．そこでは，血流に含まれた**酸化ヘモグロビン**から酸素が取り出され，**還元ヘモグロビン**が生じるという複雑な化学反応が引き起こされる．この血流の変化及び酸化ヘモグロビンや還元ヘモグロビンの量の変化を測定するのが，**血流計測法**（hemo-dynamical measurement）である．これは**代謝計測法**（metabolic measurement）とも呼ばれる．PET，fMRI，OT が血流計測に分類される．血流計測は，脳細胞活動の**間接計測法**であるともいえる．

それに対し，脳細胞の電磁気現象を**直接計測**するのが MEM，EEG 及び MEG である．OR も細胞の電位を染料の色で計測しているので間接的な電磁気計測に分類される．MEM，OR は侵襲計測である．脳の機能を計測するという意味では，原理的には，脳細胞の電磁気活動を直接計測する方が望ましい．**図12.1** は，非侵襲脳機能計測法に限って，上述の関係を分かりやすく示したものである．MEG と EEG の関係は 12.3 節で述べる．

182   12. 脳計測手法の比較

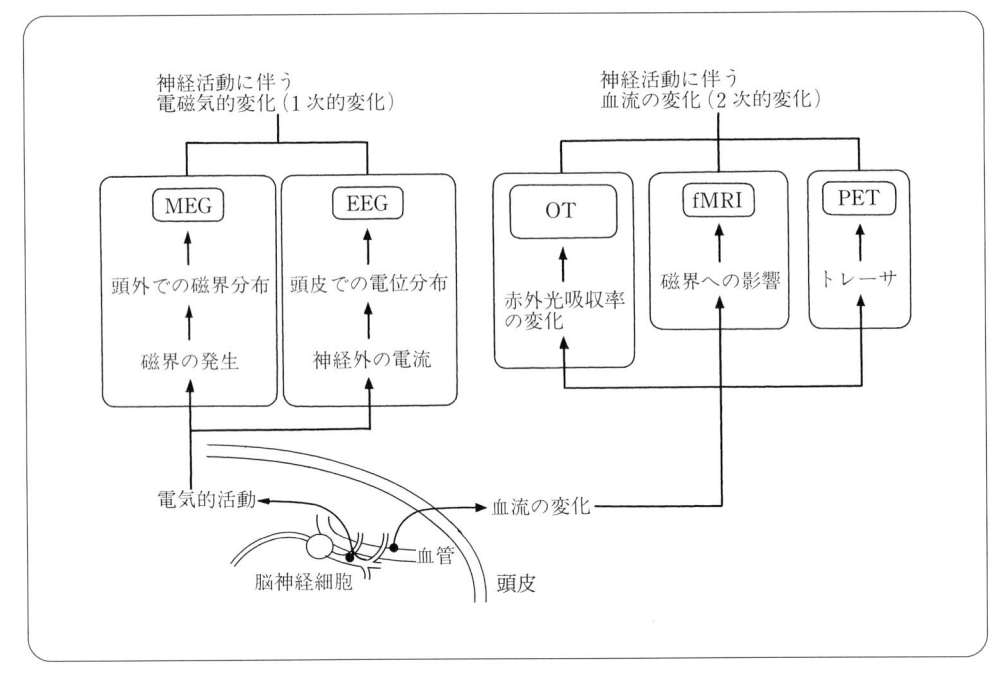

図12.1　各種非侵襲脳機能計測の関係

12.2 時空間分解能

　各種脳計測法の時空間分解能を，横軸に**空間分解能**，縦軸に**時間分解能**を対数目盛りで取って**図12.2**に示した．形態計測法を白地で，機能計測法のうち，血流計測法を片側斜線，電磁気計測法を両側斜線で示した．また，侵襲計測法は，図の左下に位置することを示している．

　空間分解能は，OT，PETが現状では劣る．EEGは電極の数が制限されること，電気伝導度が生体内部で大きく変化することから，逆問題による分解能に原理的な限界を持つ．X-CTはサブミリオーダの分解能を持ち一番優れ，MRI，fMRIがそれに続いている．MEGはチャネル数を増加させる努力が続いており，現在数mmの分解能は更に向上することが期待される．以上をまとめると，空間分解能はOT，PET，EEG，MEG，fMRI，MRI，X-CT，OR，MEMの順に良くなる．すべての非侵襲脳機能計測法は，まだまだ空間分解能が不足しており，空間分解能の向上が本質的な課題である．しかしながら，いずれの計測

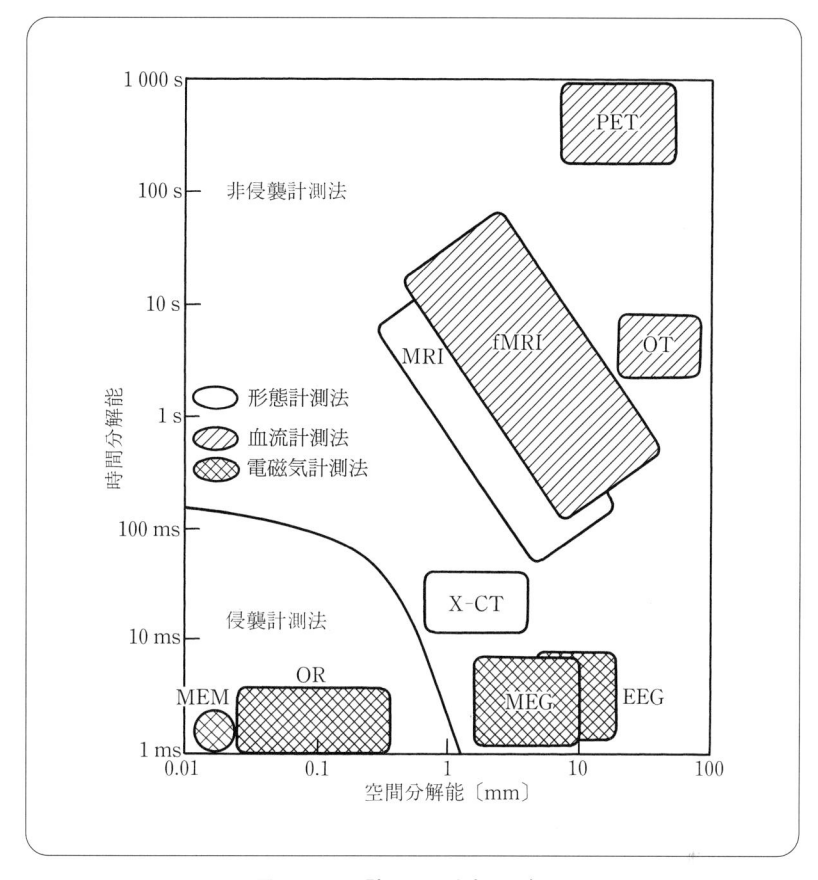

図 12.2 脳計測法の時空間分解能

法においても空間分解能の改善は今後も大きく前進するものと考えられる．

他方，時間分解能は，MEG, EEG, OR, MEM ともに ms のオーダである．その時間分解能は，計測装置のサンプリング特性のみに依存し，脳細胞の活動を正確に捉えるために十分な時間分解能を有している．次いで X-CT が速く，MRI, fMRI, OT, PET の順に悪くなる．最近の MRI の測定時間の短縮は目覚ましいものがある．しかしながら，fMRI の時間分解能は血流計測という上限を持つ．PET の測定時間自体はそれほど長いわけではないが，放射核種を用意する手間がかかり，使い勝手がかなり落ちる．したがって，時間分解能は，PET, fMRI, MRI, OT, X-CT, EEG, MEG, OR, MEM の順に良くなる．

OT, EEG は，空間分解能は悪いが他の装置が被験者を強く拘束するのに対して，測定中に被験者がかなり自由に動ける点，装置が小形で安価な点で優れている．形態計測装置としては MRI が将来性に富む．fMRI は測定時間の短縮が達成され，画像が直接得られることから多くの研究がなされているが，血流によって脳機能を測ろうとする原理的な部分に大きな問題を抱えているため，高度な脳機能計測という観点からは，MEG が最も将来性に富む

と判断される．

12.3 EEG と MEG

EEG と MEG は，脳細胞の電気活動を電磁気現象として計測する意味では，本質的に同じものを計測している．しかしながら，EEG は脳細胞から生じた電流が脳物質の抵抗によって現れる電位差の変化を計測しているために，どこかの電圧を基準として計測する必要がある．その結果，**相対計測**になってしまい，**絶対計測**が不可能になる．また，頭骨の伝導率が皮質，脳髄液，頭皮の伝導率より 2 桁以上大きいので，信号は頭骨によって大きく乱されてしまう（図 12.3）．すなわち，頭内の電流は抵抗値の大きな頭骨で強く堰きとめられることになる．よって，電流源を推定する逆問題では，頭骨の抵抗値の正確さ，形状の正確さが推定結果に大きく影響を与えることになる．

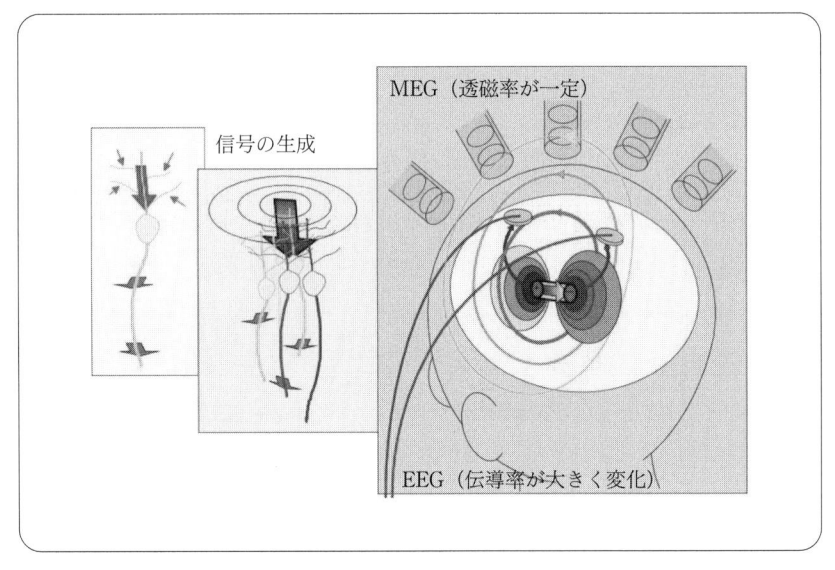

図 12.3 MEG と EEG の関係

他方，磁気を伝える**透磁率**は，主として鉱物によって変化し，生体物質では空気とほぼ同じ 1 であるので，頭によって影響を受けることが EEG に比べて格段に少ない．そのため，計測されたデータから活動源を推定する際には，簡単な**球体モデル**を適用してもかなり良い推定ができるため，MEG の方が EEG よりも有利になる．そのため，高精度な脳機能計測

では，MEG がより有望とされ，多くの研究がなされている．しかし，MEG データによる磁場源推定をより正確に行おうとすれば，脳内に流れるリターンカレント（**帰還電流**）の影響を計算に入れる必要が出てくるので，両者の推定の手間は究極的にはほぼ同じになってしまう．しかしなお，リターンカレントの影響を算入するための，モデルにおける頭骨の伝導度の正確さが計算に与える影響は EEG の方が大きいので，計測原理の面からはやはりMEG が優れているといえる．

EEG 計測は，長く現場で利用され，十分に安定した技術になっており，装置も小形で安価になっている．現在は，被験者がかなり自由に動き回っている状態でも計測可能であるという大きな利点がある．他方，MEG 技術はまだ初期の段階にあり，装置は大形で高価である．また，非常に微弱な磁場を計測する必要があるため，現在は大きな磁気シールドルームの中で，被験者は動くことを厳禁された状態でしか計測できないが，MEG は EEG のように多数の電極を頭部に貼り付けるという面倒な準備を必要としないという利点もある．

一番大きな違いは，頭を近似した球の半径方向を向いた電流双極子成分が出す磁場は，球体の外側に計測可能な磁場を生じさせないため，MEG は頭皮に平行な電流成分に敏感であり，逆に EEG は頭皮に垂直な成分に感度が良いことである．このように，EEG と MEG には相補的な長所短所があるので，目的に応じて適切に選択したり，同時計測することが必要である．

12.4 脳機能計測法の総合評価

本書で紹介した脳計測法のうち，脳機能計測法に限定し，その時間・空間分解能，機能測定能（脳機能を測定できるか），非侵襲性，非拘束性，測定準備時間，及び機能を測るために必要な時間や刺激を与えることの容易さ，などを比較して**表 12.1** に示した．評価は◎＞○＞△＞▽＞×の順を意味する．

空間分解能は，MEM に続き OR が高い．OR は光学的倍率を高くすればするほど分解能を上げることができるが，あまり倍率を高くすると光量が減少して計測不能になるという限界がある．次に fMRI がサブミリオーダの分解能をもち，MEG がミリのオーダでそれに続いている．MEG は，チャネル数を増加させる努力が続いており，現在数 mm である分解能は，更に向上することが期待される．EEG は，電極の数が制限されること，**電気伝導度が生体内部で大きく変化する**ことから空間分解能は劣るが，最近では 512 チャネルシステムも

表 12.1 各種脳機能計測法の特性

	MEG	EEG	fMRI	PET	OT	OR	MEM
空間分解能	△〜mm	▽〜10 mm	○〜mm	×〜10 mm	▽〜10 mm	○〜0.1 mm	◎〜1 μm
時間分解能	◎〜ms	◎〜ms	▽〜s	×〜s	▽〜s	◎〜ms	◎〜ms
機能測定能	◎	○	△	△	△	◎	◎
非侵襲性	◎	○	△	▽	◎	×	×
非拘束性	△	◎	△	△	◎	×	×
測定準備時間	○	△	○	×	○	×	×
刺激の容易性	○	◎	▽	▽	◎	×	×

市販されている．

　PET と OT は，fMRI と同様に血流計測なので，血流を通じて脳活動の様相を直感的に分かりやすくイメージングできるという利点があるが，どれほど実際の脳細胞の活動に迫っているか，正確には分からないという問題点を持つ．このなかでは，PET は，センサが高価なこと，核物質を用意する必要がある，空間分解能をなかなか上げにくい，という脳機能計測という観点からは本質的な問題を持っていると考えられる．OT は，新しい計測法なので現在のところ一番空間分解能は悪いが，簡便で安価であり，将来被験者が動き回っていても計測可能となることが予想されるので，利用範囲が広がる可能性を持っている．また，最近時間分解計測により分解能は向上しつつあるが，光の散乱の影響があるため fMRI や EEG より良い精度を得るのは難しいと思われる．また，精度を上げると必然的に簡便性が損なわれるというジレンマも持っている．

　MEG，EEG，OR，MEM の時間分解能は ms のオーダであり脳細胞の時間応答を計測するには十分である．次いで OT，fMRI，PET の順に悪くなる．PET の測定時間自体は，それほど長いわけではないが，放射核種を用意する手間がかかり，使い勝手がかなり落ちる．最近の fMRI の測定時間の短縮は目覚ましいものがあるが，OT とともに血流計測という間接計測であるので，代謝に秒オーダの時間がどうしても必要となる限界がある．

12.5 MEG の課題

　前節までに，現状の脳計測装置においては，**脳機能計測**という観点からは MEG が可能性を一番持っているということを示した．全頭形脳磁気計測システムにより，脳磁気

研究は飛躍的に進展したが，本節では研究を更に加速するために必要とされる事柄についてまとめる．

12.5.1 装置の高度化

現存の全頭形装置では，頭部全域を最大300程度の計測点で計測しているため，測定間隔は20 mm以上である．空間分解能は測定点の数で大きく影響されるので，当然のことながら，システムノイズを増やさずできるだけ計測点数を増やすことが高精度な計測のために第1に望まれることである．しかしながら，感度を確保するためには，計測コイルの大きさは一定の大きさを必要とされる．従って，直径2 cm程度のセンサコイルを用いている現在システムを最適なものとすると，計測点の数は近いうちに飽和する．その先に，更に細かく計測できる方式を開発する必要がある．

多くのシステムは，軸形または平面形のセンサコイルを用いて測定している．今後，二つの方式が競い合ってさらに良い方式が生まれてくることが望まれる．上述の装置では，磁場ベクトルの頭表に垂直な成分しか計測していないが，より正確な計測のためには，磁場をベクトル的に計測する必要がある．いくつかのシステムでは実際に**ベクトル計測**を始めているが，いまのところ，その優位性はあまり明瞭に示されていない．早急に研究を深化すべきであろう．ベクトル計測を進めると，現状のシステムを延長して計測チャネルは近いうちに1 000チャネル近くになると予想される．

現在のシステムは極めて大がかりで，**SQUID**を動作させるために，液体ヘリウムを常時使用するため維持費が高い．そのため**ヘリウム循環装置**を実用化することが当面重要なことである．実用性に富む循環装置も開発され，従来に比べて格段に装置維持が容易になりつつある．しかし，本質的には，**高温超電導**技術が確立し液体窒素で運転できるシステムが開発されることが，大きなブレークスルーになるものと考えられる．

高温超伝導による磁気シールド性能向上の期待も大きい．現在，人が漸く入れるような大きさの高温超伝導シールドルームが開発されているが，シールドルーム全体を超伝導シールドにできると，外部ノイズの問題がほとんどなくなり，地磁気の影響をほとんど受けない計測が可能になると予想される．そうなれば，低周波成分の計測も容易になり，推定問題もより容易になる．

その上に，装置の小形化が可能になれば，MEG装置を身につけて動き回りながら計測可能となる日もくるかもしれない．また，**脳内神経物質**に親和性のある適当な磁性分子を結合した物質を注入することにより，脳内神経物質の動きを計測できる日がくるかもしれない．

12.5.2 MEG計測本態の解明

MEGの生成メカニズムは，現在のところ，皮質第IV層にある大きな**錐体細胞**で生成された電流が皮質に垂直に流れることによって生じているものとされている．その電流の大きさから推定すると約1万個の錐体細胞が同期して発火することによる磁場変化を観測しており，それを電流ダイポールで近似しているとされている．

他に有力な解釈としては，細胞の軸索を流れる電流の変化は速く同期が取りづらく，高々数十Hzの周波数成分しか持たないMEGは，細胞に入力として多数入っている**EPSP**(excitatory postsynaptic potential：興奮性シナプス後電位)を計測しているとの解釈がある．すなわち，細胞の出力ではなく，細胞への入力を測っていると解釈するのである．しかしながら，マクロに考えれば，極めて多くの入力がある部位では，それに比例した多数の出力があるはずであるから，活動が活発な脳の部位をマクロであるが直接的に計測していることには変わりないといえるかもしれない．いずれにしろ，MEGの発生メカニズムについては更に詳細な解明が待たれる．

12.5.3 ソフトウェアの高機能化

ダイポール推定法ではダイポールの数の決定法と探索法，**体積電流**（帰還電流）を考慮した3次元的な広がりをもつ推定法の開発が重要課題である．個々のダイポール推定手法においてメリット，デメリットの比較検討が必要である．

従来は，感覚反応の計測が多く行われたため，活動部位が数箇所で活動部位は集中しているとの仮定から，ダイポール推定が多く用いられてきた．感覚反応の解析ではその仮定はほぼ妥当であることは広く認められているが，**高次脳機能**解析では分布型の活動源推定法が不可欠であると考えられる．現在，さまざまな方法が開発提案されているが，更に研究を進化し，信頼性を高め，実用的な推定法にすることが極めて重要である．

現在，**誘発脳磁気計測**では100回程度の反応を加算して計測している．加算平均は，外部からくるノイズの影響を除去するために必要であるとともに，**ブレインノイズ**[†]を除去して注目する脳の反応を抽出するために不可欠とされている．**環境ノイズ**については，**磁気シールドルーム**の高度化や環境ノイズ計測による除去ができることが理想であるが，当分の間は難しい．そこで，**ICA**や**Wavelet**などの手法を用いたソフトウェア的ノイズリダクションが確立して，加算回数を大幅に減らしても解析可能にすることが大切である．

[†] brain noise：計測しようとしている脳活動に関係のない脳活動を意味する．

12.5.4 医療応用

現在多用されている X 線 CT，MRI は，医療応用されてから 10 年足らずの間に爆発的に稼動台数が増えるとともに，性能が著しく改善され価格が急激に安くなった．MEG も同じ道を歩むことが期待されるが，そのためには有望な医療適用対象を見つけなければならない．

その第 1 の候補としてはてんかん治療への応用である．現在医療保険適用のための**治験**[†]が精力的に進められている．第 2 の候補は，**アルツハイマー病**であろう．アルツハイマー病は高齢化社会の進展とともに，将来，日本だけで数百万人の患者が出る可能性が指摘されている．現在その病理は不明であるが，高齢化による脳機能の劣化であることは疑いない．**脳萎縮**のように形態的に病変が確認される前に，MEG 計測により同定でき，予防が可能になれば得られるところは極めて大きい．そのためにも，MEG 計測の基礎を固めることが緊急の課題であろう．以上のような利用法が進展し，MEG が脳の健康を管理するための脳ドックの標準的な手段になることによって，MEG の利用価値は飛躍的に高まるものと思われる．因みに，米国においては MEG 診療が既に保険適用になり，日本でも近いうちに適用になることが予想されている．

Cohen らによって MEG 計測が始められて約 35 年，MEG 計測の信頼性や単純な一次感覚反応の計測への応用の時期はそろそろ終わり，更に高度な人間に特有な高次脳機能の解明を行うときが到来した．MEG 計測によって何が分かり，逆にどんな限界があるのかを明確にする基礎的な研究がまだまだ不可欠である．

12.6 脳計測法の課題と将来

これまで本書では，脳の生理を学んだうえで，脳の計測技術を学んできた．脳の形態を計測する X 線 CT と MRI に加え，脳機能計測法として，脳内の血流変化を計測することで脳活動を計測する PET，fMRI，OT と，脳細胞の活動に伴う電磁気現象を計測する MEM，OR，EEG，MEG の技術と応用を学んだ．

すべての脳機能計測法は，結局，さまざまな特定の脳機能が脳の中で，「どこで」「いつ」

[†] 治療の効果を臨床試験データを集めて検定すること．

12. 脳計測手法の比較

処理されているか調べようとするものであった．その前提は2章で説明した20世紀になって漸く広く認められるようになった，脳の異なる場所に異なった機能が宿るという「**機能局在論**」である．その意味で現在のすべての脳機能計測法は本質的に「脳機能マッピング」である．この考え方は，従来よくなされてきた感覚・知覚に関連する研究においては，至極妥当であり大きな成果を挙げてきたといえる．

しかしながら，**脳機能研究**が本質的に求めるものは，人間の人間らしい高次の機能であり，人類史が示してきた人間の心の本質に迫る研究である．そのような研究において，従来の単純な機能局在論をそのまま踏襲してよいかどうかは再考しなければならない．脳の高次機能は，1次感覚のように特定の脳領域だけで処理されているわけではなく，脳の広範な部位が共同して働くことによってなされているに違いない．

最近，脳のさまざまな領域が協調して働くことにより，高度な脳機能が達成されているという考え方が広まってきている．多くの脳機能が脳内のどこかの特定の場所で処理されているわけではなく，有限の数と広がりをもった領域間の機能的なつながりが，脳機能の発現を可能にしているという考え方である．「どこで，いつ」といった要素的・離散的なレベルから，「どのように」という包括的で総合的なレベルの研究がなされようとしている．

ヒトの脳神経細胞の数は原則的に増加しないが，脳が学習によって新しい能力を獲得したり，脳損傷によって引き起こされた機能障害が回復していく過程は，神経細胞間のネットワークがダイナミックに変化しているものだということができる．人間が生れ落ちたあとに獲得し，社会文化の影響を大きく受けて形成される脳の高次機能は，脳の**可塑性**（plasticity）に大きく依存しているが，それを解明するためには，このような機能の関連性を明らかにできる脳機能計測法の発展が必要であると考える．

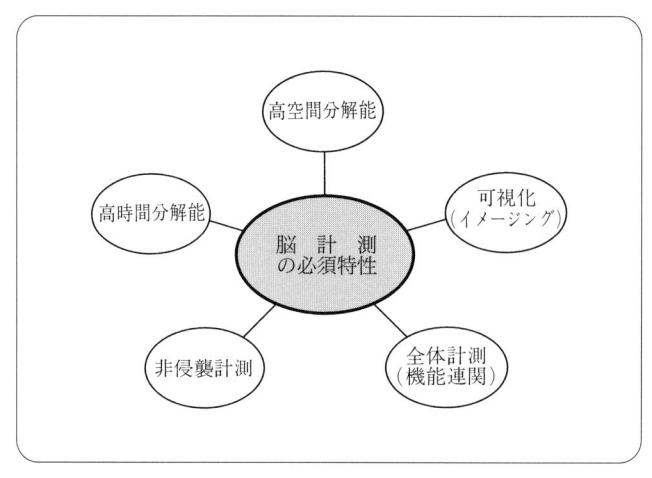

図12.4 脳計測の必須特性

以上のような要請を満たしうる新しい脳機能計測機は，どのような特性を持たなければならないであろうか．現在考えられる脳計測の必須特性について**図12.4**に示した．まず，第1に我々の最終的な関心が人間の高次脳機能であることから，どうしても**非侵襲計測法**でなければならない．

　現在，PET，fMRI，OTなど血流を計測するイメージング法が，計測結果を直感に訴えやすいこと，及び計測が容易であることから多用されている．しかしながら，脳活動と血流を関係付けるためには，その間にあるさまざまな要因を解明しなくてはならない．また，何よりも脳活動に伴う血流変化を計測しているため，血流動態に起因する秒オーダの時間遅れは避けられないという，機能計測においては本質的な問題がある．

　よって，第2には脳活動に伴う電磁気反応を直接計測する高時間分解能を持つものでなければならない．すなわち，脳活動を計測するのであるからmsオーダの時間分解能を持たなければならない．

　第3に大切な特性としては，サブミリの空間分解能を持つ必要がある．脳細胞の数は140億個といわれ，それら全部の活動をすべて同時に計測することはおそらく不可能であろう．しかしながら，現在基本的な脳機能は，直径0.5〜1mm程度の**コラム**によって担われているという可能性が高くなっている．そうであるとしたら，コラムの機能の動的な振舞いを計測できるような計測法が望まれる．

　第4には脳の働きが我々にとって理解されやすい形で提示可能であることが望ましい．その意味で脳機能のイメージングが可能であることが必要である．

　第5には上述したように，脳全体の活動を同時に計測し，機能の関連性を解明できるようなものが必要になる．

　最後に，その計測法は計測のために何らかの薬物などを必要とせず，被験者の拘束ができるだけ少ないようなものが望まれる．

　前述のように，第1，2の機能は更に高める必要はあるものの半ば達成されているということもできる．現状では，空間分解能を向上させることが，本質的に重要である．以上のような条件を理想的に満たした計測装置がいつどのような形で出現するかはいまのところ分からない．人間の高次機能の解明を目的とする脳工学の大きな課題である．

談話室

視覚計測と脳　　眼は脳の一部が突出したものであるといわれる．人間は，極めて視覚的動物であり人間の取得する情報の90％以上は視覚によるともいわれる．よって，人間の視覚を計測する技術は極めて重要である．視覚情報入力は，視線方向を動かし焦

点位置を前後に合わせ瞳孔を制御して初めて成立する．この**眼球運動，焦点調節，瞳孔制御**の三つの機能を同時に計測することは意外と難しく1960年代から多くの研究がなされたが，ある程度満足できる計測が可能になったのはつい最近である．

図12.5は，東京大学の武田らが世界で初めて眼球運動，焦点調節，瞳孔制御を同時計測できるようにした**3次元オプトメータIII**（TDO III：three dimensional optometer III）の外観である．TDO IIIの開発は，武田らが開発した四つの基本的技術に基づいている．

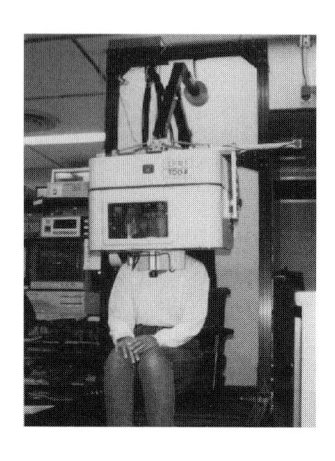

図12.5 3次元オプトメータIII

第1の技術は，従来，リレーレンズ系として知られていた光学像の等価伝送系を，一般化する理論である．第2の技術は，上記理論に基づき，推論プログラムによって，設計仕様に合致する光学系を自動的に提示できるようにするとともに，光学部品を3次元空間内の任意の位置に配置し，その光学的性質を解析できるCADプログラムである．第3の技術は，設計されたリレーレンズ系の中のガルバノミラーを制御するための，**積分制御形最適追従制御系設計理論**である．この理論は，通常の線形最適レギュレータ系の設計理論を拡張し，PID制御理論で有効性が知られている積分制御器を制御ループごとに導入することによって，実用性の高い制御系を設計できる理論である．第4の技術は，一般化された**データ校正法**である．従来，1変数問題で定式化されていた最小2乗法を，一般化逆行列の手法を用いて多変数問題に一般化した方法によって，容易にしかも効果的にデータ校正が可能であることが示された．

計測応用の一例を**図12.6**に示す．図(a)，(b)は，奥行き感に富む絵である．被験者は，図(a)の絵の中央にいる女性の肩口(N)と水平線上にある小屋の左側(F)を交互に見ること，及び図(b)の絵の富士山(F)，波の根元(N_1)，波頭(N_2)を順番に見ることを指示された．10秒間ずつそれぞれを見て，60回の反応を平均した．

図(c)，(d)は，それぞれに対する応答を示している．下二つのRX，RYは右目の

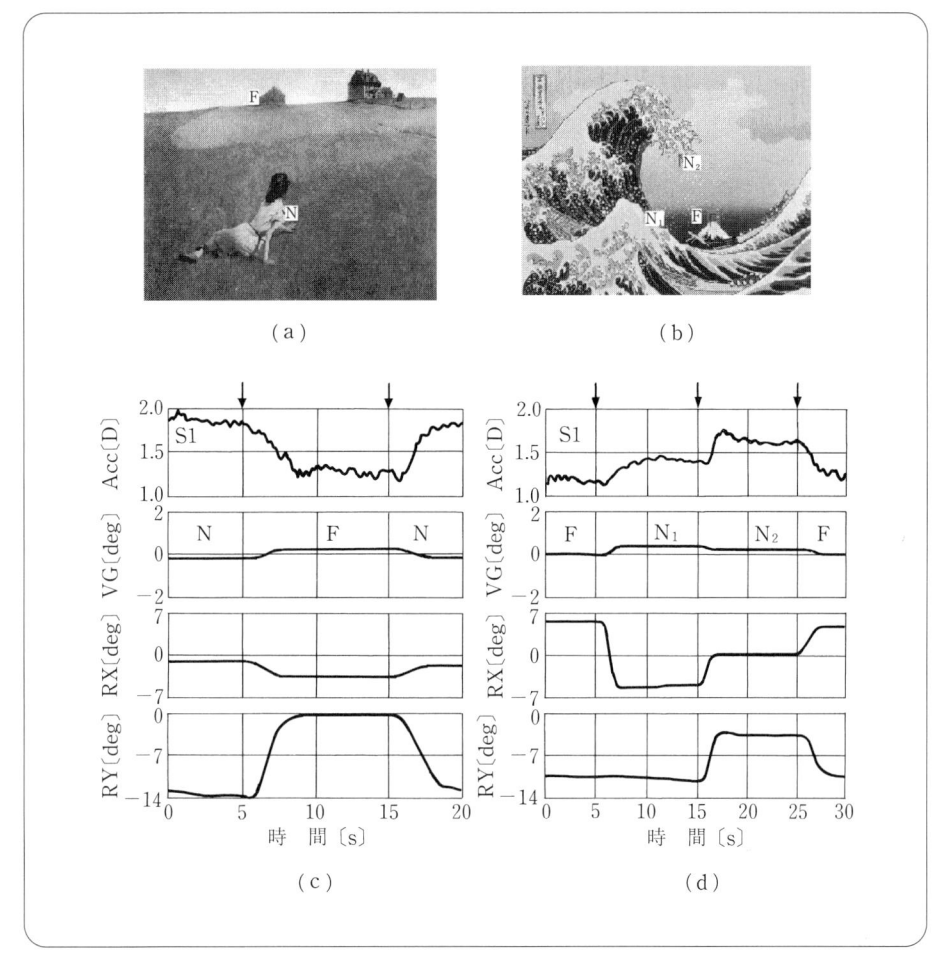

図12.6 奥行き感に富む絵を見たときの視覚反応〔Takeda, T. *et al.* : Characteristics of accommodaion toward apparent depth, Vision Research, **39**, 12, pp. 2087-2098 (1999)〕

左右上下の動きを示していて，確かに視対象を見ていることが分かる．上から2番目のVGは**輻輳角**を示しているが，一定の位置にあるものを見ているので輻輳角はほとんど変化していないことを示している．一番上のAccの波形は焦点位置の変化を示している．焦点位置は焦点距離の逆数で定義されるジオプタ(D)という単位で測られている．1Dは被験者から1m，2Dは0.5mを意味している．興味深いことに，静止画であるので眼は焦点位置を変える必要がないのであるが，頭で知覚された主観的な距離感に従って，無意識的に焦点位置を変えていることが分かった．このように，眼の反応から脳内の無意識的な判断を計測できるようになった．

本章のまとめ

❶ **非侵襲計測**（non-invasive measurement）　計測のために開頭して計測手段を脳の中に設置したり，脳に何らかの危害を与える可能性のあるようなことをしない，安全な計測法．

❷ **能動計測**（active measurement）　生体に何らかの計測エネルギーを加えて，生体によってその計測エネルギーが透過・反射・散乱するのを計測する方法．

❸ **受動計測**（passive measurement）　生体自体が発する何らかの信号を計測する方法で，測定対象を人為的に傷つける心配がないという利点がある．

❹ **形態計測**（structural measurement）　計測対象の構造・形態を測ること．X線CT，MRIが属する．

❺ **機能計測**（functional measurement）　計測対象の働きを測ること．MEM，OR，PET，fMRI，OT，EEG，MEGが属する．

❻ **血流計測**（hemo-dynamical measuremnt）　脳活動に伴う血流の変化，及び酸化ヘモグロビンや還元ヘモグロビンの量の変化を測定する．代謝計測法（metabolic measurement）とも呼ばれる．PET，OT，fMRIが属する．

❼ **電磁気計測**（electromagnetic measurement）　脳細胞の電磁気現象を直接測ること．MEM，OR，EEG，MEGが属する．

13 脳機能のモデル化と脳工学の将来

本書では，21世紀に花開くことが期待される脳工学の基礎となる，脳の生理学と脳の非侵襲計測技術を学んできた．有史以来，人類共通の最大の疑問であった人間の「心」に対して，初めて科学的な手段で光をあてることが可能になりつつある現状が紹介された．

脳の基本的な動作原理が解明されることにより，将来的には，脳の機能を模倣したり，その機能にヒントを得た従来とは全く異なった動作原理をもつ知能機械が生まれることが期待される．

現在我々は，脳工学が社会をも変えうる力になろうとする黎明期にいる．本章では，現在までに提案されている，さまざまな脳のモデルを学ぶことを通じて，将来の脳工学を展望する．

13.1 ニューラルネットワーク

　脳の機能を**ニューラルネットワーク**で説明しようとする研究は，1940年代の**マッカロウ・ピッツ**の神経細胞の数学モデル以来，脈々と続けられてきた．近年，分子生物学によって，シナプスにおける情報伝達の物質的メカニズムが明らかになってきたが，それは，従来のニューラルネットワークモデルの前提が大筋で正しかったことを認めるものである．

　ニューロン（神経細胞）は，2章に示したように，核が存在する細胞体，多くの枝から成る**樹状突起**（ニューロンの入力部），能動ケーブルの役割を果たす**軸索**（信号伝送路），**シナプス**（ニューロンの入力部）などからなる．そのようなニューロンの働きを，**ローゼンブラット**は図13.1のようにモデル化し，**パーセプトロン**と名づけた（1961）．

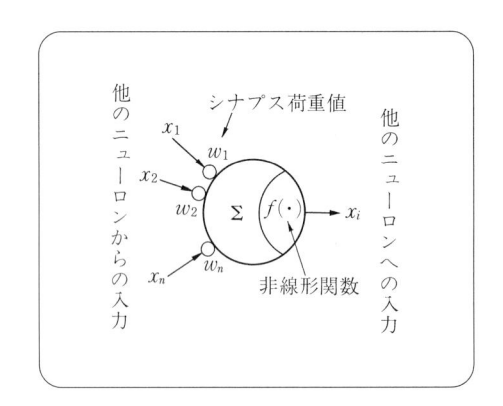

図13.1　基本パーセプトロン

　パーセプトロンの学習則は以下のように求まる．
　素子iへの入力の総和u_iと出力x_iをそれぞれ

$$u_i = \sum_{j=1}^{n} w_{ij} \cdot x_j \tag{13.1}$$

$$x_i = f(u_i) \tag{13.2}$$

と表す．すなわち，他の素子からの重み付け加算入力に対し，ある関数fに従って出力する．ただし，関数fは単調増加な非線形関数である．

　次に，ある入力パターンc（x_jを並べたベクトル）に対するパーセプトロンの望ましい出力を$\hat{x}_{i,c}$，そのときの出力素子iの出力を$x_{i,c}$とし，2乗平均誤差を以下のように定義する．

13.1 ニューラルネットワーク

$$E = \frac{1}{2}\sum_{i,c}(x_{i,c} - \hat{x}_{i,c})^2 \tag{13.3}$$

入力の重みの修正は，式(13.3)を最も速く小さくするようにすればよい．よって

$$\Delta w_{ij} = -\varepsilon \frac{\partial E}{\partial w_{ij}} \quad (\varepsilon > 0) \tag{13.4}$$

のようにする．ここで ε は収束の速度を決めるパラメータである．式(13.4)は合成関数の微分公式から以下のように展開できる．

$$\frac{\partial E}{\partial w_{ij}} = \sum_c \frac{\partial E}{\partial x_i} \cdot \frac{dx_i}{du_i} \cdot \frac{\partial u_i}{\partial w_{ij}} \tag{13.5}$$

ここで，右辺の第1，第3成分は，式(13.3)，(13.1)から，それぞれ $(x_i - \hat{x}_i)$，x_i と求まる．また，第2成分は

$$\frac{dx_i}{du_i} = f'(u_i) \tag{13.6}$$

であるので，f が u に関して微分可能ならば式(13.5)は確定する．f として**いき値関数**を滑らかにしたような特性を持ち，微分可能な次式に示す**シグモイド関数**を用いると

$$f(u) = \frac{1}{1 + e^{-u}} \tag{13.7}$$

その関数の微分は，$x_i(1 - x_i)$ となるので，式(13.4)は式(13.8)になる．

$$\Delta w_{ij} = -\varepsilon \sum_c (x_i - \hat{x}_i)x_i(1 - x_i)x_j \tag{13.8}$$

このように，重み係数 w_{ij} が変化することにより，人間の脳における学習を表現できる可能性が考えられたため，パーセプトロンの動作が精力的に研究された．しかし，1970年**パパート**によって，単純なパーセプトロンはパターンの線形分離器になるだけであり，**多層パーセプトロン**も**区分線形分離器**にしかなり得ないことが示され，研究は下火になった．また，多層パーセプトロンはかなりの表現力を持ってはいるが，上述した単純パーセプトロンのような学習則がうまく導出できないことも大きな問題となった．

多層パーセプトロンの学習則に関して，**ランメルハート**らは，1986年頃以下に説明する，出力層より順に係数を決定することができる，**バックプロパゲーション**（back propagation）法を提案し，再度研究が活性化された．

図13.2のように，同じ層の素子間に結合がなく，どの素子も一つ前の層からのみ入力を受け，次の層へのみ出力を送るものとする．このようなネットワークの中間層に対して同様に学習則を導こうとしたとき，式(13.5)の $\partial E/\partial x_i$ の値はすぐに求めることはできない．そこで，この微分値を出力層より逆向きに順々に計算していく．言い換えれば，出力の誤差

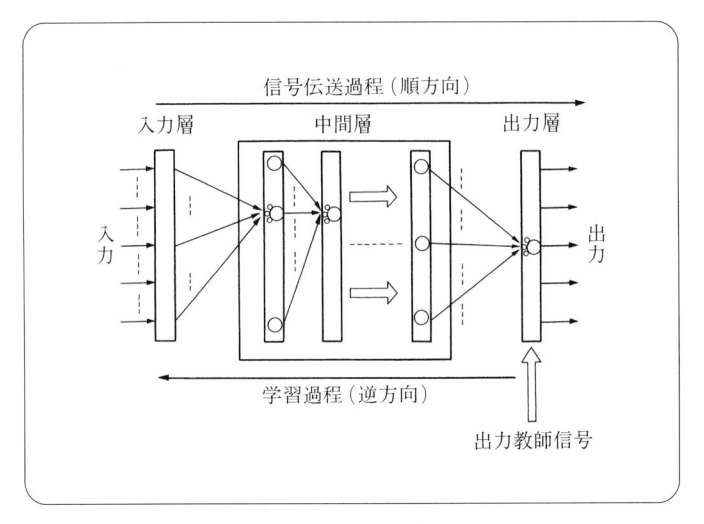

図13.2　多層パーセプトロン

を，前の層へ，前の層へと伝えていく，というのがバックプロパゲーションのアイデアである．すなわち，ある層の素子 i の $\partial E/\partial x_i$ の計算は，一つだけ出力層に近い層の素子 k の $\partial E/\partial x_k$ を用いて

$$\frac{\partial E}{\partial x_i} = \sum_k \frac{\partial E}{\partial x_k} \cdot \frac{dx_k}{du_k} \cdot \frac{\partial u_k}{\partial x_i} \tag{13.9}$$

と展開することができる．式(13.1)より

$$\frac{\partial u_k}{\partial x_i} = w_{ki} \tag{13.10}$$

これを式(13.5)に代入すれば，式(13.9)は

$$\frac{\partial E}{\partial x_i} = \sum_k \frac{\partial E}{\partial x_k} f'(u_k) w_{ki} \tag{13.11}$$

となる．これがバックプロパゲーションのアルゴリズムである．

　バックプロパゲーションは，いかなる結合荷重の初期値からでも誤差が極小となることが保証されるが，一般に式(13.3)の2乗誤差関数は，極小値の近くでは非常に緩やかな谷底をもつため，学習は非常に遅くなる．収束を早めようとして，式(13.4)の e を大きくすると，学習は振動してしまう．振動させずに学習を早めるためいくつかの方法が提案されているが，決定的なものはない．多層神経回路で注意しなければならないことは，式(13.3)の2乗誤差関数は複数の極小値が存在しうるということである．このため，**最急降下法**では必ずしも誤差は最小にならないため，工学的に利用する際の大きな問題となっている．

　人間は，必ずしも最適解が分からない問題に毎日遭遇しながら，判断を迫られ決断を下し

て行動している．その際には，生れ落ちてからさまざまな失敗を繰り返して得てきた，膨大な経験と知識を動員して，できるだけ最適解に近くなるような手段を推定して決断している．そういった機能の本質をモデル化でき，上記のニューラルネットワーク理論に繰り込むことが，将来的に期待される．そのためには，脳工学が提唱する人間の脳の基本原理を解明することと，「**構成による解析**」研究の両面での研究が不可欠であろう．

13.2 脳機能モデル

ニューラルネットワークモデルのほかに，関連したさまざまな脳モデルが提唱されている．脳工学はまだ始まったばかりなので，いわば百家争鳴の状態といえる．しかしながら，この中には示唆に富む指摘があり，それらのモデルが発展し，より説得力のある脳機能モデルに発展する可能性がある．本節では脳モデルの一部を簡単に紹介する．

13.2.1 小脳の学習モデル

小脳の構造は比較的単純で，学習による小脳の**可塑性**を調べることによって，**学習モデル**が提唱され，一定の成功を納めてきた．

小脳皮質は，**図 13.3** に示すように，小形の**顆粒細胞**(K)，中形の**バスケット細胞**(B)，

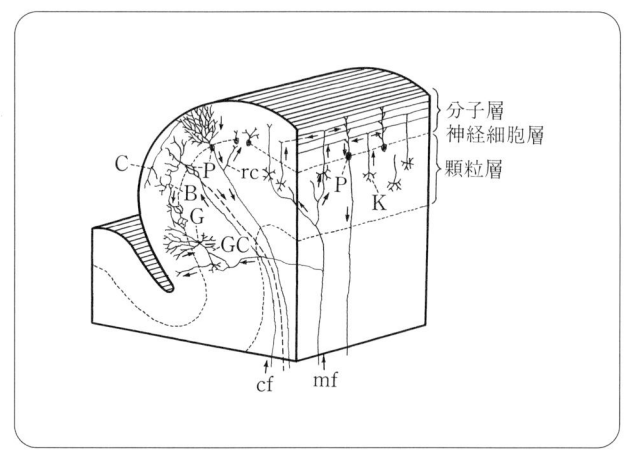

図 13.3 小脳の構造

星状細胞(C)，大形の**プルキンエ細胞**(P)，**ゴルジ細胞**(G)の5種類の細胞をもつ．これらの細胞のうち顆粒細胞のみが**興奮性細胞**で，ほかはすべて**抑制性細胞**である．また，プルキンエ細胞だけが皮質外へ神経線維を伸ばしており，他の細胞の神経線維はすべて皮質内で終わっている．よって，小脳皮質からの出力はプルキンエ細胞からのものだけである．他方，小脳皮質への入力は，**登上線維**(cf)と**苔状線維**(mf)と呼ばれる2種類の神経線維であり，登上線維はプルキンエ細胞に，苔状線維は顆粒細胞に結合している．

小脳皮質は3層構造をなしており，表面から順に**分子層**，**神経細胞層**（プルキンエ細胞層），**顆粒層**と呼ばれる．顆粒層は，多数の小さな顆粒細胞と少数の大きなゴルジ細胞から構成される．顆粒細胞は苔状線維から興奮性入力を受ける一方，ゴルジ細胞から抑制性入力を受けている．顆粒細胞の神経線維は皮質表面へ登って分子層へ入り，T字状に分岐して伸びているが，小脳皮質の上を平行に走っているので平行線維と呼ばれる．ゴルジ細胞は樹状突起を分子層に広げて，この平行線維から興奮性の入力を受けとると同時に，登上線維，苔状線維から興奮性入力を，プルキンエ細胞から抑制性入力を受けている．ゴルジ細胞の出力は，顆粒細胞に抑制性の信号を与えるだけである．

分子層には，神経細胞として星状細胞とバスケット細胞がある．また，多数の平行線維が走っており，平行繊維から入力を受けとるプルキンエ細胞，ゴルジ細胞の樹状突起も広がっている．星状細胞とバスケット細胞は，共に平行線維から入力を受け，プルキンエ細胞を抑制するが，星状細胞はプルキンエ細胞の樹状突起に，バスケット細胞は細胞体にシナプスを形成するという違いがある．

神経細胞層には大きなプルキンエ細胞が1列に並んでいる．上述のようにプルキンエ細胞の出力は小脳皮質からの唯一の出力であるが，その神経線維は顆粒層を通って白質に入り，大部分は小脳核の細胞に，一部は前庭神経核の細胞に抑制性の信号を送っている．また，その側枝をゴルジ細胞・バスケット細胞に対して伸ばし，これらを抑制している．

プルキンエ細胞は，平行線維，バスケット細胞，星状細胞のほか，延髄の下オリーブ核に発する登上線維から入力を受けている．登上線維はプルキンエ細胞の樹状突起にからみつき，他の線維からの結合に比べて強固な結合を形成している．このため，平行線維からの興奮性入力が，プルキンエ細胞に普通のインパルス発射（単純スパイク）しか引き起こさないのに対し，登上線維からのインパルス入力はプルキンエ細胞に3〜5発の高頻度発射を引き起こす．また，一つのプルキンエ細胞に対して，数千本以上もの平行線維がシナプス結合しているのに対し，登上線維はただ1本のみしかシナプス結合していない．このような事実は，これらの線維のもつ機能が本質的に異なるものであることを示唆する．

マーらによる小脳のパーセプトロンモデルや，大阪大学の藤田の小脳適応フィルタモデルは，以上述べてきた小脳の構造を忠実に表現している．一方，理研の伊藤は，上述の登上繊

維とプルキンエ細胞との絡み合いの中に，小脳における長期抑制を実験的に発見するとともに，上述の小脳の機能を簡略化して**図13.4**のように表し，**小脳チップ**と名付けている．彼はこの小脳チップが人間の学習の基本になると考え，以下のような小脳における学習機能のモデルを提唱している．

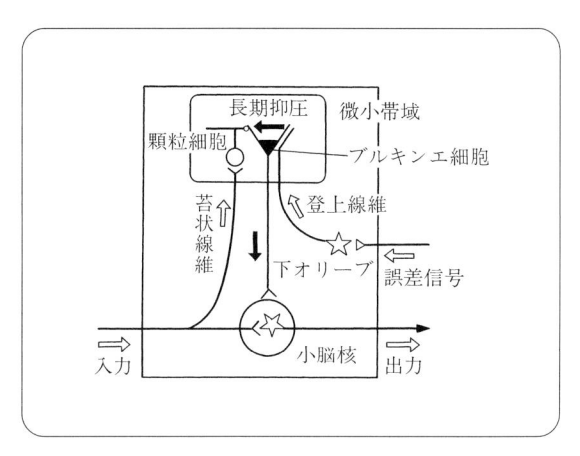

図13.4 小脳チップ

小脳チップは，人間の反射や複合運動系において，**適応制御系**を構成する．大脳皮質に対しては，小脳はその適応のしくみを使ってモデル形成を行う．すなわち，モデルを作るべき元の系と小脳チップを並列につないで共通の入力信号を与える一方，両者の出力の差を誤差信号として小脳チップに与え続けると，制御系の原理に基づき，小脳チップの動特性はしだいに元の系の動特性に近づく．

随意運動においては，大脳運動野が筋肉骨格系に働きかける．この筋肉骨格系のモデルが上述の原理で小脳内に作られると，大脳皮質はこのモデルに働き，その出力が大脳皮質にフィードバックされる．すると，小脳を通る内部フィードバックによって，外部フィードバックを置き換えることができるようになる（**図13.5**）．目をつぶったまま目の前に置いたコップを取ったり，ゴルフのボールを正確に打つことができる現象を，このモデルで説明できる．すなわち，自己と対象の相対位置をフィードバックしないでも，小脳にできたモデルを使ってフィードフォワード制御をすることにより，正確な制御ができるのである．

その後，ATRの川人と五味は，関連したもう一つのモデルを提案した．すなわち，小脳の中にできるモデルは，筋肉骨格系の動特性ではなく，その逆伝達関数を現す**逆モデル**ができると提案した（**図13.6**）．そのような逆モデルが学習により小脳にできあがると，運動指令は逆モデルと制御対象を通ることにより，時間遅れの少ない正確で理想的な制御が行えることになる．よって，大脳皮質が担っていると考えられるフィードバック制御を使わないで，無意識のうちにも正確な運動ができることになる．視野が動いたときに，これを追って

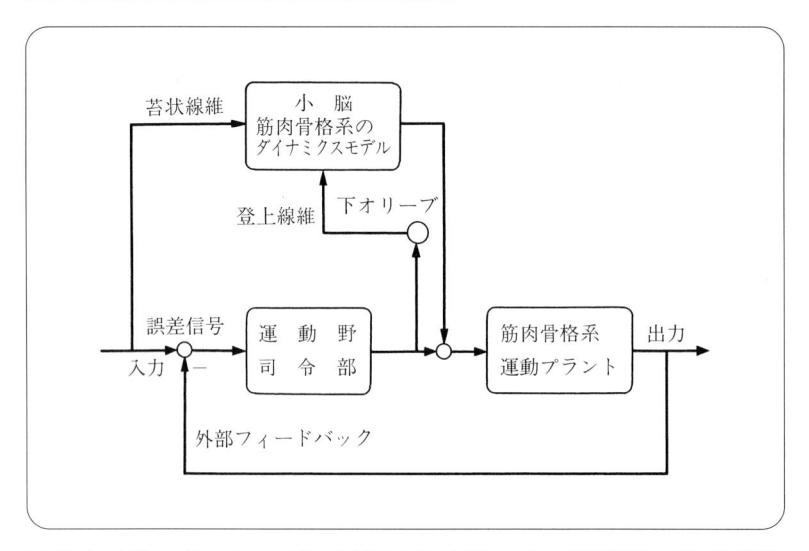

図13.5 小脳にプラントのモデルを学習させる制御モデル〔伊藤正男：脳の不思議，p.98，図21，岩波書店（1998）〕

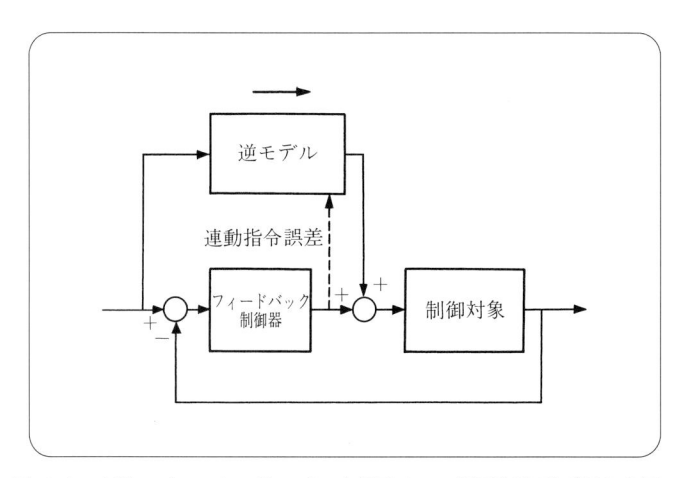

図13.6 小脳にプラントの逆モデルを学習させる運動制御系〔川人光男：脳の計算理論，p.133，図5.4-c，産業図書（1996）〕

目が動くが，この動きは小脳の一部の制御を受けており，この小脳のプルキンエ細胞の発火パターンは実際に眼球の逆ダイナミクスを表していることを産総研の設楽らが示している．

逆モデルをフィードフォワード経路に持つこの制御系は示唆に富み，新たな制御理論としても注目されている．東京大学の宮原・木村は，このシステムの収束性について証明している．逆モデルを制御に使うことは，実はかなり古くから提案されていたが，逆モデルの中に高次微分が必要になり，それによってノイズを大きく増幅することから，実用上安定な制御系を組むことが難しいことが知られていた．実際，人間は2次微分である加速度以上を推定するは困難であることも，人間工学の実験データで多く示されている．このような，事実を

導入することによって，更に精密なモデルが構築され，そのことが制御工学にも正しく反映されていくことが期待される．

　伊藤らは思考に関しても，上述のモデルを拡張して，思考モデルの逆モデルが小脳にでき，無意識に思考が進むというモデルを提唱している．ただし，言語，概念，観念といった思考という制御対象が，神経回路網においてどのように表現されているかはまだよく分からないし，そのモデルがどう小脳内に実現するかも分からない．思考システムの動作を人工的にシミュレーションで再現するには，これらの難問題を解かなければならない．それらは将来の大きな課題であり，その研究から新たな脳機能モデルが生まれてくることが強く期待される．

13.2.2　視知覚の記憶モデル

　理研の田中らは，サルの電気生理実験の結果に立脚して，**ヒューベル・ヴィーゼル**によって視覚野で発見された**コラム構造**が側頭葉の**高次視覚認知野**（TE 野）にも存在し，そのコラムが中程度に複雑な図形の特徴をコード化して複雑な視覚対象を表現しているという，以下の視覚記憶モデルを提唱している．

　複数の項目を神経細胞集団の活動で表出するやり方として，**局所表現法**と**分散表現法**という二つの考え方が検討されてきた．局所表現法はおばあちゃん細胞説ともいわれる考え方で，特定の項目は一つの細胞の活動で表されると考える．例えば，サルは 1 番目の細胞の活動で，ネコは 2 番目の細胞の活動で表すと考える．他方，分散表現法では，項目は細胞集団全体に広がってたくさんの細胞の活動の組合せで表されると考える．項目には組合せが対応するのであって，一つひとつの細胞は複数の項目の表現に重複して参加していると考える．

　局所表現は，モデルとしてイメージしやすく微小電極法で検証しやすいなどの長所をもつので，電気生理の研究分野で暗黙のうちに仮定されてきた．分散表現は，ニューラルネットワークの記憶方式とよく一致すると同時に，項目の間の距離が表現形式の中にもともと取り込まれているという長所がある．項目の間の距離は，表現に動員される細胞の重複の程度で表される．例えば，チンパンジーとゴリラを表す細胞集団はほとんどが重複し，ほんの少しの細胞だけが異なる．そして，項目の表現に距離が取り込まれているために，特定の項目について得られた知識の一般化が自然に行える．

　多くの性質を表現できるため，**TE 野**細胞による物体像の表現には，分散表現が適しているように思われる．しかしながら，実験事実としては，TE 野およびこれに隣接する上側頭溝の深部の領域に顔だけに反応する細胞が存在することが，複数の電気生理の研究から確認されているため，電気生理の分野では局所表現を支持する考えが主流であった．

13. 脳機能のモデル化と脳工学の将来

もし，顔以外の物体（手，バナナ，スイカなど）についても，それぞれ選択的に反応する細胞が存在すれば，物体像を識別した結果は局所表現されているということになる．そこで田中らは，TE野での物体像の類別コード化が，どのような細胞レベル，シナプスレベルの現象を基礎にして行われているかを，サルを用いて調べた．

刺激の自由度が大変大きいので，たくさんの動物のぬいぐるみと植物のプラスチックモデルを用意して，各細胞についてまずこれらの3次元モデルのいろいろな側面をいろいろな傾きで提示し，細胞が反応する物体をリストアップした．複数の物体に反応する場合はその共通の特徴を考え，一つの物体にだけ反応する場合は，その物体のもつたくさんの特徴のなかのどれが本質的であるかを調べた．その特徴を2次元モデルで再構成し，細胞の反応の強さを元の物体に対する反応と比べた．モデルをだんだんに単純化していき，反応が減少しないかぎりにおいて最も単純な2次元パターンをこの細胞が抽出する特徴とした．

ある細胞は，3次元モデルのなかではパイナップルの葉の部分や，いろいろな色の羽根ぼうきに反応した（図13.7）．結局この細胞が抽出する特徴は，8～16個の突起をもった星形の図形と推定された．この細胞は，円盤，四角形，三角形などには大きさをどのように調節しても反応しなかった．しかしそれでも，星形には特定の角度をなす突起や折れ曲がりなどいくつかの部分特徴が含まれるので，星形全体でなく，どこかの部分的特徴に細胞が反応している可能性があった．そこで図下段に示すように，図形の一部を切り出してきて，これを上向き，右向き，下向き，左向きに提示して反応を調べた．細胞はどの向きにも少しずつ反応した．特に下向きに対する反応が大きかったが，それにしても図形全体に対する反応の3分の1であった．そこでこの細胞は全体としての星形という特徴そのものに反応していたと判断した．

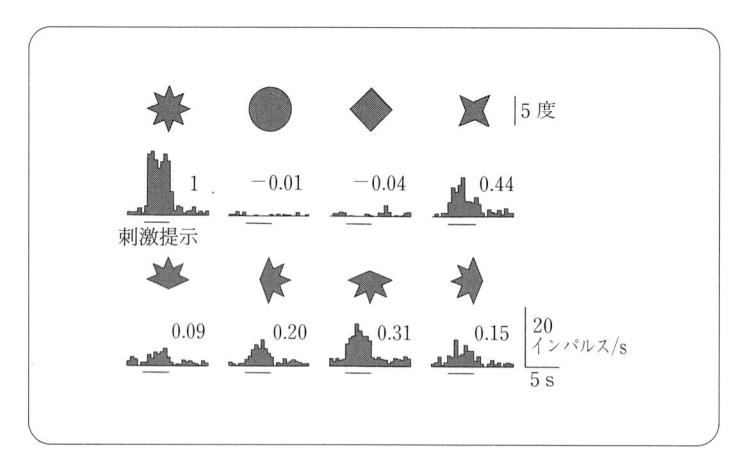

図13.7 中程度に複雑な図形に反応する細胞の応答〔宮下保司，下條信輔：脳から心へ，p.62，図5，岩波書店（1995）〕

13.2 脳機能モデル

このようにして，全部で100個あまりのTE野の細胞で，その抽出する刺激特徴を同定したところ，それらの特徴は，輪郭の傾き，図形の大きさ，色といった1次視覚野の細胞によって抽出されることが分かっている刺激特徴に比べれば，ずっと複雑であった．しかし，その反面まだ特定の物体の像をズバリ指定するほど複雑ではなかった．そのような意味で，田中らは，それを中程度に複雑な図形特徴と呼んでいる．

彼らは，TE野における物体像の表出は，中程度に複雑な図形特徴が抽出され，物体像はその組合せによって表出されるではないかと考え，**組合せ表現法**と呼んでいる．組合せ表現は，分散表現の特殊な型とみることもできる．分散表現と同じように，表現の中に表現された項目の間の距離が含まれて，また一般化が自然に行われる特徴をもつ．典型的な分散表現と異なるのは，個々の細胞が比較的ハッキリした部分特徴に対して選択的に反応することである．典型的な分散表現では，個々の細胞は，かなり広範な像に緩やかな選択性をもって反応し，その活動が特定の図形特徴に対応するわけではない．

TE野で組合せ表現が使われている理由として，局所表現では，たくさんの物体に関するたくさんの像を整理して保持するのは難しい，分散表現では，配線が複雑になりすぎるためと田中らは推定している．記憶の容量について，理研の甘利は，自己想起形の連想記憶モデルの記憶容量が，特定の項目を比較的少数の細胞の活動で表した場合の方が，典型的な分散表現の場合より大きくなることを示している．

田中らは，TE野にはそのような細胞が**図13.8**に示すように，コラム状に集団をなして存在し，複雑な図形認識に関与しているとのモデルを提唱している．彼らは，顔にだけ反応する細胞は，このようなTE野での組合せ表現別に対する例外と考えている．顔は他の物体とは明確に区別される特別な意味をもち，したがって，獲得された知識が一般化されてはかえって困る．また顔の場合は，個体識別や表情の識別など，他の物体から顔を識別したあとにまだしなければならないことがたくさんあるため，局所表現的に顔全体に反応する一群の細胞が存在するのではないかと推察している．

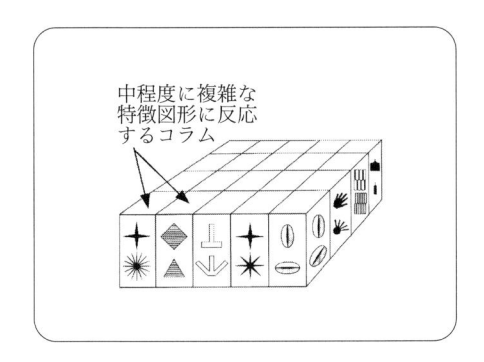

図 13.8 中程度に複雑な図形に反応するコラム群
〔宮下保司，下條信輔：脳から心へ，p.69，図5，岩波書店（1995）〕

13.2.3 自我のコラムモデル

北海道大学の澤口は，**コラム構造**を前頭葉にまで拡大して仮定し，コラムが複合して作られるフレームにより自我意識が作られ，更にフレームが階層構造を形成して多重人格が作られる，とのモデルを提唱している．彼は，多重フレームのダイナミクスによって多重な心・意識が生起し，その中心的かつ基本的な構造は前頭連合野の統合コラム群＝自我コラム群にあると主張している．以下に，彼のモデルを簡単に紹介するが，このモデルにおけるモジュールは，コラムが集ってまとまった働きをするものを意味する．

澤口は，心・意識と同様，自我は単一の脳部位・モジュールだけで実現されているわけではなく，自我フレームという，一連のモジュール群による多重階層システムによって担われているはずであると推定する．ただし，この自我フレームにあって中心的な働きをするのは，**前頭連合野**内のモジュールであり，このモジュールをつくる自我コラム群のダイナミクスによって自我は形成され（**図13.9**），コラム群の変調・乱れによって，精神分裂病や多重人格などにみられる自我の病・変化が生じるという．

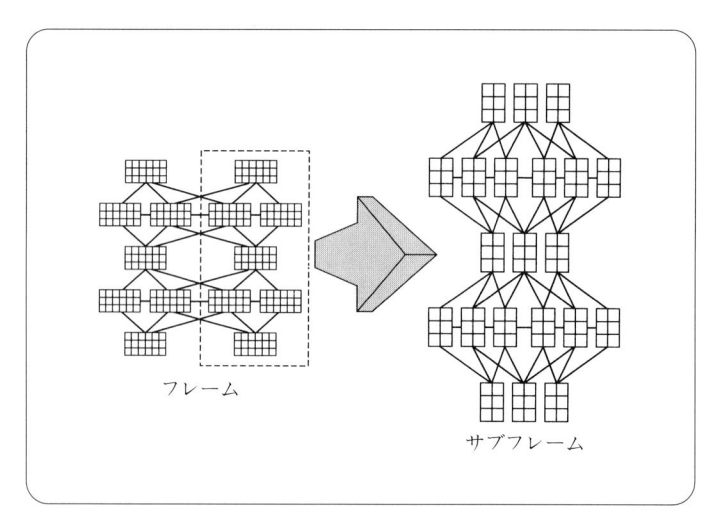

図13.9　前頭ワーキングメモリ〔澤口俊之：「私」は脳のどこにいるのか，p.108，筑摩書店（1997）〕

更に彼は，前頭連合野の統合コラムにしろ，そして自我コラムにしろ，それ自体で自律的に活動しているわけではなく，自我フレームの中にあっては，ほかのさまざまなコラム群と相互作用しつつ活動しているし，視床との間で形成する興奮性の閉ループや，中脳からの調節系（例えば，**ドーパミン系**）などによってコラム群の活動は支えられているはずだと推定する．そうして，閉ループや調節系によって維持・促進されながら進行する自我コラム群のダイナミクスが，自我の中心的な脳プロセスであると主張している．

また，自我を担う具体的な脳構造は，近年研究が盛んになってきた，**ワーキングメモリ**であると主張している（**図 13.10**）．すなわち，自我を担う具体的な構造は，前頭連合野の46野，47野，9野，10野などにあり，こうした領野において自己制御モジュール群と自己意識モジュール群は階層的なシステム，つまり「自我フレーム」をつくっている．各モジュールは「自我コラム」から成っており，自我コラムのダイナミクス（内部での層状の情報処理とコラム間の相互作用など）によって，モジュールの活動がうまれ，モジュール群のダイナミックな活動によって自我フレームが働く．この働きこそが「自我」にほかならないと主張している．

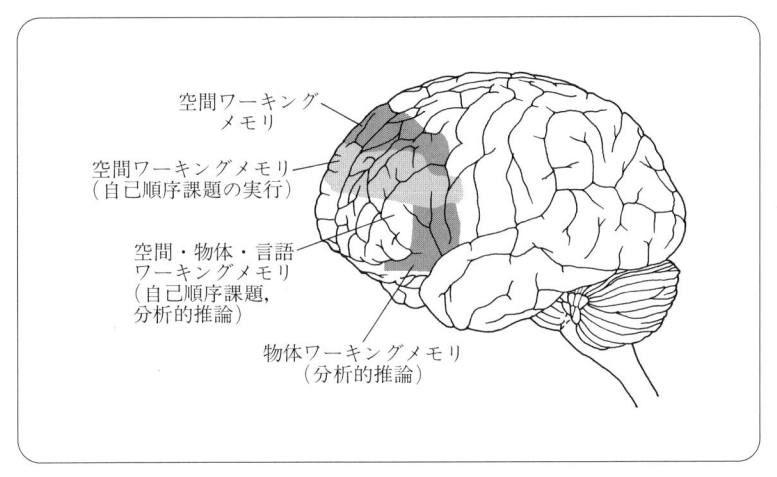

図 13.10　フレーム群による自我表現〔Narashima, T.：Scientific American, August, p. 60 (1997)〕

彼のモデルは，具体的なデータの裏づけがあるわけではなく，大胆な推測・仮説の域を出ておらず，モデルも明確ではないが，人間の心がどのように形成されるかといった命題に対し，示唆を与えるモデルであることは確かである．今後，脳機能計測によって検証されるべき考え方である．

13.2.4　情動のモデル

理研の松本は，扁桃体の機能が学習や人間の感情に与える影響が極めて大きいという，以下の**情動モデル**を提唱している．

脳は，外界の情報を目や耳などの各種感覚器を通して入力する．各種の感覚情報は一度視床で統合されたのち，視床から直接**扁桃体**へ入力される「情動経路」と，視床から大脳新皮質に入力される「感覚認知経路」の二つの経路へと送られる．これらの並列経路の存在は近

年，ラットに対する情動学習の神経機構の研究によって明らかになった．ラットにブザー音を聴かせ，このブザー音の終了直前に強い電気ショックを与えるという組合せ刺激を加えたとき，この組合せ刺激を2～3回与えられたラットは，古典的条件付けとして知られているように，ブザー音だけでこの後電気ショックがくることを予想するように学習づけられる．ルドーらは，**古典的条件づけ**をされたラットの脳の各部位に損傷を与え，それぞれの場合に恐怖反応が再現されるかどうか調べた結果，恐怖中枢は大脳扁桃体に存在することを確認した．

そのような理由から，扁桃体は情動を含む価値の判断部位であると考えられている．また，**扁桃体外側核**には，長期増強という記憶に関与するグルタミン酸と **NMDA**（N-メチル-D-アスパラギン酸）受容体があることが知られているので，情動記憶はこの受容体部分に蓄えられていると松本は推察している．一方，外側核への入力信号には，大脳皮質・**海馬**経由のものもあり，これが恐怖にかかわる環境情報の記憶を担っているらしいと推察する．脳への入力情報を視床・扁桃体での粗い情報処理に基づき，快・不快を判断する視床・扁桃体の直接経路が「価値の1次判断系」であり，この入力情報が大脳皮質の認知情報処理系で更に時間をかけて緻密に処理され，その結果が扁桃体で価値判断されるという「価値の2次判断系」によって再び判断される，と松本は考えている（**図13.11**）．

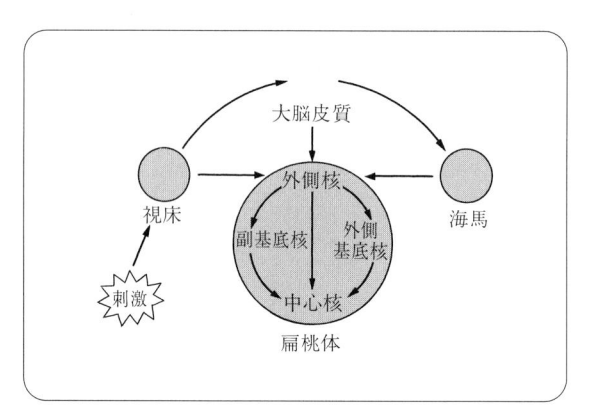

図13.11 扁桃体を中心とした価値判断の機構〔松本 元：愛は脳を活性化する，p.18, 図3, 岩波書店（1996）〕

ルドーらの実験はラットによるものだが，この二重の価値判断系は人間にも同じように備わっているものと松本は推定している．なぜなら，このような価値の二重判定構造は，生物が危険から生命を守るために備えた安全機構であり，大脳皮質で緻密だが時間をかけて価値判断を行っている間に，危険に見舞われてしまったのでは困る．このために，生物にとって最も重要な危険回避という情報判断のために，粗いが時間的に速い価値判断を行い，すぐ身体的出力へと直結しているのであると考える．

13.2 脳機能モデル

松本は更に，この生命維持の重要性に加えて，価値判断によって脳の活性が制御されることが重要であると考えている．1次判断によって入力情報が「快」であると判断されると，大脳皮質に活性化物質が放出されることが知られている．このとき，情動系が快と判断したその情報は認知情報処理系で処理されている途中であり，この情報を受ける側（認知系）の活性が活性化物質によって高まるので，出力をより出しやすい状態へと変化し，学習効果が高まる．こうして，大脳新皮質でこの情報の認知情報処理のための神経回路が整備される．すなわち，情動系が価値を認めると，脳内活性が上がり学習効果が高まるということになる．ここで活性化を制御する物質は，拡散性の伝達物質である**生体アミン**（ドーパミン，アドレナリン，ノルアドレナリン，セロトニンなど）であると考えている．

このように，松本は情動の重要性を指摘し，学習における脳内物質の重要な関与の可能性を指摘している．このような，大胆な仮説が将来，脳工学の非侵襲計測法によって検証されることが望まれる．

13.2.5 脳内物質に基づくモデル

帝京大学の大木やATRの銅谷は，脳内における**脳内神経物質**の重要性を更に強調して指摘し，脳機能を脳内物質の側面から説明するモデルを考えている．

カリフォルニア大学の脳解剖学者マグーンは，精神活動の機能的考察を**図13.12**の左部分のように，進化の立場から整理した．図中のパブロフはソ連の生理学者，フロイトはオーストリアの精神病理学者である．大木はこのマグーンの表に対応して，図の右部分のような人間の脳の分子レベルからのモデルを考えた．このモデルでは，上向きの矢印は下位の脳から

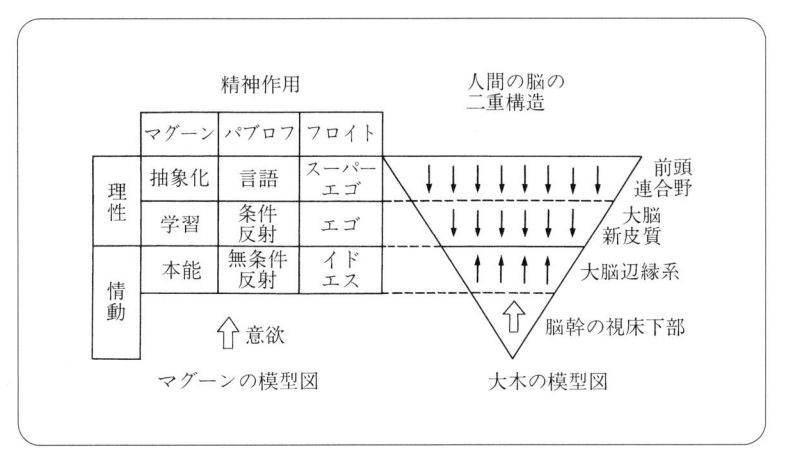

図 13.12 人間の脳の二重構造〔大木幸介：脳がここまでわかってきた，p.99，図18，光文社（1989）〕

の情動による駆動を表し，下向きの矢印はそれに対する上位の脳の理性による抑制を示している．

更に，大木は**ドーパミン，セロトニン**などの，脳内神経物質の重要性を指摘し，上述のモデルの動作を脳内神経物質からの働きから説明を加えている．すなわち，現在分子レベルで解明されたところでは，人間の欲求の発現は小形タンパク質（**ペプチド**）ホルモンによって起こされると考えられている．その作用によって，意欲・意志が醸成される．この作用の中心になる脳は，視床下部である．視床下部から大脳皮質に投射する長い神経は，ドーパミン，ノルアドレナリンなどを分泌させ，感情の源泉である情動を活性化することが，**大脳辺縁系**で行われる．一方，上位の大脳新皮質・前頭連合野からは，主として**ギャバ**（γ-アミノ酪酸）を神経伝達物質とする抑制性神経が，この欲求・情動をコントロールする（負のフィードバック）．それと同時に，大脳新皮質の前頭葉と側頭葉で知能が醸成され，最後に以上の意欲，感情，知能が前頭連合野で総合され人間精神として創出される，と大木はモデル化している．

このように，人間の感情，精神が脳内物質によって大きく左右される証拠として，大木は，以下のように精神病に対する脳内物質の作用の例を挙げている．

精神分裂病と並ぶ精神病に**躁うつ病**がある．感情障害を主とする精神病で，爽快な気分の興奮状態（躁状態）と，悲哀な気分の抑制状態（うつ状態）を周期的に繰り返す．このことから躁うつ病は周期性循環形精神病，感情精神病ともいわれる．一般的にはうつ状態の発生頻度が高く，うつ病が多い．躁うつ病の躁状態では，人間は明るい幸福感につつまれ，敏速な思考でおしゃべりになる．しかしその根底には敵意がある．一方，悲哀につつまれたうつ状態では，自殺の危険性が増し，思考が遅くなって無口になる．躁うつ病の原因は，感情や情動（喜怒哀楽）を醸成するA・B系神経のアンバランスにある．すなわち覚醒・快感を生む**A系神経**の過剰活動が躁病であり，A系神経を抑制する**B系神経**の過剰（過剰抑圧）がうつ病を生じると，大木は推定している．

松本，大木の説は，単なる仮説でしかないが，脳内物質の脳に対する影響を，具体的に数理モデルに表現して解析しようとする研究も開始されている．ATRの銅谷らは，脳内物質による脳機能のフィードバック制御系のモデル（**図13.13**）を考え，その挙動を数理的に解析する研究を開始している．その結果がどのようになるかは現時点では不明あるが，脳内物質の脳に対する影響を数理的な手法で解析しようとする試みは注目に値する．

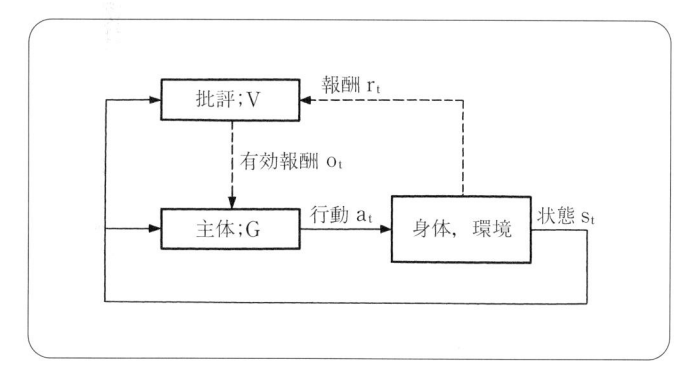

図 13.13 脳内物質による脳機能のフィードバック制御系のモデル
〔銅谷賢治（ATR）提供，一部改変〕

13.3 脳工学の課題と展望

本書は，21世紀に花開くことが期待される脳工学について述べてきた．脳工学はまだ産声を上げたばかりであり，具体的成果は残念ながらまだわずかである．最後に，脳工学がこれから成長するための課題と今後の展望について筆者の私見を述べる．

1章で述べたように，脳研究は科学技術審議会が認めた国家的研究課題として推進されており，1997年より科学技術振興事業団の戦略基礎研究などでプロジェクト研究が精力的に行われている．脳工学の分野は，戦略基礎研究の脳研究のうち「**脳を創る**」研究に一番近い．因みに，「脳を創る」研究で過去3年間に採択された題名を**表13.1**に掲げた．日本のトップの脳工学の研究者が，現時点で取り組んでいる課題が何であるかがよく分かる．一言で

表 13.1 「脳を創る」研究の課題名

1998年度	脳の動的時空間計算モデルの構築とその実装
	聴覚の情景分析に基づく音声・音響処理システム
	脳形情報処理システムのための視覚情報処理プロセッサの開発
	言語の脳機能に基づく言語獲得装置の構築
	MEGによる人間の高次脳機能の解明
1999年度	運動の学習制御における小脳機能の解明
	自律行動単位の力学的結合による脳形情報処理
	時間的情報処理の神経基盤のモデル化
	発生力学に基づくタスクプラニング機構の構築
2000年度	感覚運動統合理論に基づく「手と脳」の工学的実現
	行動系のメタ学習と情動コミュニケーション機能の解明
	海馬の動的神経機構を基礎とする状況依存的知能の設計原理

いえば,「脳を知り,その原理を工学的に実現する」ことを,おのおのの研究者が各自の関心にもとづいて目指しているといえる.

脳を創るためには,まず脳を知らなければならない.本書は,そのためには,脳機能非侵襲計測法を整備し,発展させなければならないと主張した.現時点では,脳細胞の電気的活動を高時間分解能でMEGとEEGを用いて計測することが最も可能性を秘めていると指摘した.しかし,それらは**活動源推定**という**逆問題**の課題を抱えている.**不良設定問題**という極めて難しい問題を解決するためには,脳の生理学的拘束条件を有効かつ巧みに利用することが不可欠であろう.同時に,fMRIを筆頭とする代謝計測の情報を生かした統合的なアプローチが有効であると思われる.

脳を完全に知ることはたぶん永遠に達成のできない目標である.ところが,我々は脳を完全に知るまで脳を創ることを待つことはできない.そこで,システム工学において古くから使われてきた手法「**構成による解析**」を使う必要が生じてくる.「永遠に完全には分からない脳機能」に対し,大胆な仮定をおいてモデル化して仮の脳を作ってみる.それを用いてさまざまなシミュレーションを行い,実際の脳の働きと比較してみることによって,脳の本質的な働きを推定することが可能になる.

そこで,本章では,**ニューラルネットワーク理論**や,制御理論を利用した脳機能モデルや,ドーパミン,セロトニンなどの**神経伝達物質**が脳機能全体をモジュレートするという仮説的なモデルを紹介した.特に,後者のモデルをデータから検証するためには,本書で紹介した電磁気学的手法による脳機能計測法ばかりでなく,その要請を満足できる脳内神経伝達物質の挙動を計測できる技術が必要になると思われる.

人間の脳を計測するためには非侵襲性が第一義的に求められるため,そのような化学物質を非侵襲かつ動的に計測することが求められる.その要請を満足できる計測技術を開発することは極めて困難であろうと思われるが,必ずしも不可能ではない.現在,われわれはfMRIやOTで非侵襲的にヘモグロビンの挙動をダイナミカルに計測することに成功している.**MRS** (magnetic resonance spectroscopy)[†]により,水分子以外の挙動も近いうちに容易に計測できる可能性が高い.PET用の核物質に特定のレセプターに結合する物質を開発し,レセプターの変化を計測することも始められている.

このように,現在主として推進されている脳細胞の直接的挙動の計測法の開発は極めて重要であるが,同時に脳細胞の挙動を規定する脳内神経物質の変化を非侵襲的に計測する技術も重要であることが浮かび上がってきている.このような認識は,「構成による解析」の考え方から,神経伝達物質が重大な影響を脳機能に及ぼすというモデルを作ったことから演繹

[†] 現在のMRIはプロトン^{1}Hを計測しているが,^{31}P,^{13}Cや^{23}Naなどの分布を計測できる装置で,生体の状態がより詳しく計測可能となる.

されてくる結論である．脳計測法の開発とモデルの構築は，相互に刺激・影響しながら発達していくものである．

ところで，理研の市川らは，ニューラルネットワークをハード的に大規模に実現することによって，どこまで実際の脳に迫れるかを調べる研究を，以下のような考え方のもとで行っている．彼らは，脳はメモリベースド・アーキテクチャ（記憶を情報処理の基本にした）コンピュータであると考える．すなわち，脳は，経験や学習によって得た事柄を，単純な記憶として蓄えるばかりでなく，それを情報処理の方法（アルゴリズム）として獲得すると考える．その仮説を実証するには，本書で何度も強調してきたように，脳を構成する神経細胞の細かな特性を調べ，脳での情報表現を明確にする研究過程が必要である．その研究から学習制御の方法を理解し，工学的に実現できれば，このコンピュータは自分自身でアルゴリズムを自動獲得し成長し続けることができる．つまり，脳を創る研究は，脳の成長要因の研究ともいえ，脳の理解から心の理解にまで発展することが期待されると考える．

もう一つの道は，「構成による解析」の考え方で，大規模なニューラルネットワークを実際に作り上げ，アルゴリズムを自動獲得し成長し続けるような**ニューラルチップ**を作り上げることである，と彼らは考える．**図 13.14** は，上記の考えを実現するために，市川らが試作しているニューラルネットチップとそれを用いた自走ロボットの外観である．

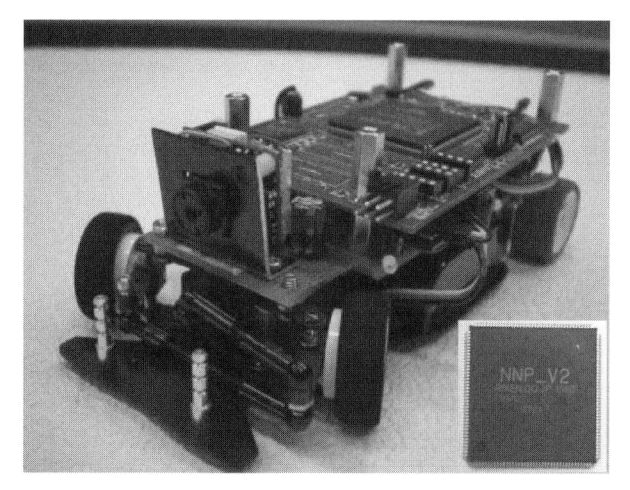

図 13.14 大規模ニューラルネットチップとそれを用いた自走ロボット〔市川道教（理研）提供〕

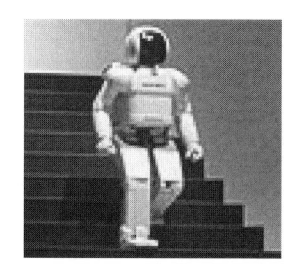

図 13.15 2足歩行ロボット ASIMO〔ホンダ〕

従来の計算機は，ディジタルな記憶を用いて局所記憶に基づいた演算を行ってきた．メモリおよび CPU は驚異的な速度で進歩し現在も留まることを知らない．このディジタル計算機の発達により，人間のように2足歩行する本田の ASIMO（**図 13.15**）や，人間の言葉を理解して反応するように見えるソニーの犬形ロボット AIBO など，さまざまな進化したロ

ボットが20世紀の最後に輩出した．

しかしながら，ロボット工学の最終目標であるアトムのようなロボットを造るためには，そのままの原理でよいかどうかという根源的な疑問が永らく提起されている．市川らの試みは，知識を分散表現し並列処理演算を行う計算機がどれほどの表現能力，学習能力を持つかを，「構成による解析」の面から確かめようとする研究である．同時に，人間形コンピュータを創るという，応用を強く意識した研究でもある．

アトムのような自立的なロボットを作り上げるには，脳のメモリ形式は従来のようなディジタルメモリが望ましいのか，人間の脳で実現されていると考えられる分散表現が望ましいのか，更には最近分かりかけてきた記憶の「組み合わせ表現」がもしかしたら本質的な役割をするものか，最近ますます確からしいと判明してきた脳の**コラム構造**のような並列分散処理が人間の脳機能を獲得するためには本質ではないのかなど，脳工学には興味深く大きな問題がたくさん残されている．

そのような根源的な疑問を解決するためには，やはり人間の脳がどのように動作しているかという根本的な知識が必要であるという理解がますます深まってきた．もちろん，鳥と飛行機の関係のように，工学的応用において必ずしも人間の脳の仕組みをそのまま利用するとは限らないが，原理を理解することは極めて重要である．人間の脳の基本的動作原理を明らかにするためには，脳の機能をあるがままの状態で，非侵襲的に詳しく計測することが不可欠である．人間のようなロボットをとにかく作ってみるという試みと，人間の脳の動作原理を基本から解明しようとする，二つの方向の研究が相互に影響し合うことによって，この重要で難しい課題が初めて解き明かされるようになるのであろう．

脳の本質を知るためには，さまざまな角度から計測することと，上記のように大胆な仮定から脳の機能を推定しモデル化することが必要である．特に後者によって，多様な場面におけるシミュレーションが可能になり，その結果を脳の測定結果と比較することにより，初めてこの困難な課題を解決する糸口を見つけることが可能になると思われる．いずれのアプローチにとっても，実際の脳の働きを正確に計測することは不可欠になる．よって，本書で示した脳機能の**非侵襲計測**は，**脳工学**の根本的な基礎になる．

研究課題は多い．また，脳工学によって期待される成果ははかりしれない．計算機工学が，20世紀の後半の50年に達成した成果は目を見張るものがある．翻って，21世紀の初頭に脳工学は，今まさに計算機工学が50年前にいた状況と同じ状況にいるといえるかもしれない．本書を手に取った若い諸君が，脳工学の現状を理解し，その中から多くの諸君がこの夢に満ちた脳工学の分野に参加されることを期待する．脳工学が指向する，この壮大な研究目標を着実に達成するためには，本書で詳述した脳を非侵襲的に明らかにすることが極めて重要であることを再度指摘して本書をまとめる．

本章のまとめ

❶ **ニューラルネットワーク**（neural network）　脳細胞の機能を多数の入力の重み付け加算と，加算された値に対するいき値関数による出力で表現し，それらを多数結合したシステム．

❷ **最急降下法**（steepest descent method）　ある評価関数を一番減少する方向にパラメータを変更する方法．

❸ **学習**（learning）　経験により物事を学ぶこと．数理的手法では，ニューラルネットワークの重みの変更によって表現する．重みの変更は，実際の神経細胞では長期活性，長期抑制として細胞の発火頻度の変化で行われているらしい．

❹ **バックプロパゲーション**（back propagation）　多層パーセプトロンにおいて，各神経素子の入力に対する重み計数を，出力側から入力側に次々と変えていく学習理論．

❺ **可塑性**（plasticity）　細胞の働きが学習によって変化していくこと．脳の機能が現実にどのように変化していくかが重大な問題となっている．

❻ **小脳の学習モデル**　小脳の構造は比較的単純で，学習による小脳の可塑性を調べることによって学習モデルが提唱され，一定の成功を納めてきた．

❼ **逆モデル制御**　学習によって小脳の中に制御対象の逆モデルが形成されることにより，手足の制御が早く正確になるとする理論．

❽ **メモリモデル**（memory model）　記憶が脳の中にいかに蓄積されているかを述べたもので，局所表現法と分散表現法が永い間提唱されてきたが，最近中間的なモデルが提唱されている．

❾ **コラム構造理論**　1～2 mm の厚さの大脳皮質に垂直に 0.5～1 mm 程度の柱状に含まれる脳細胞が一つの機能を担っているという理論．後頭葉の視覚野で初めに確認され，側頭葉にも同じようなコラムが存在することが確認されている．頭全体にコラム構造が存在するという考えが有力になってきている．

❿ **脳内神経物質**　ドーパミン，セロトニン，グルタミン酸，アドレナリンなど主としてシナプスにおいて細胞間の情報伝達を担う物質．現在では数千もの物質が確認されている．

引用・参考文献

1) 合原一幸：ニューラルコンピュータ　脳と神経に学ぶ，東京電機大学出版局（1988）．
2) 甘利俊一：ニューラルネットの新展開　研究の最前線を探る，サイエンス社（1993）．
3) 伊藤正男：脳のはたらき，講談社（1992）．
4) 伊藤正男：脳の不思議，岩波書店（1998）．
5) 伊藤正男，佐伯胖：認識し行動する脳，東京大学出版会（1988）．
6) 市川忠彦：脳波の旅への誘い　楽しく学べるわかりやすい脳波入門，星和書店（1993）．
7) 臼井支朗：脳・神経システムの数理モデル，共立出版（1997）．
8) A.アービブ：ニューラルネットと脳理論，サイエンス社（1992）．
9) 大木幸介：心の分子メカニズム，紀伊国屋書店（1982）．
10) 大木幸介：脳がここまでわかってきた，光文社（1989）．
11) 川合述史：分子から見た脳，講談社（1994）．
12) 川人光男：脳の計算理論，産業図書（1996）．
13) 小谷　誠，内川義則，中屋　豊，森　博愛，栗城真也：生体磁気計測，コロナ社（1995）．
14) 酒田英夫，外山敬介：脳・神経の科学II——脳の高次機能，岩波書店（1999）．
15) 山村　昌，菅原昌敬，塚本修巳，山口　貢，山本充義：超伝導工学　改訂版，電気学会（1999）．
16) 澤口俊之：「私」は脳のどこにいるのか，筑摩書房（1997）．
17) 澤口俊之：わがままな脳，筑摩書房（2000）．
18) 鈴木良次：生物情報システム論，朝倉書店（1991）．
19) 田村　守：光による医学診断，共立出版（2001）．
20) 塚原仲晃：脳の情報処理，朝倉書店（1984）．
21) 中西孝雄，吉江信夫：臨床誘発電位診断学，南江堂（1989）．
22) 中野　馨：ニューロコンピュータの基礎，コロナ社（1990）．
23) 原　宏，栗城真也：脳磁気科学—SQUID計測と医学応用，オーム社（1997）．
24) 本庄　巖：脳からみた言語，中山書店（1997）．
25) 本間三郎：脳内電位発生源の特定　脳波双極子追跡，日本評論社（1997）．
26) 松本　元：愛は脳を活性化する，岩波書店（1996）．
27) ミンスキー，パパート：パーセプトロン，パーソナルメディア（1993）．

索　引

【あ】

アクティブシールド …………57, 62, 122, 126
アクティブノイズキャンセレーション ………………122
アクティブノイズ除去 ………169
アセチルコリン ………………25
アダプティブフィルタ ………142
アルツハイマー病 …………65, 189, 149, 150

【い】

イオン電流モデル ……………30
位相エンコード …………52, 62
1次運動野 ……………………83
1次視覚野 ……………………29
市松模様 ……………………105
一般化逆行列 ………………136
遺伝子工学 …………………24
インパルス …………………22

【う】

ヴィーゼル …………………27
ウエルニケ野 ………………20
運動残効 ……………………166
運動準備 ……………………154
運動知覚 ……………………165
運動野 ………………………20

【え】

エコープラナー法 ……………79

【か】

外側膝状体 …………………28
回転磁場 ……………………50
海馬 ……………………28, 73
外有線野 ……………………20
ガウス分布 …………………105
核医学画像診断装置 ………76
核酸 …………………………7
核磁気共鳴画像 ……………62
核磁気双極子 ………………48
学習 ……………………25, 215
角周波数 ……………………49
学習モデル …………………199
仮現運動 ……………………164

加算平均 ………………104, 108
可塑性 ……………………199, 215
活動源推定 …………………212
活動電位 ………………17, 22
合併法 …………………139, 144
下頭頂葉 ……………………146
顆粒細胞 ………………16, 199
顆粒層 ………………………200
感覚計測 ……………………92
眼球運動 ……………………192
環境ノイズ …………………151
還元ヘモグロビン …78, 94, 98
ガンマカメラ ………………64
ガンマ線 ……………………64
眼優位性コラム …………28, 88
緩和時間 ……………………53

【き】

機能局在 ………………14, 19, 20
機能計測 ………………181, 194
逆モデル ……………………202
逆モデル制御 ………………215
逆問題 ………………………212
ギャバ ………………………210
嗅覚 …………………………159
吸収係数関数 ………………36
吸収率 ………………………94
球体モデル …………………163
局所血流量 …………………68
局所脳神経活動 ……………68
局所表現法 …………………203
筋磁気 ………………………177
近赤外光 ……………………45
近赤外光領域 ………………94
筋電図 ………………………177
筋紡錘 ………………………153

【く】

空間分解能 ……………45, 182
偶発同時計数 ………………66
鞍形 …………………………59
グラディオメータ …112, 116, 126
クローン ……………………8

【け】

傾斜磁場 ……………………50
形態計測 ………………181, 194

血流計測 ……………………194
血流計測法 …………………181
ゲノム ………………………2

【こ】

高温超伝導 …………………126
高温超伝導シールド ………124
高次視覚認知野 ……………203
後シナプス …………………24
構成による解析 11, 13, 199, 212
高速撮像法 …………………53
光電子増倍管 ………39, 64, 67
後頭葉 ………………………19
小形冷凍機 …………………57
国際10-20システム …………102
国際10-20法 …………………108
苔状線維 ……………………200
5次視覚野 ……………………28
コラム ………………………6
コラムイメージング ………89
コラム構造 …………30, 88, 206
コラム構造理論 ……………215
コリメータ …………………64
ゴルジ細胞 …………………200
コンプトン散乱 ……………66

【さ】

最急降下法 ……………132, 215
サイクロトロン ……………68
再構成 ………………………64
再構成関数 ………………35, 46
最適化推定法 …………129, 144
細胞構築学 ……………16, 30
細胞体 ………………………17
細胞膜 ………………………21
雑音空間 ……………………135
差分法 ………………………82
酸化ヘモグロビン …78, 94, 98
3次元オプトメータ ………192
酸素化 ………………………94
散乱同時計数 ………………67

【し】

視覚野 …………………20, 162
視覚誘発電位 ………………105
時間分解形光CT ……………99
時間分解計測法 ……………95

218 索引

時間分解能 ……………… 45, 182
磁気シールドルーム …… 121, 126
磁気的カップリング ……………… 59
軸勾配形 ……………………………… 116
軸索 ………………………………………… 17
事象関連 fMRI ……………… 83, 92
事象関連脳磁場 ……………………… 151
磁束密度 ……………………………… 110
失顔貌 …………………………………… 89
失色彩 …………………………………… 89
シナプス …… 5, 8, 17, 21, 30, 196
シナプス学習 ………………………… 25
シナプス間隙 ………………………… 24
シナプス遅延 ………………………… 25
自発脳磁場 …………………………… 146
自発脳波 ………………………… 100, 108
遮蔽電流 ……………………………… 115
自由歳差運動 ………………………… 53
周波数エンコード ………… 51, 62
樹状突起 ……………………………… 16
受信コイル …………………………… 59
受動計測 ………………………… 180, 194
小区画（スラブ）…………………… 28
小細胞 …………………………………… 28
常磁性磁石 …………………………… 56
焦点調節 ……………………………… 192
情動モデル …………………………… 207
小脳チップ …………………………… 201
小脳の学習モデル ……… 199, 215
ジョセフソン接合 ……… 113, 126
シールドファクタ ………………… 121
神経回路網 …………………………… 8
神経科学 ……………………… 12, 14
神経細胞 ……………… 8, 16, 21, 30
神経細胞層 …………………………… 200
信号空間 ……………………………… 135
侵襲計測 ……………………………… 180
心身一元論 ………………………… 5, 14
心身二元論 ………………………… 5, 14
シンチカメラ ………………………… 65
シンチレーション検出 ………… 38
シンチレータ ………………………… 38
シンプレックス法 ………………… 132

【す】

錐体細胞 …………………………… 16, 28
スパイク ……………………………… 22
スパース ……………………………… 139
スピンエコー ………………………… 62

【せ】

静磁場 ………………………………… 50
星状細胞 ……………………………… 16
生体アミン …………………………… 209

積分制御形最適追従制御系
　　設計理論 ……………………… 192
セミオープン形 …………………… 57
セロトニン ……………… 8, 25, 210
線吸収係数 …………………………… 32
潜時 ………………………………… 104, 156
前シナプス …………………………… 24
選択的励起 ……………………… 50, 62
前頭葉 ………………………………… 19
前頭連合野 …………………………… 20
全ヘモグロビン …………………… 98

【そ】

躁うつ病 ……………………………… 210
造影剤 ………………………………… 60
相関値 ………………………………… 81
相関法 ………………………………… 92
走査方式 ………………………… 39, 46
送信コイル …………………………… 59
側頭溝 ………………………………… 19
側頭後頭溝 …………………………… 20
側頭葉 ………………………………… 19

【た】

大細胞 ………………………………… 28
代謝計測法 …………………………… 181
体性感覚野 ………………………… 20, 151
大脳底部 ……………………………… 163
大脳底部副側溝 …………………… 163
大脳皮質 ……………………………… 16
大脳皮質連合野 …………………… 89
大脳辺縁系 …………………………… 210
体部位相同性 ……………………… 18
ダイポール ……………… 128, 144, 162
畳み込み積分逆投影法 ………… 33
脱酸素化 ……………………………… 94
縦緩和 ………………………………… 53
縦緩和過程 …………………………… 53
単一双極子 …………………………… 101
単一ダイポールモデル ……… 169
探索形推定法 ……… 128, 131, 144
断層像 ………………………………… 65
短・中潜時反応 ………………… 157

【ち】

中心溝 ………………………………… 19
中枢神経系 …………………………… 10
超音波 CT …………………………… 46
聴覚野 ………………………………… 20
聴覚誘発反応 ……………………… 146
長期増強 ……………………………… 25
長期抑圧 ……………………………… 25
鳥距溝 ………………………………… 162
超伝導 ………………………… 113, 126

超伝導 MRI ………………………… 62
超伝導磁石 …………………………… 56

【つ】

ツーテル ……………………………… 86

【て】

定常ランダム雑音 ……………… 105
ディフューズ ………………………… 28
デカップリング …………………… 59
テスラ …………………………… 56, 110
データ校正法 ……………………… 192
てんかん ………………………… 65, 149
てんかん発作 ……………………… 97
電気生理 ……………………………… 30
電気生理学 …………………………… 27
電磁気計測 ………………………… 194
電流双極子 ………………………… 101

【と】

島 …………………………………………… 160
等価電流双極子 ………………… 128
同期検波回路 ……………………… 119
瞳孔制御 ……………………………… 192
同時計数 ………………………… 66, 76
等磁場線図パターン …………… 131
等磁場線図法 ……………………… 131
登上線維 ……………………………… 200
頭頂後頭溝 …………………………… 20
頭頂後頭溝近傍 ………………… 171
頭頂葉 ………………………………… 19
頭頂葉中心溝 ……………………… 151
動的屈折力計 ……………………… 169
ドップラー血流計 ………………… 98
トノトピー …………………………… 19
ドーパミン ……………… 8, 24, 210

【な】

慣れ …………………………………… 159

【に】

2次視覚野 …………………………… 28
ニューラルチップ ……………… 213
ニューラルネットワーク
　　……………………………… 212, 215
ニューロン ………………………… 196
認知計測 ……………………………… 92
認知心理学分野 …………………… 89

【ね】

ネガティブフィードバック　119

【の】

脳科学 …………………………… 12, 14

脳工学 ………12, 14, 211, 214	腹側経路 ………………163	ミスマッチ磁場 …………158
脳細胞 ……………………11	プラナー ………………112	ミニマムノルム法 …136, 144
脳酸素消費量 ……………68	フーリエ変換 ……………33	ミラーニューロン ………175
脳酸素摂取率 ……………68	フーリエ変換法 ……36, 46	
脳代謝 ……………………68	不良設定問題 ………128, 212	【め】
脳地図 ……………………17	プルキンエ細胞 …………200	メモリ表現 ………………215
能動計測 …………180, 194	ブローカ野 …………20, 99	
脳内神経物質 ……209, 215	ブロッブ …………………28	【も】
脳の可塑性 ………………13	ブロードマン ……………17	モンドリアン図形 ………69
脳の機能局在 ……………5	ブロードマンの脳地図 …30	
脳波計 ……………………126	プローブ …………………43	【や】
脳皮質の flattening ……62	分解時間 …………………67	やきなまし ………………132
脳皮質の inflation ……62	分光吸収係数 ………94, 108	
脳賦活試験 ………………68	分散表現法 ………………203	【ゆ】
脳を創る …………………211	分子生物学 ……………7, 14	有線野 ……………………20
ノルアドレナリン ………25	分子層 ……………………200	誘発脳磁場 ………………151
		誘発脳波 ……………100, 108
【は】	【へ】	
バイオテクノロジー ……8	平面勾配形 ………………112	【よ】
背景雑音 …………………104	平面勾配斜形 ……………116	容積導体 …………………101
ハイパーコラム構造 ……27	ベクトル形 ………………116	抑制性細胞 ………………200
バスケット細胞 …………199	ペプチド …………………210	横緩和 ……………………53
パーセプトロン …5, 132, 196	ヘモグロビン ……………45	横緩和過程 ………………54
パターンリバーサル刺激 …169	ヘリウム回収施設 ………124	横緩和パラメータ ………79
ハックスレイ ………25, 30	ヘリウム循環装置 …124, 126	
バックプロジェクション …34	偏奇刺激 …………………158	【ら】
バックプロパゲーション	扁桃体 ……………………208	ラーモア …………………49
………………197, 215	ペンフィールド …………18	ラーモア角周波数 ………62
パッチクランプ法 ……23, 30		ランダムドットステレオ
反機能局在 ………………14	【ほ】	グラム …………………168
半球優位説 ………………21	方位コラム ………………28	
	放射性同位元素 …………64	【り】
【ひ】	紡錘回 ……………………89	両眼視差 …………………167
ピエゾ素子 ………………43	ホジキン ……………25, 30	臨界期 ……………………11
光 CT ……………………46	ポジトロン ………………65	臨界電流 …………………115
光計測 ……………………76	ポジトロン放出核種 ……68	
飛行時間法 ………………60	補足運動野 ………………83	【れ】
微小電極 ……………22, 27	ポップフィールド形ニュー	零位法 ………22, 115, 119, 126
非侵襲計測 9, 14, 180, 194, 214	ラルネット ………………132	レセプタ・イメージ ……71
ヒトゲノム ……………7, 11	ボルツマンマシン ………132	レチノトピー …………19, 162
ヒューベル ………………27		連合野 ……………………20
標準刺激 …………………158	【ま】	
標準脳 ……………………176	マイスナー効果 …………113	【ろ】
	膜電位感受性色素 ……72, 76	ローゼンブラット ………197
【ふ】	膜電位固定法 ………22, 26, 30	
ファントム ………………45	マグネトメータ …………116	【わ】
フィルタ補正逆投影法 …33		ワーキングメモリ ………172
賦活領域 …………………81	【み】	
輻輳角 ……………………193	ミジェット ………………28	

【A】
A系神経 ·················· 210
Aモード ·················· 43

【B】
BOLD ·················· 92
BOLD効果 ·················· 79
B系神経 ·················· 210
Bモード ·················· 43

【C】
CBP ·················· 33, 34, 46

【D】
dc SQUID ·················· 113

【E】
ECD ·················· 129
EEG ·················· 100, 108
EPSP ·················· 188

【F】
FLL ·················· 119
fMRI ·················· 2

【G】
GA ·················· 132
GABA ·················· 25

【H】
HH方程式 ·················· 26

【I】
ICA ·················· 141, 142, 144
in-flow効果 ·················· 79, 92

【K】
K-complex ·················· 146

【L】
L_1ノルム最小化 ·················· 144
L_1ノルム最小化法 ·················· 139
L_2ノルム最小化 ·················· 144
L_2ノルム最小化法 ·················· 137

【M】
MEF ·················· 154
MEG ·················· 2, 126
MEM ·················· 27
MRI ·················· 2
MRS ·················· 212
MRアンギオ ·················· 80
MRアンギオグラフィー ·················· 60
MT野 ·················· 166
MUSIC ·················· 135

【N】
NIRS ·················· 95
NMDA ·················· 25, 208

【O】
OR ·················· 72, 76
OT ·················· 45, 95, 108

【P】
PET ·················· 2, 64, 76

【R】
REP ·················· 89
RFコイル ·················· 62
RR ·················· 40

【S】
SEP ·················· 106, 108
SN比 ·················· 58
SPECT ·················· 64, 76, 97
SQUID ·················· 13, 110, 126

SR ·················· 40
SSP ·················· 123

【T】
TMS ·················· 75, 76
Tomography ·················· 46
Tonotopy ·················· 156
Topography ·················· 46
TR ·················· 39, 80
TRS ·················· 95
t検定法 ·················· 82, 92

【V】
V 5/MT ·················· 165
VEP ·················· 108

【W】
Wavelet ·················· 141
Wavelet法 ·················· 144
WROP ·················· 137

【X】
Xe（キセノン）ガス検出 ·················· 38
X　線 ·················· 37
X線CT ·················· 2, 46
X線管 ·················· 46
X線検出器 ·················· 46

【ギリシャ】
α波 ·················· 147
γ線 ·················· 66
γ波 ·················· 147
θ波 ·················· 146
μ波 ·················· 148
τ波 ·················· 148

―― 著者略歴 ――

武田　常広（たけだ　つねひろ）
1977 年　東京大学大学院博士課程修了（計数工学専攻）
　　　　 工学博士（東京大学）
現在，東京大学大学院教授

脳工学
Brain Engineering　　　　　　Ⓒ 社団法人　電子情報通信学会　2003

2003 年 4 月 11 日　初版第 1 刷発行
2007 年 9 月 20 日　初版第 2 刷発行

検印省略	編　者	社団法人 電子情報通信学会 http://www.ieice.org/
	著　者	武　田　常　広
	発行者	株式会社　コロナ社 代表者　牛来辰巳

112-0011　東京都文京区千石 4-46-10
発行所　株式会社　**コロナ社**
CORONA PUBLISHING CO., LTD.
Tokyo　Japan　　Printed in Japan
振替 00140-8-14844・電話(03)3941-3131(代)
http://www.coronasha.co.jp

ISBN 978-4-339-01884-4
印刷：壮光舎印刷／製本：グリーン

無断複写・転載を禁ずる
落丁・乱丁本はお取替えいたします

電子情報通信レクチャーシリーズ

■(社)電子情報通信学会編　　(各巻B5判)

共通

配本順			著者	頁	定価
A-1		電子情報通信と産業	西村吉雄著		
A-2	(第14回)	電子情報通信技術史 ―おもに日本を中心としたマイルストーン―	「技術と歴史」研究会編	276	4935円
A-3		情報社会と倫理	辻井重男著		
A-4		メディアと人間	原島博・北川高嗣共著		
A-5	(第6回)	情報リテラシーとプレゼンテーション	青木由直著	216	3570円
A-6		コンピュータと情報処理	村岡洋一著		
A-7		情報通信ネットワーク	水澤純一著		近刊
A-8		マイクロエレクトロニクス	亀山充隆著		
A-9		電子物性とデバイス	益一哉著		

基礎

配本順			著者	頁	定価
B-1		電気電子基礎数学	大石進一著		
B-2		基礎電気回路	篠田庄司著		
B-3		信号とシステム	荒川薫著		
B-4		確率過程と信号処理	酒井英昭著		
B-5		論理回路	安浦寛人著		
B-6	(第9回)	オートマトン・言語と計算理論	岩間一雄著	186	3150円
B-7		コンピュータプログラミング	富樫敦著		
B-8		データ構造とアルゴリズム	今井浩著		
B-9		ネットワーク工学	仙石正和・田村裕共著		
B-10	(第1回)	電磁気学	後藤尚久著	186	3045円
B-11		基礎電子物性工学	阿部正紀著		
B-12	(第4回)	波動解析基礎	小柴正則著	162	2730円
B-13	(第2回)	電磁気計測	岩﨑俊著	182	3045円

基盤

配本順			著者	頁	定価
C-1	(第13回)	情報・符号・暗号の理論	今井秀樹著	220	3675円
C-2		ディジタル信号処理	西原明法著		
C-3		電子回路	関根慶太郎著		
C-4		数理計画法	山下信雄・福島雅夫共著		
C-5		通信システム工学	三木哲也著		
C-6	(第17回)	インターネット工学	後藤滋樹・外山勝保共著	162	2940円
C-7	(第3回)	画像・メディア工学	吹抜敬彦著	182	3045円
C-8		音声・言語処理	広瀬啓吉著		
C-9	(第11回)	コンピュータアーキテクチャ	坂井修一著	158	2835円

配本順			頁	定価
C-10	オペレーティングシステム	徳田英幸著		
C-11	ソフトウェア基礎	外山芳人著		
C-12	データベース	田中克己著		
C-13	集積回路設計	浅田邦博著		
C-14	電子デバイス	舛岡富士雄著		
C-15 (第8回)	光・電磁波工学	鹿子嶋憲一著	200	3465円
C-16	電子物性工学	奥村次徳著		

展開

			頁	定価
D-1	量子情報工学	山崎浩一著		
D-2	複雑性科学	松本隆編著		
D-3	非線形理論	香田徹著		
D-4	ソフトコンピューティング	山川烈／堀尾恵一共著		
D-5	モバイルコミュニケーション	中川正雄／大槻知明共著		
D-6	モバイルコンピューティング	中島達夫著		
D-7	データ圧縮	谷本正幸著		
D-8 (第12回)	現代暗号の基礎数理	黒澤馨／尾形わかは共著	198	3255円
D-9	ソフトウェアエージェント	西田豊明著		
D-10	ヒューマンインタフェース	西田正吾／加藤博一共著		
D-11	結像光学の基礎	本田捷夫著	近刊	
D-12	コンピュータグラフィックス	山本強著		
D-13	自然言語処理	松本裕治著		
D-14 (第5回)	並列分散処理	谷口秀夫著	148	2415円
D-15	電波システム工学	唐沢好男著		
D-16	電磁環境工学	徳田正満著		
D-17 (第16回)	VLSI工学 ―基礎・設計編―	岩田穆著	182	3255円
D-18 (第10回)	超高速エレクトロニクス	中村徹／三島友義共著	158	2730円
D-19	量子効果エレクトロニクス	荒川泰彦著		
D-20	先端光エレクトロニクス	大津元一著		
D-21	先端マイクロエレクトロニクス	小柳光正著		
D-22	ゲノム情報処理	高木利久／小池麻子編著		
D-23	バイオ情報学	小長谷明彦著		
D-24 (第7回)	脳工学	武田常広著	240	3990円
D-25	生体・福祉工学	伊福部達著		
D-26	医用工学	菊地眞編著		
D-27 (第15回)	VLSI工学 ―製造プロセス編―	角南英夫著	204	3465円

定価は本体価格+税5％です。
定価は変更されることがありますのでご了承下さい。

図書目録進呈◆

電子情報通信学会 大学シリーズ

(各巻A5判)

■(社)電子情報通信学会編

記号	配本順	書名	著者	頁	定価
A-1	(40回)	応用代数	伊藤 理 正 夫 共著 藤 重 悟	242	3150円
A-2	(38回)	応用解析	堀内 和夫 著	340	4305円
A-3	(10回)	応用ベクトル解析	宮崎 保光 著	234	3045円
A-4	(5回)	数値計算法	戸川 隼人 著	196	2520円
A-5	(33回)	情報数学	廣瀬 健 著	254	3045円
A-6	(7回)	応用確率論	砂原 善文 著	220	2625円
B-1	(57回)	改訂 電磁理論	熊谷 信昭 著	340	4305円
B-2	(46回)	改訂 電磁気計測	菅野 允 著	232	2940円
B-3	(56回)	電子計測(改訂版)	都築 泰雄 著	214	2730円
C-1	(34回)	回路基礎論	岸 源也 著	290	3465円
C-2	(6回)	回路の応答	武部 幹 著	220	2835円
C-3	(11回)	回路の合成	古賀 利郎 著	220	2835円
C-4	(41回)	基礎アナログ電子回路	平野 浩太郎 著	236	3045円
C-5	(51回)	アナログ集積電子回路	柳沢 健 著	224	2835円
C-6	(42回)	パルス回路	内山 明彦 著	186	2415円
D-2	(26回)	固体電子工学	佐々木 昭夫 著	238	3045円
D-3	(1回)	電子物性	大坂 之雄 著	180	2205円
D-4	(23回)	物質の構造	高橋 清 著	238	3045円
D-5	(58回)	光・電磁物性	多田 邦雄 共著 松本 俊	232	2940円
D-6	(13回)	電子材料・部品と計測	川端 昭 著	248	3150円
D-7	(21回)	電子デバイスプロセス	西永 頌 著	202	2625円
E-1	(18回)	半導体デバイス	古川 静二郎 著	248	3150円
E-2	(27回)	電子管・超高周波デバイス	柴田 幸男 著	234	3045円
E-3	(48回)	センサデバイス	浜川 圭弘 著	200	2520円
E-4	(36回)	光デバイス	末松 安晴 著	202	2625円
E-5	(53回)	半導体集積回路	菅野 卓雄 著	164	2100円
F-1	(50回)	通信工学通論	畔柳 功 共著 塩谷 芳光	280	3570円
F-2	(20回)	伝送回路	辻井 重男 著	186	2415円

記号	(回)	書名	著者	頁	価格
F-4	(30回)	通信方式	平松啓二著	248	3150円
F-5	(12回)	通信伝送工学	丸林 元著	232	2940円
F-7	(8回)	通信網工学	秋山 稔著	252	3255円
F-8	(24回)	電磁波工学	安達三郎著	206	2625円
F-9	(37回)	マイクロ波・ミリ波工学	内藤喜之著	218	2835円
F-10	(17回)	光エレクトロニクス	大越孝敬著	238	3045円
F-11	(32回)	応用電波工学	池上文夫著	218	2835円
F-12	(19回)	音響工学	城戸健一著	196	2520円
G-1	(4回)	情報理論	磯道義典著	184	2415円
G-2	(35回)	スイッチング回路理論	当麻喜弘著	208	2625円
G-3	(16回)	ディジタル回路	斉藤忠夫著	218	2835円
G-4	(54回)	データ構造とアルゴリズム	斎藤信男・西原清一共著	232	2940円
H-1	(14回)	プログラミング	有田五次郎著	234	2205円
H-2	(39回)	情報処理と電子計算機（「情報処理通論」改題新版）	有澤 誠著	178	2310円
H-3	(47回)	電子計算機Ⅰ ―基礎編―	相磯秀夫・松下 温共著	184	2415円
H-4	(55回)	改訂電子計算機Ⅱ ―構成と制御―	飯塚 肇著	258	3255円
H-5	(31回)	計算機方式	高橋義造著	234	3045円
H-7	(28回)	オペレーティングシステム論	池田克夫著	206	2625円
I-3	(49回)	シミュレーション	中西俊男著	216	2730円
J-1	(52回)	電気エネルギー工学	鬼頭幸生著	312	3990円
J-3	(3回)	信頼性工学	菅野文友著	200	2520円
J-4	(29回)	生体工学	斎藤正男著	244	3150円
J-5	(59回)	新版 画像工学	長谷川 伸著	254	3255円

以下続刊

C-7	制御理論	D-1	量子力学
F-3	信号理論	F-6	交換工学
G-5	形式言語とオートマトン	G-6	計算とアルゴリズム
J-2	電気機器通論		

定価は本体価格+税5%です。
定価は変更されることがありますのでご了承下さい。

図書目録進呈◆

電子情報通信学会 大学シリーズ演習

（各巻A5判，欠番は品切です）

配本順			頁	定価
3.（11回）	数値計算法演習	戸川 隼人 著	160	**2310円**
5.（2回）	応用確率論演習	砂原 善文 著	200	**2100円**
6.（13回）	電磁理論演習	熊谷・塩澤 共著	262	**3570円**
7.（7回）	電磁気計測演習	菅野 允 著	192	**2205円**
10.（6回）	回路の応答演習	武部・西川 共著	204	**2625円**
16.（5回）	電子物性演習	大坂 之雄 著	230	**2625円**
19.（4回）	伝送回路演習	辻井・石井 共著	228	**2520円**
27.（10回）	スイッチング回路理論演習	当麻・米田 共著	186	**2520円**
31.（3回）	信頼性工学演習	菅野 文友 著	132	**1470円**

以下続刊

1.	応用解析演習	堀内 和夫 他著	2. 応用ベクトル解析演習	宮崎 保光 著
4.	情報数学演習	廣瀬 健 他著	8. 電子計測演習	都築 泰雄 他著
9.	回路基礎論演習	岸 源也 他著	11. 基礎アナログ電子回路演習	平野 浩太郎 著
12.	パルス回路演習	内山 明彦 著	13. 制御理論演習	児玉 慎三 著
14.	量子力学演習	神谷 武志 他著	15. 固体電子工学演習	佐々木 昭夫 他著
17.	半導体デバイス演習	古川 静二郎 著	18. 半導体集積回路演習	菅野 卓雄 他著
20.	信号理論演習	原島 博 他著	21. 通信方式演習	平松 啓二 著
24.	マイクロ波・ミリ波工学演習	内藤 喜之 他著	25. 光エレクトロニクス演習	
28.	ディジタル回路演習	斉藤 忠夫 著	29. データ構造演習	斎藤 信男 他著
30.	プログラミング演習	有田 五次郎 著	電子計算機演習	松下・飯塚 共著

定価は本体価格+税5％です。
定価は変更されることがありますのでご了承下さい。

図書目録進呈◆